Metodología de la Investigación Clínica

Paulino Vigil-De Gracia

Published by The Little French eBooks, 2019.

METODOLOGÍA DE LA INVESTIGACIÓN CLÍNICA:
LAS 5 HERRAMIENTAS DEL INVESTIGADOR
DR. PAULINO VIGIL-DE GRACIA

Metodología de la Investigación Clínica:

Las 5 Herramientas del Investigador

Dr. Paulino Vigil-De Gracia

Published by The Little French eBookstore

ÍNDICE

ÍNDICE DE AUTORES

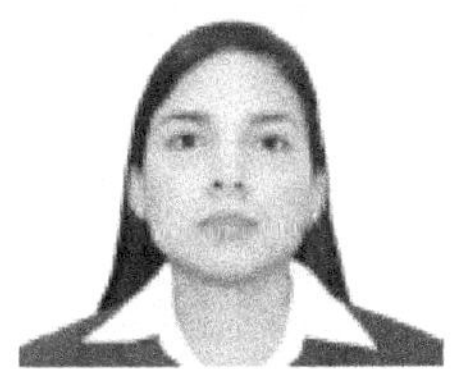

NOMBRE DEL AUTOR: JOHANNA ARANGO PINEDA

Aportes: 1- Capítulo 7: **REVISIÓN SISTEMÁTICA Y METANALISIS**

Grado académico: Especialista en Ginecología y Obstetricia Candidata a Titulo en Maestría de Epidemiología. Universidad ICESI – Fundación Clínica Valle del Lili. Colombia.

Contacto: joha0418hotmail.com

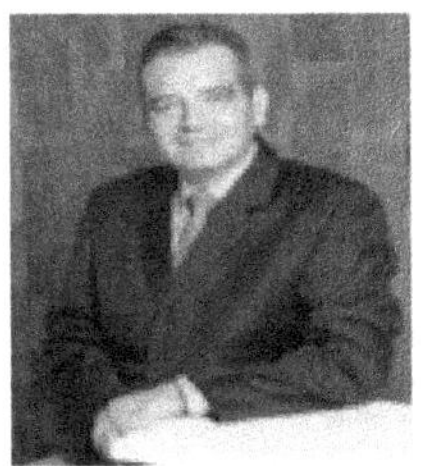

NOMBRE DEL AUTOR: JESUS ANDRES BENAVIDES SERRALDE

Aportes: 1- Capítulo 7: **REVISIÓN SISTEMÁTICA Y METANALISIS**

2- Capítulo 8: **ERROR ALFA, ERROR BETA, Y NÚMERO NECESARIO A TRATAR.**

Grado académico: Especialista en Ginecología y Obstetricia.

Especialista en Medicina Materno Fetal, PhD (c) Ginecología y Obstetricia

Universidad Tecnológica de Pereira – Hospital Universitario San Jorge de Pereira.

Universidad ICESI – Fundación Clínica Valle del Lili. Colombia.

Contacto: andresbenavides@yahoo.com

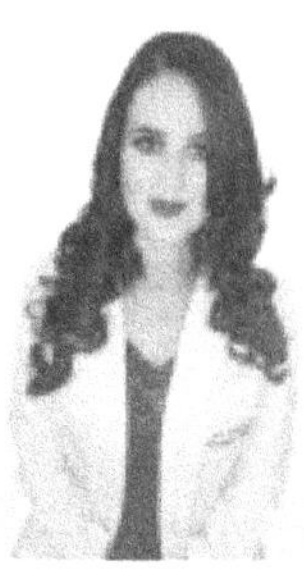

NOMBRE DEL AUTOR: ANETH JUDITH BONILLA CRUZ

Aportes: 1- **Capítulo 25: ESTRUCTURA DE UN ARTÍCULO MÉDICO/ CIENTÍFICO.**

Grado académico: Ginecología-Obstetricia del Complejo Hospitalario Dr. Arnulfo Arias Madrid, Panamá, Panamá

Contacto: anethb99@hotmail.com

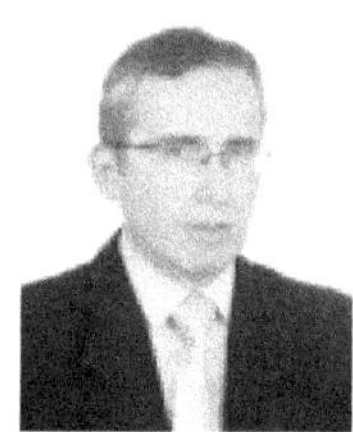

NOMBRE DEL AUTOR: JORGE ARTURO COLLANTES CUBAS

Aportes: 1- Capítulo 23: CREAR Y ANALIZAR UNA BASE DE DATOS CON SPSS

Grado académico: Departamento de GinecoObstetricia, Hospital Regional de Cajamarca, Perú. Médico Ginecoobstetra

Contacto: jorgecollantesg@hotmail.com

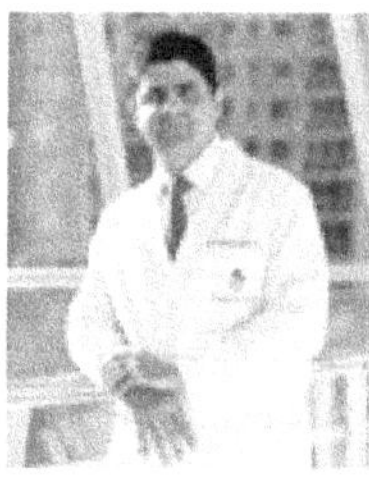

NOMBRE DEL AUTOR: MOISES CUKIER, FACS

Aportes: 1-Capítulo 9: PRÁCTICA MÉDICA BASADA EN PRUEBAS (EVIDENCIA)

Grado académico: Cirujano Oncólogo, Instituto Oncológico Nacional.

Profesor adjunto, Cátedras de Cirugía y Oncología.

Facultad de Medicina, Universidad de Panamá.

Presidente de la Asociación Panameña de Cirugía.

HepatoBiliar y Pancreática – Panama Chapter Americas HepatoBilioPancreatic Association (AHPBA. Secretario de la Asociación Panameña de Cirugía Oncológica.

Contacto: moisescukier@gmail.com

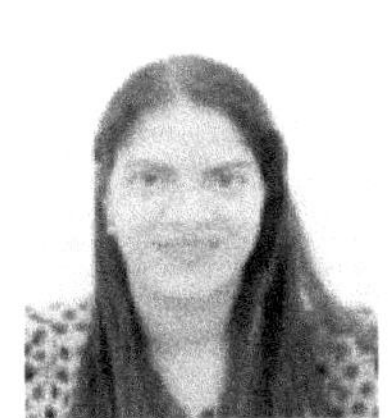

NOMBRE DEL AUTOR: MIRIAM DAQUIN MAURE

Aportes: 1- Capítulo 18: PROTOCOLO DE INVESTIGACIÓN: PLAN DE ANÁLISIS, CRONOGRAMA Y PRESUPUESTO.

Grado académico: Ginecología y Obstetricia. Complejo Hospitalario Dr. Arnulfo Arias Madrid, Panamá, Panamá.

Contacto: miriam612@hotmail.com

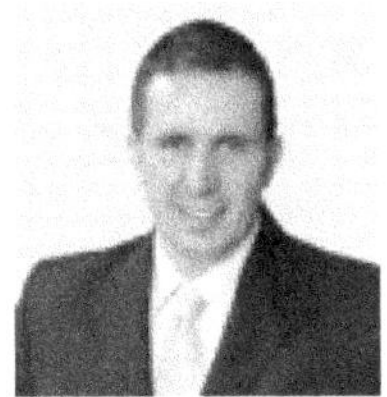

NOMBRE DEL AUTOR: CARLOS JAIME ECHEVERRY-CIRO

Aportes: 1- Capítulo 8: ERROR ALFA, ERROR BETA, Y NÚMERO NECESARIO A TRATAR.

Grado académico: Especialista en Ginecología y Obstetricia Especialista en Medicina Materno Fetal, MSc (a) Epidemiologia Universidad CES

Docente postgrado Ginecología y Obstetricia de la Universidad de Caldas, Hospital Universitario San Jorge de Pereira. Clínica Comfamiliar Risaralda, Perinatal Care – Unidad de Medicina Materno fetal. Colombia.

Contacto: carlos.echeverry@outlook.com

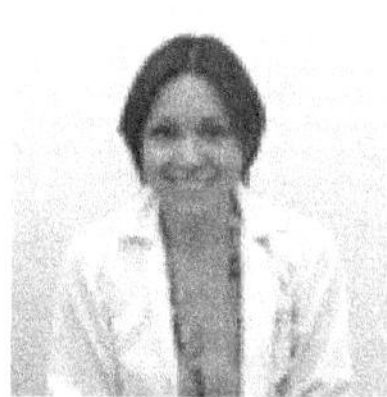

NOMBRE DEL AUTOR: **MARÍA FERNANDA ESCOBAR**

Aportes: 1- Capítulo 7: REVISIÓN SISTEMÁTICA Y METANALISIS

Grado académico: Especialista en Ginecología y Obstetricia. Especialista en Cuidado Crítico. Maestría de Epidemiología. Universidad ICESI – Fundación Clínica Valle del Lili. Colombia.

Contacto: mayaev@hotmail.com

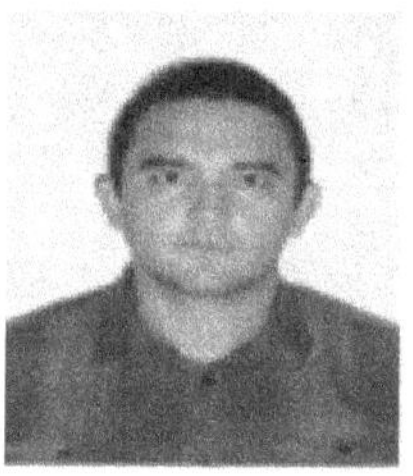

NOMBRE DEL AUTOR: CARLOS ESPINOSA GARCÍA

Aportes: 1- Capítulo 18: PROTOCOLO DE INVESTIGACIÓN: PLAN DE ANÁLISIS, CRONOGRAMA Y PRESUPUESTO.

Grado académico: Ginecología y Obstetricia. Hospital Raúl Dávila Mena, Bocas Del Toro, Panamá, Panamá.

Contacto: carlosespinosa86@hotmail.com

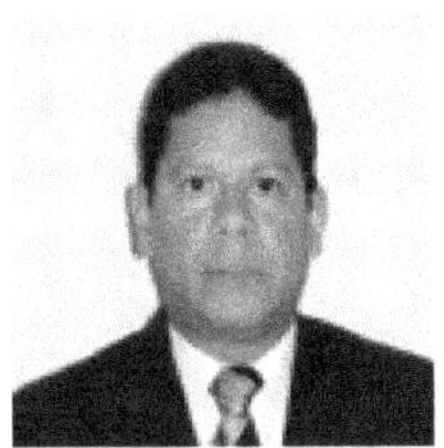

NOMBRE DEL AUTOR: JOSÉ LUIS GONZALEZ F.

Aportes: 1- Capítulo 17: **PROTOCOLO DE INVESTIGACIÓN: CÁLCULO DEL TAMAÑO DE UNA MUESTRA DE ACUERDO AL TIPO DE ESTUDIO**

Grado académico: Médico ginecólogo-obstetra de la Caja de Seguro Social.

Miembro de la Sociedad Panameña de Ginecología y Obstetricia (SPOG) y del Colegio Americano de Ginecología y Obstetricia (ACOG).

Contacto: joselufont@yahoo.com

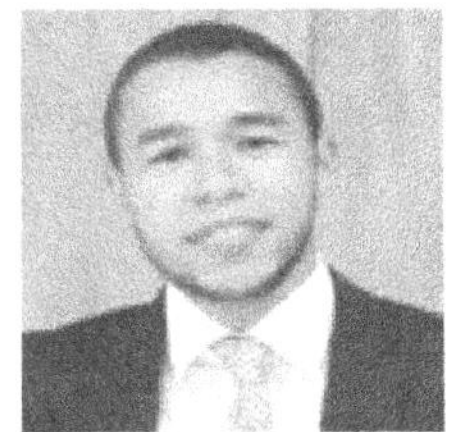

NOMBRE DEL AUTOR: HÉCTOR LEZCANO

Aportes: 1- Capítulo 11: USO DE PUBMED POR INVESTIGADORES.
2- Capítulo 21: PROGRAMAS ESTADISTICOS PARA REGISTRAR Y ANALIZAR DATOS.

Grado Académico: Medicina General, Universidad de Panamá

Contacto: hlezcano91@gmail.com

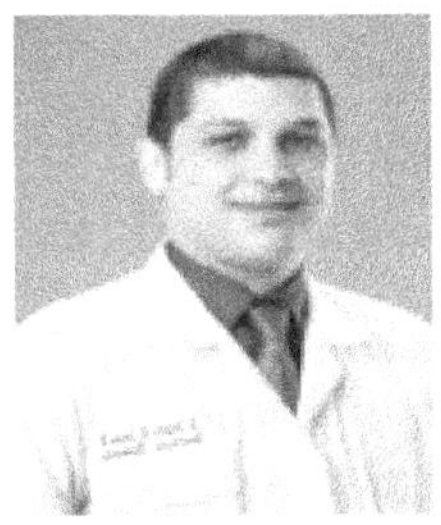

NOMBRE DEL AUTOR: ROBERTO LEWIS BARRIOS

Aportes. 1- Capítulo 15: PROTOCOLO DE INVESTIGACIÓN: TIPOS DE ESTUDIOS.

Grado académico: Ginecólogo y Obstetra, Caja de Seguro Social Panamá, Panamá.

Contacto: Lewis305@hotmail.com

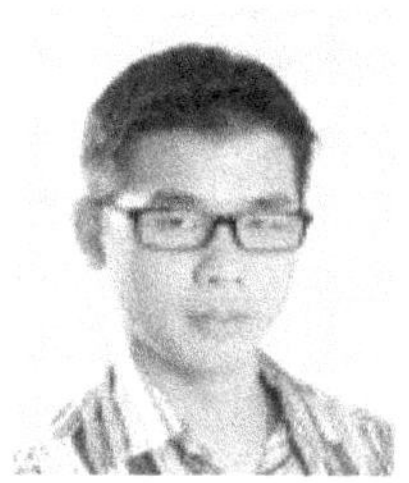

NOMBRE DEL AUTOR: CARLOS ALBERTO LUO CHEUNG

Aportes: 1- Capítulo 20: PROTOCOLO DE INVESTIGACIÓN. ANEXOS: HOJA DE RECOLECCIÓN DE DATOS, CONSENTIMIENTO INFORMADO Y FIRMADO. Grado académico: Ginecología-Obstetricia del Complejo Hospitalario Dr. Arnulfo Arias Madrid, Panamá, Panamá.

Contacto: calito_luo@hotmail.com

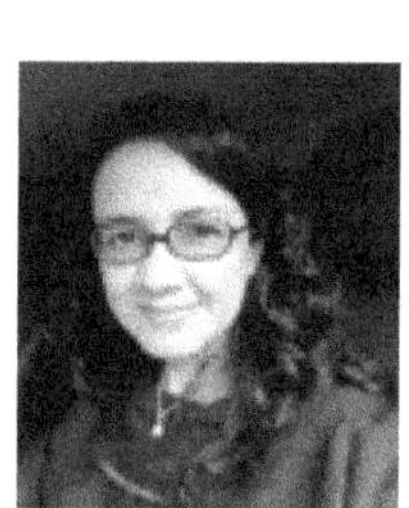

NOMBRE DEL AUTOR: LORENA ITZEL NORIEGA AGUIRRE

Aportes: 1- Capítulo 10: INTERNET Y MEDICINA

Grado académico: Especialista en Medicina Interna y Neumología

Investigadora clínica y directora administrativa del centro de diagnóstico y tratamiento de enfermedades respiratorias (CEDITER). Subdirectora de docencia e investigación en el Complejo Hospitalario de la Caja de seguro social. Profesora especial de la cátedra de neumología de la facultad de medicina de la Universidad de Panamá. **Contacto:** lonoriega@gmail.com

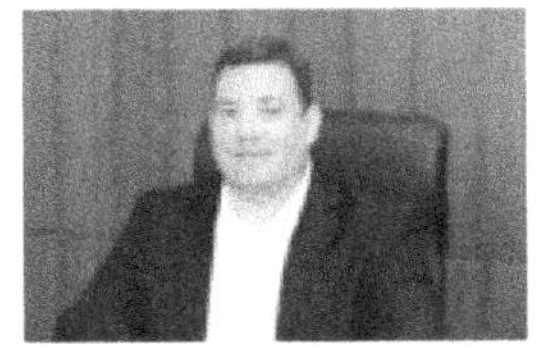

NOMBRE DEL AUTOR: AURELIO IVÁN NUÑEZ

Aportes: 1- Capítulo 14: PROTOCOLO DE INVESTIGACIÓN: MARCO TEÓRICO, HIPÓTESIS Y OBJETIVOS

Grado académico: Cirujano general-colorectal

Asociación panameña de cirugía.

Asociación panameña de coloproctologia.

Contacto: anunez20@yahoo.com

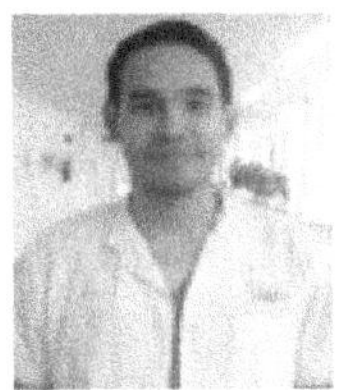

NOMBRE DEL AUTOR: LUIS ORTEGA-PAZ

Aportes: 1- Capítulo 11: USO DE PUBMED POR INVESTIGADORES.
2- Capítulo 21: PROGRAMAS ESTADISTICOS PARA REGISTRAR Y ANALIZAR DATOS.

Grado Académico: Instituto Cardiovascular, Hospital Clínic, Institut d'Investigacions. Biomèdiques August Pi i Sunyer; Barcelona, España.

Contacto: LGORTEGA@clinic.cat

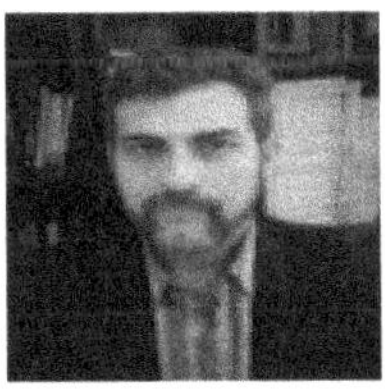

NOMBRE DEL AUTOR: OSVALDO REYES TEJADA.

Aportes: 1- Capítulo 24: IMPORTANCIA DE LA PUBLICACIÓN EN MEDICINA.

2- Capítulo 26: CRITERIOS PARA LA SELECCIÓN DE UNA REVISTA PARA PUBLICAR.

Grado académico: Médico Ginecólogo-Obstetra de la Maternidad del Hospital Santo Tomás, Panamá, Panamá. Especialista en Docencia Superior.

Miembro del Sistema Nacional de Investigadores de Panamá.

Coordinador de investigaciones de la Maternidad del Hospital Santo Tomás.

Profesor de la cátedra de Obstetricia de la Universidad de Panamá.

Contacto: e-mail: oreyespanama@yahoo.es

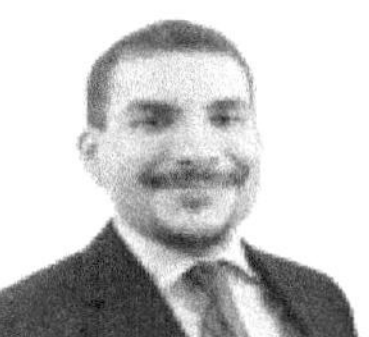

NOMBRE DEL AUTOR: DR. José Manuel Ríos Yuil, MD, MSc, PhD.

Aportes: 1- Capítulo 12: PÁGINAS WEB Y BIBLIOTECAS VIRTUALES DE INTERÉS MÉDICO.

2- Capítulo 27: PROCESOS DESDE EL ENVÍO DEL MANUSCRITO HASTA LA PUBLICACIÓN

Grado académico: Médico dermatólogo y dermatopatólogo. Doctor en Investigación en Medicina, MSc. Inmunología, MSc. Parasitología, D. Micología. Profesor de Dermatología de la Universidad de Panamá, Universidad Latina de Panamá y Universidad Interamericana de Panamá. Investigador Nacional II del Sistema Nacional de Investigación. Caja de Seguro Social de Panamá, Clínica Hospital San Fernando y Costa del Este. Email

Contacto: clinicariosyuil@hotmail.com

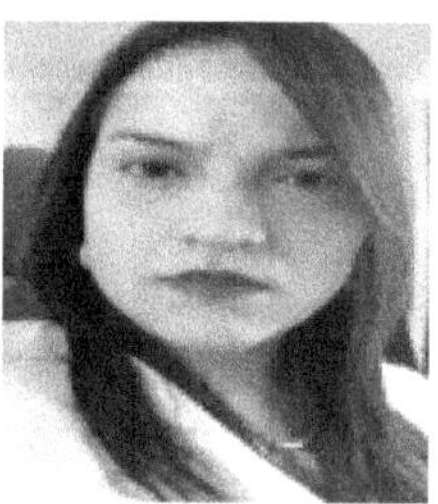

NOMBRE DEL AUTOR: DIANELLE ARIANA SOTO TROYA

Aportes: 1- Capítulo 2: ESTADÍSTICA DESCRIPTIVA Y CAMPANA DE GAUSS.

Grado académico: Ginecología-Obstetricia del Complejo Hospitalario Dr. Arnulfo Arias Madrid, Panamá, Panamá.

Contacto: dianelle@gmail.com

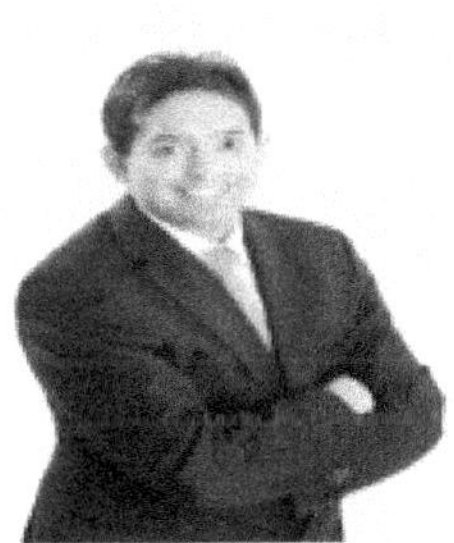

NOMBRE DEL AUTOR: MUSHARAF TARAJIA ASVAT

Aportes: 1- Capítulo 3: ESTADÍSTICA ANALÍTICA

2- Capítulo 6: INTERPRETACIÓN DE LAS CURVAS DE KAPLAN – MEIER

Grado académico: Doctor en Medicina – Universidad de Panamá

Estudiante de PhD en Biotecnología (curso) – Acharya Nagarjuna University e INDICASAT-AIP Afiliaciones: Unidad de Investigación de Biomarcadores de Tuberculosis, Departamento de Biología Celular y Molecular, INDICASAT-AIP, Ciudad del Saber, Panamá; Departamento de Biotecnología, Acharya Nagarjuna University, Guntur, India.

Contacto: drtarajia@me.com

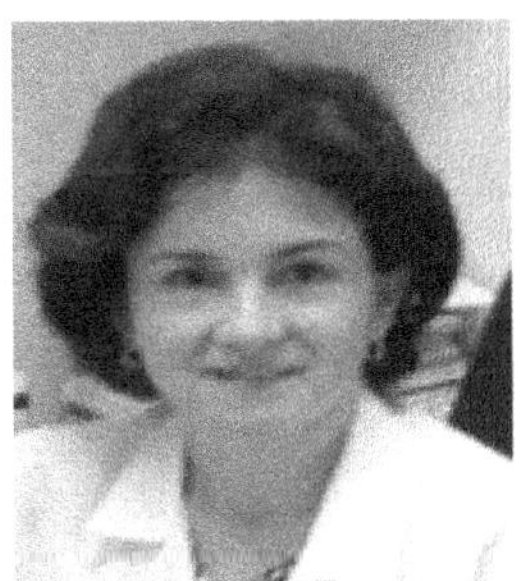

NOMBRE DEL AUTOR: RITA INÉS TRUJILLO-SAGEL, MD.MSc.

Aportes: 1- Capítulo 19: ÉTICA EN INVESTIGACIÓN PARA LA SALUD

Grado académico: Especialista en Medicina familiar, Panamá, Panamá.

Contacto: dr.rtrujillo@hotmail.com

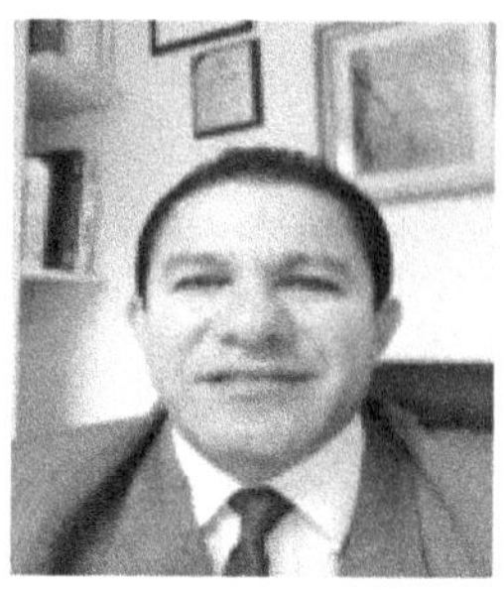

NOMBRE DEL AUTOR: PAULINO VIGIL-DE GRACIA

Aportes: 1- Capítulo 1: PRUEBAS DIAGNÓSTICAS: SENSIBILIDAD, ESPECIFICIDAD, VALORES PREDICTIVOS Y LIKELIHOOD RATIO.

2- Capítulo 2: ESTADÍSTICA DESCRIPTIVA Y CAMPANA DE GAUSS.

3- Capítulo 4: INTERPRETACIÓN DEL VALOR DE P.

4- Capítulo 5: INTERPRETACIÓN DE RIESGO RELATIVO, ODDS RATIO E INTERVALOS DE CONFIANZA.

5- Capítulo 13: PROTOCOLO DE INVESTIGACIÓN: AUTORES, TÍTULO, PLANTEAMIENTO DEL PROBLEMA Y JUSTIFICACIÓN DE LA INVESTIGACIÓN.

6- Capítulo 15: PROTOCOLO DE INVESTIGACIÓN: TIPOS DE ESTUDIOS.

7- Capítulo 16: PROTOCOLO DE INVESTIGACIÓN: METODOLOGÍA DEL ESTUDIO.

8- Capítulo 18: PROTOCOLO DE INVESTIGACIÓN: PLAN DE ANÁLISIS, CRONOGRAMA Y PRESUPUESTO.

9- Capítulo 20: PROTOCOLO DE INVESTIGACIÓN. ANEXOS: HOJA DE RECOLECCIÓN DE DATOS, CONSENTIMIENTO INFORMADO Y FIRMADO.

10- Capítulo 22: CREAR Y ANALIZAR BASES DE DATOS. PROGRAMA ESTADÍSTICO: EPI INFO.

11- Capítulo 25: ESTRUCTURA DE UN ARTÍCULO MÉDICO/CIENTÍFICO.

Grado académico: Médico Ginecólogo-Obstetra Complejo Hospitalario Dr. AAM

Caja de Seguro Social, Panamá, Panamá. Sub-especialidad de Medicina Materno fetal. Investigador distinguido del Sistema Nacional de Investigadores de Panamá.

Director de docencia del Instituto de Ciencias de la Salud (ISCIS) de Panamá.

Profesor de la cátedra de Obstetricia de la Universidad de Panamá.

Coordinador del módulo de investigación clínica de la maestría de la Universidad de Panamá

Contacto: pvigild@hotmail.com

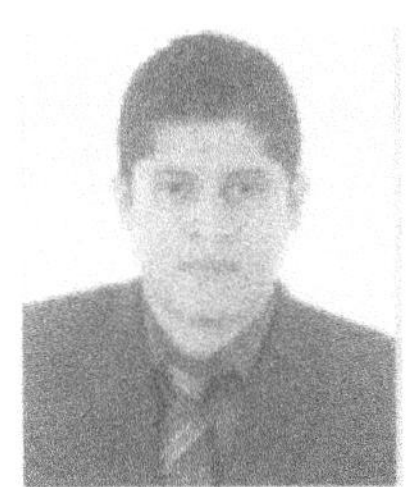

NOMBRE DEL AUTOR: JULIO ZUÑIGA CISNEROS

Aportes: 1- Capítulo 11: USO DE PUBMED POR INVESTIGADORES.
2- Capítulo 21: PROGRAMAS ESTADISTICOS PARA REGISTRAR Y ANALIZAR DATOS.

Grado Académico: Medicina General, Investigador Asociado Instituto Conmemorativo Gorgas, Panamá, Panamá.

Contacto: juliozc22@gmai.com.

DEDICATORIA

Autores: A los autores de cada uno de los capítulos de este libro por su sacrifico y dedicación a la docencia e investigación.

Alumnos: A los que adquieren este libro por su interés en aprender sobre la Investigación; de esta forma contribuyen positivamente con el avance de la ciencia, ayudando a la población en general y permitiendo el crecimiento de América Latina en este interesante tópico.

Al Sistema Nacional de Investigadores (SENACYT), Panamá: Por su apoyo a la Docencia e Investigación a través del respaldo a mi persona (Paulino Vigil-De Gracia), a Osvaldo Reyes Tejada y José Manuel Ríos Yuil que también son autores de capítulos en este libro.

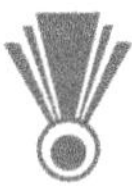

PRESENTACIÓN

"No sé qué investigar" o "desconozco por dónde empezar" son dos de las frases más comunes que he escuchado de investigación entre profesionales de la salud y en especial de alumnos. La verdad es que se requiere de conocimientos de investigación para hacer las cosas bien y para no decepcionarse en este campo. Su título de doctor en medicina, de licenciado(a) en enfermería, de farmacia, de trabajo social, de odontólogo, de veterinario, de técnico le permite hacer esa carrera o profesión, pero no le permite investigar y por eso debe aprender a investigar y esto requiere de cursos, diplomados, capacitaciones y la lectura de uno o varios libros de Metodología de la Investigación.

El primer paso de un investigador es su pregunta de investigación, es decir ¿Cuál es tu problema?, ¿Qué quieres saber? Cuando definas en forma sencilla pero muy clara tu pregunta damos el inicio a la investigación. Para poder ayudar a precisar más nuestra pregunta debemos leer lo publicado sobre ese tema de la pregunta y van a ocurrir dos posibilidades: Todo está muy claro y la duda era sólo mí falta de conocimiento o realmente sí se necesita investigar. Para poder entender bien lo publicado debo saber lectura crítica de la literatura biomédica, de lo contrario se puede hacer difícil o incomprensible lo publicado, además debo saber usar la herramienta Internet para precisar mejor lo buscado. Al tener la pregunta de investigación, buscar en Internet el material necesario, interpretar adecuadamente la literatura debo proceder a desarrollar un protocolo de investigación. Un protocolo de investigación lleva unas pautas definidas y sencillas pero necesaria para que su investigación se vea protegida y con posibilidad de realizarse. El protocolo de investigación es su mejor aliado para el correcto desarrollo de la investigación. Luego efectuamos la investigación y procedemos a recoger información, dicha información debe almacenarse y analizarse y para ello necesitas conocer el manejo estadístico a través de un software o programa para tal fin. Finalmente debes publicar tus hallazgos; es inaceptable que te pases meses o años investigando o recogiendo información y luego por desconocimiento no lo publiques. Tus resultados no existen si no se publican; probada o no probada tu hipótesis el mundo, la ciencia y en especial la población necesitan conocer tus resultados. Si logras hacer todo esto, te puedo llamar investigador, es fácil, posible y sólo depende de tu interés y dedicación.

En este libro aprenderás en cinco (5) módulos, a través de 27 capítulos como convertirte en investigador. Los 5 módulos desarrollados son: **Lectura crítica de la literatura biomédica, Internet para investigadores, como desarrollar un protocolo de investigación, crear y analizar base de datos y publicación en revistas y libros.**

La práctica continua de las cinco herramientas presentadas en este libro te llevarán a ser un buen investigador, pero la solo lectura no es suficiente. Debes hacer investigaciones, debes publicarlas y luego serás un investigador.

Paulino Vigil-De Gracia

MÓDULO 1:

LECTURA CRÍTICA DE LA LITERATURA BIOMÉDICA Y MEDICINA BASADA EN LAS EVIDENCIAS

CAPÍTULO 1

Pruebas diagnósticas: sensibilidad, especificidad, valores predictivos y likelihood ratio

Paulino Vigil-De Gracia

Introducción

Iniciamos con el primer módulo de este libro, el módulo de lectura crítica de la literatura médica y de medicina basada en las evidencias. Este módulo está dividido en 9 capítulos que te llevarán a entender muy bien los conceptos de lectura crítica y medicina basada en las evidencias. Puedes leer cada capítulo por separado y tendrás los resultados esperados.

Pareciera que saber leer es suficiente para entender una publicación médica, pero la verdad no es así. La publicación médica se escribe y se lee con un lenguaje diferente y muy especial. Se requiere además de un conocimiento de matemática, estadísticas biomédicas e incluso de conceptos geométricos para poder entender un artículo médico. Hoy en día el método científico requiere el uso de términos estadísticos y epidemiológicos, y estos invaden la literatura médica. La importancia de la estadística es tal, que muchos de los trabajos y de las conclusiones procedentes de la investigación, se deben respaldar en ella. Expresiones como sensibilidad y especificidad son usadas comúnmente por la población médica e indican asociaciones especiales con una prueba. Igualmente lo es el término valor predictivo positivo o negativo y más recientemente la razón de probabilidades o likelihood ratio.

Para logar un diagnóstico el clínico requiere de un interrogatorio, de un correcto examen físico y exámenes o pruebas complementarias [1,2]. Es usual hacer un diagnóstico diferencial y se harán esas pruebas complementarias para llegar al diagnóstico. Cuando usted usa una prueba o test para confirmar un diagnóstico, enfermedad o patología es necesario conocer la sensibilidad y especificidad de esa prueba. Conociendo esos valores tendrá una idea de la ayuda de la prueba en confirmar o descartar la enfermedad o patología pero además deberá conocer sus valores predictivos, sus falsos positivos, falsos negativos y likelihood ratio.

En este capítulo definiremos y te presentaremos ejemplos de sensibilidad, especificidad, valores predictivos positivos y negativos y además te enseñaremos a usar el likelihood ratio.

Sensibilidad y Especificidad

Son usados para asociar diagnóstico, sin embargo en sí evalúa validez. Validez es el grado en que una prueba o examen mide lo que entendemos debe medir, esa validez de la prueba es expresado por medio de la sensibilidad y especificidad [3,4].

La sensibilidad y especificidad es fácil de entender al plantear un resultado dicotómico, es decir donde una prueba clasifica al paciente como sano o enfermo, según dicho resultado sea positivo o negativo.

Examen o Test que estamos usando	ENFERMOS (Confirmados)	SANOS (Confirmados)	TOTAL
Prueba Positiva	92 (E)	3	95
Prueba Negativa	8	97 (S)	105
TOTAL	100	100	200

Cuadro 1: Tabla 2x2; Sensibilidad, espacificidad, valores predictivos.

SIGUIENDO EL CUADRO 1 vamos a explicar dichos conceptos. Sensibilidad es la probabilidad que tiene la prueba de clasificar correctamente a un individuo enfermo como enfermo. Es decir, la probabilidad de que para un sujeto enfermo se obtenga en la prueba un resultado positivo. Para que no se nos olvide usemos la segunda letra de la palabra sensibilidad y especificidad para memorizar lo que conlleva el término. La segunda letra de sEnsibilidad es **E**, e de **E**nfermos. La sensibilidad es, por lo tanto, la capacidad de la prueba para detectar la enfermedad. Por otro lado, especificidad es la probabilidad que tiene una prueba clasificar correctamente a un individuo sano. Es decir, la probabilidad de que en un sujeto sano se obtenga un resultado negativo. La segunda letra de e**S**pecificidad es **S**, s de **S**anos.

Usemos el cuadro 1 para entender mejor esos conceptos. Digamos que tenemos 100 pacientes confirmados con una enfermedad X y además tenemos 100 pacientes sin esa enfermedad X. Ahora le vamos a hacer o aplicar una prueba o test/examen que hemos diseñado para diagnosticar o descartar esa enfermedad X. Podemos observar que nuestra prueba diagnóstica como enfermos a 92 de esos 100 enfermos, es decir su sEnsibilidad es 92%. Por allí mismo podemos observar que nuestra prueba sale negativa en 8 pacientes que tienen la enfermedad, es decir nuestra prueba tiene un 8% de falsos negativos. Por ende, nuestra prueba no es capaz de diagnosticar la enfermedad en el 8% de esa población. En cuanto a la e**S**pecificidad observamos que nuestra prueba sale negativa en 97 pacientes que están sanos, es decir nuestro test tiene una e**S**pecificidad de 97%. Igualmente podemos observar que la prueba sale positiva en 3 pacientes que no tienen la enfermedad, es decir esta prueba tiene un 3% de falsos positivos. En general, las pruebas confirmatorias del diagnóstico deben ser de alta especificidad, para evitar falsos positivos [5,6].

Lo ideal es tener una prueba que tenga un 100% de sensibilidad y 100% de especificidad, lo cual significa 0% de falsos positivos y 0% de falsos negativos, eso en medicina no es posible. No existe un nivel definido de sensibilidad y especificidad de la prueba ideal, pues esto puede variar según la enfermedad en estudio. Sin embargo, entre más alto es el porcentaje de ambas medidas la prueba será mejor. Además, es frecuente encontrar pruebas con alta sensibilidad y baja especificidad, es decir cuando para ese diagnóstico dicha prueba sale positiva podemos hablar de alta posibilidad de la enfermedad, pero si sale negativa no podemos estar seguro de que realmente no exista la enfermedad. Lo contrario también existe, pruebas con baja sensibilidad y alta especificidad. En este caso podemos decir que al no tener la enfermedad hay alta posibilidad de tener una prueba negativa (alta especificidad), pero al tener la enfermedad hay alta posibilidad de que la prueba salga negativa (baja sensibilidad).

Los conceptos de sensibilidad y especificidad permiten, estimar como ya lo mencionamos la validez de una prueba diagnóstica. Sin embargo, no tienen mucho sentido en la práctica clínica. La sensibilidad y la especificidad proporcionan información acerca de la probabilidad de obtener un resultado positivo o negativo en relación de la verdadera condición del paciente con respecto a la enfermedad. Lo interesante es que cuando el clínico le solicita una prueba a un paciente se carece de información a priori acerca de si el paciente tiene o no tiene la enfermedad.

Valor predictivo positivo y valor predictivo negativo

Hemos discutido ampliamente los conceptos de sensibilidad y especificidad y hemos dicho que es difícil su aplicación ante el paciente pues no tenemos un conociemitno previo de la verdad de su enfermedad. Por lo tanto ante un una prueba positiva (si enfermedad), nos preguntamos, ¿cuál es la probabilidad de que el paciente esté realmente enfermo? O ante una prueba negativa, ¿cual es la verdadera probabilidad de no tener la enfermedad? Por medio de los valores predictivos completaremos esta información [7].

El valor predictivo positivo es la probabilidad de tener la enfermedad cuando la prueba sale positiva. Si seguimos el ejemplo del cuadro 1, podemos observar que la prueba salió positiva en 92 pacientes con la enfermedad y en 3 que no tenían la enfermedad. Por lo tanto, nos interesa saber de esos 95 pacientes que presentaron un resultado positivo cuantos tienen realmente la enfermedad. Es decir, el valor predictivo positivo de nuestra prueba es 96.8% (92/95), un valor muy cercano al 100%. También podemos observar que el valor predictivo negativo de nuestro ejemplo es 92.3% (97/105). Si analizamos, podemos observar que nuestra prueba tiene una alta eSpecificidad (97%) y sEnsibilidad más baja (92%); es decir tiene un mayor porcentaje de falsos negativos. Al ver los valores predictivos observamos que el mejor valor predictivo lo tiene si la prueba sale positiva a que si sale negativa. Es decir, el valor predictivo me ayuda a tener una mayor claridad de la posibilidad o no de la enfermedad con el resultado de la prueba.

Prevalencia de una enfermedad y su influencia en las pruebas diagnósticas.

Los conceptos de valores predictivos, a pesar de ser de gran utilidad a la hora de tomar decisiones clínicas y darle a los pacientes información sobre su diagnóstico presentan una gran limitación. Dependen en gran medida de lo frecuente que sea la enfermedad a diagnosticar en la población donde se está realizando el estudio. Es decir, están influenciados por la prevalencia de la enfermedad. Cuando la prevalencia de la enfermedad es baja, un resultado negativo la posibilidad de descartar la enfermedad es de mayor seguridad, teniendo así el valor predictivo negativo alto. Por el contrario, un resultado positivo no permitirá confirmar el diagnóstico, ya que tiene un valor predictivo positivo bajo. Por lo tanto, si la prevalencia es alta, un resultado positivo tiende a confirmar la presencia de la enfermedad. Por otro lado, si la prevalencia es baja, un resultado positivo no permitirá afirmar su existencia.

Likelihood ratio (Razón de probabilidad).

La sensibilidad y especificidad tienen la ventaja que son propiedades intrinsecas a la prueba diganóstica y definen su validez sin importar la prevalencia de la enfermedad. Sin embargo, la prevalencia de la enfermedad afecta directamente los valores predictivos. Con lo anterior, resulta necesario determinar otros índices de valoración de las pruebas diagnósticas que sean a la vez clínicamente útiles y no dependan de la prevalencia de la enfermedad en la población estudiada. Por eso surgen los conceptos de razón de probabilidad (likelihood ratio). Se usan para medir la mayor probabilidad de un resultado positivo o negativo según la presencia o ausencia de enfermedad.

Likelihood ratio positivo (LR+): Se obtiene del cociente entre el porcentaje de verdaderos positivos (sensibilidad) y el porcentaje de falsos positivos (cien menos el porcentaje especificidad [8,9]. Si volvemos al cuadro 1, sería 92 (sensibilidad) /(100-97); es decir 92/3 = 30.7. A mayor valor de LR+ mejor relevancia o posibilidad de tener el diagnóstico positivo. Un LR+ de 15 significa que la prueba positiva conlleva 15 veces más posibilidad del diagnóstico comparado con que tengan la prueba negativa y un LR+ de 1 significa no sirve esa prueba, ya que el hallazgo es igual en los que tienen que en los que no tienen la enfermedad. Los rangos de LR + y su impacto aparecen en el cuadro 2.

CUADRO 2: Rangos de valores de Likelihood Ratio y su utilidad clínica

LR POSITIVO	LR NEGATIVO	UTILIDAD
10	< 0.1	EXCELENTE
5 a 10	0.1 a 0.2	BUENA
2 a 5	0.5 a 0.2	REGULAR
< 2	> 0.5	MALA

LIKELIHOOD RATIO NEGATIVO (LR-): Se obtiene del cociente entre el porcentaje de falsos negativos (cien menos sensibilidad) y el porcentaje de verdaderos negativos (especificidad). Si volvemos al cuadro 1, sería 100-92/(97); es decir 8/97 = 0.08. A menor valor de LR- mejor relevancia o posibilidad de no tener el diagnóstico o la enfermedad [8,9]. Si tenemos un LR- de 0.3 debemos entender que, si el paciente tiene el examen negativo, tendrá 3.3 veces (1/0.3) menos posibilidad de tener la enfermedad. Si el LR- tiene un valor de 0.08 como lo es en nuestro ejemplo, debemos entender que si un paciente tiene la prueba negativa tendrá 12.5 veces (1/0.08) mayor posibilidad de no tener la enfermedad al compararlo con quien la tenga positiva. Los rangos de LR - y su impacto aparecen en el cuadro 2.

El uso del Likehood ratio nos sirve para estimar la probabilidad post prueba, utilizando el denominado nomograma de Fagan[10] (cuadro 3), en la cual, al graficar la probabilidad previa y el LR, se obtiene una línea recta que se extiende desde la probabilidad antes de la prueba pasando por el valor del LR hasta el valor de la probabilidad posterior. Por ejemplo, si usamos el estudio de Fuente-Alba y col [11],

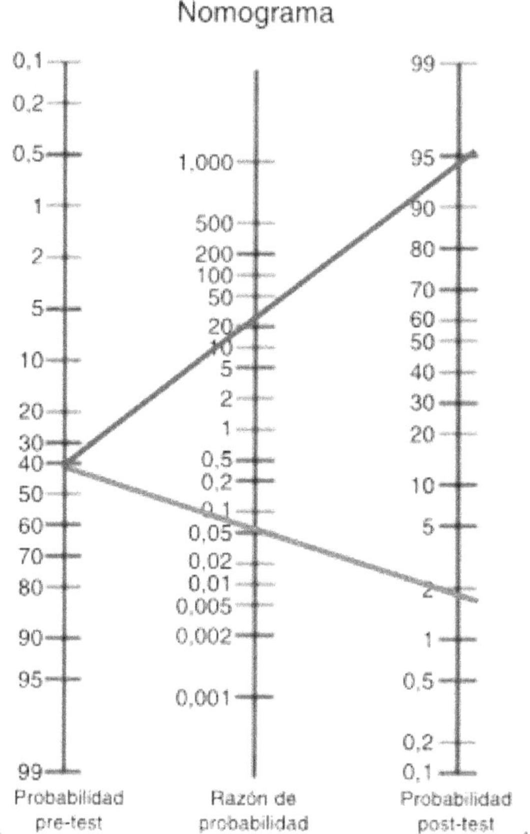

CUADRO 3: NOMOGRAMA de Fagan

donde se estima que el diagnóstico de hemorragia gastrointestinal es de 40% usando como pre test los hallazgos clínicos de (hematemesis, melena, hematoquezia); y haciendo una Angio-TC que tiene un LR + de 25 y un LR- de 0.04; podemos llegar a las siguientes conclusiones: 1- Si la Angio-TC es positiva la probabilidad de hemorragia digestiva es de 95% (pasa de 40 a 95%, línea azul) y si la Angio-TC es negativa la probabilidad de hemorragia digestiva es menos de 2% (pasa de 40 a 2%, línea roja); ver Cuadro 3. Este ejemplo ayuda mucho a entender la importancia de conocer el likelihood ratio de una prueba.

Al igual que sucede con la sensibilidad y la especificidad, los likelihood ratio no varían con la prevalencia. Esto permite utilizarlo como índice de comparación entre diferentes pruebas para un mismo diagnóstico.

Resumen

Los profesionales de la salud debemos tener muy claro que toda prueba (test/examen) diagnóstica tiene conceptos implícitos como lo son validez y seguridad. Es decir, los que tomamos decisiones que en su mayoría son los médicos debemos entender lo que significa sensibilidad o capacidad de una prueba para dar un diagnóstico como positivo; conocer e interpretar la especificidad o capacidad de una prueba para descartar un diagnóstico. Además, es necesario conocer el valor predictivo positivo (de los que tienen la prueba positiva cuantos tienen la real condición) y valor predictivo negativo de esa misma prueba y la relación que guardan con la frecuencia o prevalencia de la patología o condición que se buscaba diagnosticar. El dominio de esos conceptos en las pruebas diagnósticas conlleva hoy día a ser un poco más precisos y con menos subjetividad (no afectados por la prevalencia de la enfermedad) a usar la razón de verosimilitud o likelihood ratio positivo y likelihood ratio negativo. Por lo tanto, cuando nos basamos en pruebas diagnósticas debemos siempre considerar el uso del Likelihood ratio.

REFERENCIAS BIBLIOGRÁFICAS

1-Argimon Pallás JM, Jiménez Villa J. Métodos de investigación clínica y epidemiológica. 2ª ed Barcelona: Harcourt; 2000.

2-Fletcher RH, Fletcher SW, Wagner EH. Clinical epidemiology: the essentials. 3ª ed. Baltimore: Williams and Wilkins; 1996.

3-Cabello López JB, Pozo Rodríguez F. Estudios de evaluación de las pruebas diagnósticas en cardiología. Rev Esp Cardiol. 1997; 50:507-19.[1]

4-Greenhalgh T. How to read a paper: papers that report diagnostic or screening tests. BMJ. 1997; 315:540-3.[2]

5-Altman D.G., Bland J.M. Statistics Notes: Diagnostic tests 1: sensitivity and specificity.BMJ 1994; 308: 1552.

6-Altman D.G., Bland J.M. Statistics Notes: Diagnostic tests 2: predictive values. BMJ 1994; 309: 102.

7-Pruebas diagnósticas: Sensibilidad y especificidad. Fernández P, Días P. Cad Aten Primaria 2003;10:120-24.

8-Gallagher EJ. Clinical utility of likelihood ratios. Ann Emerg Med. 1998;31:391-7.

9-Deeks J, Altman D. Diagnostic tests 4: Likelihood ratios. BMJ. 2004;329:168-90.

10-Aznar-Oroval E, Mancheño-Alvaro A, García-Lozano T, Sánchez-Yepez M. Razón de verosimilitud y nomograma de Fagan: 2 instrumentos básicos de uso racional de las pruebas del laboratorio clínico. Rev Calid Asist 2013;28(6):390-3.

11-Fuente-Alba CS, Molina Villagra M. Likelihood ratio (razón de verosimilitud): definición y aplicación en radiología. Rev Argent Radiol 2017;81(3):204-8.

---

1.   http://www.ncbi.nlm.nih.gov/pubmed/9304178?dopt=Abstract

2.   http://www.bmj.com/content/315/7107/540.full

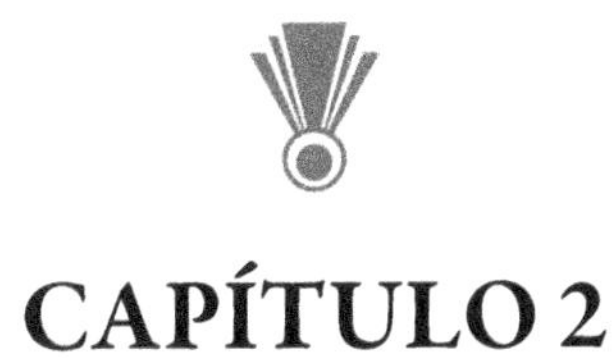

CAPÍTULO 2

ESTADÍSTICA DESCRIPTIVA Y CAMPANA DE GAUSS

Dianelle Ariana Soto Troya

Paulino Vigil-De Gracia

Introducción

El análisis de los datos recolectados en una investigación se puede realizar mediante la estadística descriptiva o estadística inferencial. En la estadística descriptiva los datos recolectados pueden ser plasmados de manera tal que sean fáciles de visualizar y entender. Es de gran utilidad al momento de organizar grandes cantidades de datos para simplificar su interpretación y hacerla eficiente. A través de la estadística descriptiva se responden las preguntas básicas de la descripción: que, quién, por qué, cuando y dónde. A continuación, explicaremos los elementos básicos de la estadística descriptiva y de la distribución normal de las variables. Además explicaremos el uso de la campana de Gauss. La importancia de la campana de Gauss en la salud radica en que el análisis estadístico se basa en la distribución de normalidad.

Estadística descriptiva

La estadística descriptiva consiste en describir la muestra obtenida. Esta descripción permite resumir los datos obtenidos de las variables estudiadas. Es útil para identificar características de la muestra que se está estudiando que pudiesen influir en las conclusiones de los autores, al igual que para comparar muestras de distintos estudios. Los datos recolectados en los estudios de investigación conforman unidades observacionales o estadísticas que pueden ser medidas y son comparables (ejemplo: talla, peso, edad) [1]. La estadística descriptiva permite resumir los datos recolectados en una investigación para que estos puedan ser entendidos e ilustrados de forma clara.

Existen distintas escalas de medidas para describir las variables estudiadas, dependiendo de la calidad de las variables. Cuando estas pueden ser medidas, contadas o pesadas en una unidad física (kilogramos, pies) o descritas con números reales, estamos hablando de una variable cuantitativa o numérica. Las variables cuantitativas se clasifican en continuas cuando pueden tomar cualquier valor entre el mínimo y el máximo estudiado o discretas, cuando no pueden hacer esto. A través de un ejemplo se puede entender mejor este concepto [2]. La medida de hemoglobina en g/dl o de peso en kg son medidas continuas, mientras que el número de hijos de una familia constituye una medida discreta (2 ó 3 hijos, no puede haber 2.5 hijos).

Aquellas variables que no pueden ser medidas en unidades, pero que pueden ser clasificadas por categorías se conocen como variables cualitativas o categóricas. Estas pueden ser de tipo nominal u ordinal. Una variable cualitativa nominal no lleva un orden específico, mientras que una variable cualitativa ordinal si lleva un orden específico [2]. Las variables nominales se pueden subclasificar en binarias o dicotómicas si solamente ofrecen dos opciones las cuales son mutuamente excluyentes. Las variables binarias son simétricas cuando se refieren a estados cualquiera y asimétricas cuando se refieren a la presencia o ausencia de una característica específica [3]. Nuevamente, esto puede ser entendido más claramente con ejemplos. El tipo de sangre es una variable cualitativa nominal. El sexo (masculino o femenino) constituye una variable cualitativa nominal tipo binaria simétrica, mientras que un cáncer en estadio III constituye una variable ordinal. En la figura 1 podemos ver un resumen del tipo de variables para su fácil entendimiento.

Figura 1.

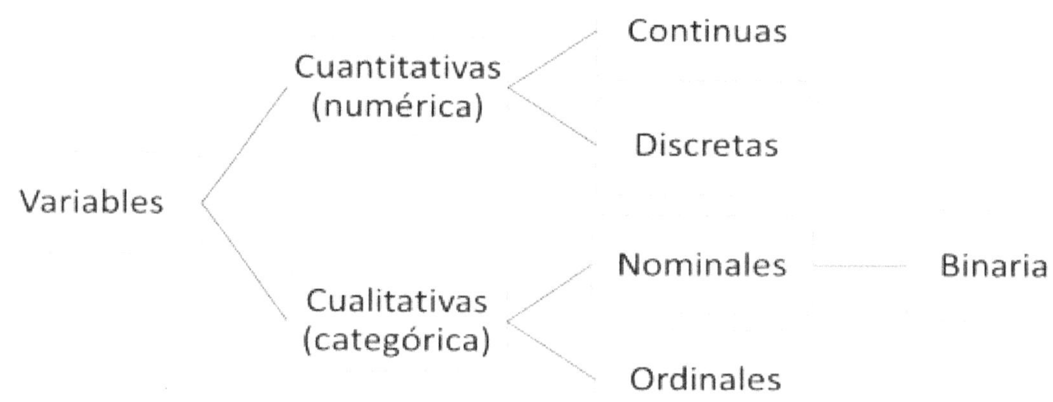

LAS DOS PRINCIPALES formas estadísticas de describir los datos recolectados son las medidas de tendencia central y las medidas de dispersión o variabilidad de datos. Las medidas de tendencia central permiten describir el punto medio de los valores recolectados. Esto quiere decir que se puede describir una serie de datos utilizando un número. La media, mediana y moda son 3 medidas que describen la tendencia central de la información recolectada. Cuando la distribución de la información es normal, la media, mediana y moda se ubican en el mismo punto. La distribución normal será discutida más adelante. La media es la suma del total de valores dividido entre el total de la muestra. La media de una muestra se representa por el símbolo $\bar{x}$, mientras que la media de una población se representa por el símbolo μ. Es un valor útil cuando las variables tienen una distribución normal. La mediana es el punto medio en una muestra o población. Tiene una cantidad igual de valores en la muestra por encima y por debajo de él. En una escala del 1 al 100, la mediana o punto medio es representado por el 50. El símbolo con el que usualmente se conoce a la mediana es el P50 o Mdn. Es un valor útil cuando las variables no tienen una distribución normal. La moda está representada por el valor que se repite con más frecuencia en la serie de datos. Usualmente los datos descritos presentan solamente una moda, lo que se conoce como distribución unimodal, sin embargo, cuando hay dos modas en una serie de datos esto se conoce como distribución bimodal [4].

Las medidas de variabilidad o dispersión de datos evalúan la similitud o disparidad de los datos recolectados. Las tres medidas de variabilidad más comúnmente utilizadas son el rango, la varianza, y la desviación estándar. Para entender claramente las tres medidas de variabilidad trabajaremos con la siguiente serie de datos: 3,5,6,8,4,3,5,8,5,4. El rango se define como la diferencia que hay entre el valor máximo y mínimo en la serie de datos recolectados. En una serie de datos en donde el mayor valor es 8 y el menor valor es 3, el rango se calcula restando 8-3 y el resultado es 5. La varianza es la desviación promedio al cuadrado de la media de la muestra evaluada. Se calcula utilizando la siguiente formula:

$$\frac{\Sigma(x - M)^2}{N - 1}$$

en donde Σ significa sumatoria, X es un valor individual, M es la media, N es el total de números de la muestra. Utilicemos la serie de datos para hacer nuestro cálculo. La media de esta serie es 5.1. A continuación se muestra en la tabla 1 la relación que hay entre cada valor y la media elevado al cuadrado.

Tabla 1. Relación entre valores y media en el cálculo de la desviación estándar

Valor	Valor – Media	(Valor-Media)^2
3	-2.1	4.4
5	-0.1	0.01
6	0.9	.81
8	2.9	8.41
4	-1.1	1.21
3	-2.1	4.41
5	-0.1	0.01
8	2.9	8.41
5	-0.1	0.01
4	-1.1	1.21
		28.89

LA SUMATORIA DE LOS cuadrados de la diferencia entre cada valor y la media es 28.89. Para calcular la varianza debemos dividir la sumatoria de los cuadrados previamente calculada entre el total de la muestra. Debido a que la muestra siempre será menor que el universo, se ha estandarizado que al calular la varianza, la división no se realice con el número total de la muestra (en este caso 10) sino con el total de la muestra -1. Hacer el denominador un número más pequeño tiene el propósito de actuar como factor corrector del hecho de que el universo tendrá siempre una mayor variabilidad que una muestra del universo debido a que el

universo siempre será mayor que la muestra. El siguiente cálculo a realizar sería,

$$\text{varianza} = \frac{28.89}{10-1} = 3.21$$

CON UN RESULTADO DE 3.21. La importancia del cálculo de la varianza radica en su utilidad para calcular la desviación estándar. La desviación estándar se define como el valor promedio en cual los valores de una muestra tienden a variar alrededor de la media. Se representa con el símbolo σ cuando representa una población y con las siglas DE cuando representa una muestra, y se reporta como la media $\pm$ DE. Para calcular la desviación estándar se utiliza la raíz cuadrada de la varianza. Desviación estándar = $\sqrt{3.21}$ = 1.79 [5]. Entre mayor sea la desviación estándar, mayor es la distancia promedio que hay entre cada dato y la media, lo que quiere decir que la dispersión o variabilidad es mayor en la muestra. Esto quiere decir que entre mayor sea la muestra, menor será la desviación estándar [4].

El análisis de los datos en una investigación usualmente inicia por la distribución de las frecuencias. A través de la distribución por frecuencias podemos valorar todas las opciones que existen para los sujetos involucrados en el estudio, lo que implica la evaluación de la muestra completa con todas sus opciones.

La distribución por frecuencias puede incluir inclusive una descripción por percentiles de la distribución [1]. Dependiendo del tipo de variable evaluada, se pueden seleccionar distintas formas de representación gráfica para cada una. Las variables cuantitativas se pueden representar a través de gráficas de cajas y bigotes o histograma. La gráfica de caja y bigotes (figura 2) permite evaluar visualmente la mediana y los valores del percentil 25 y 75, al igual que los valores mínimo y máximo de la muestra. Esta gráfica es útil cuando la distribución no es normal. En esta gráfica, el 50% de la muestra se encuentra dentro de la caja.

Figura 2.

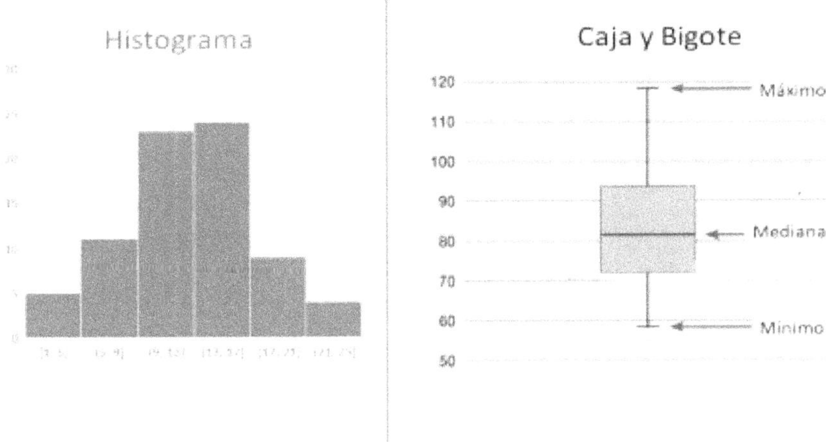

EL HISTOGRAMA (FIGURA 2) es útil para describir la distribución de la muestra. En una distribución normal, el histograma toma la forma de la campana de Gauss, que se discutirá mas adelante. Cuando la distribución no es normal, el histograma puede tener distintos picos, con tendencia hacia los extremos o sin una tendencia determinada. Las variables cualitativas se pueden representar gráficamente utilizando una gráfica de pastel o a través de una gráfica de columnas (figura 3). En la gráfica de pastel cada segmento representa una de las opciones de la variable estudiada. La proporción del segmento de la gráfica de pastel que ocupan representa su porcentaje de la muestra. En la gráfica de columnas, los valores de las variables estudiadas se encuentran en el eje de las Y, mientras que la variable estudiada ocupa el eje de las X. A diferencia del histograma, las columnas no son continuas.

Figura 3.

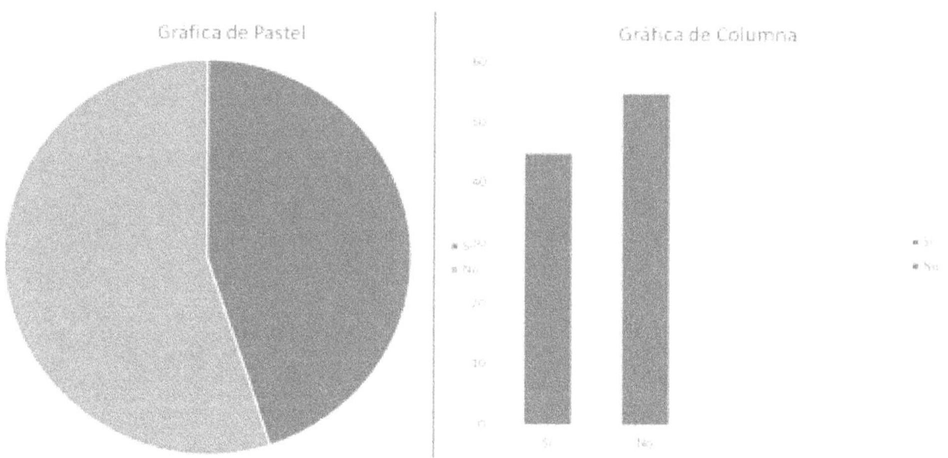

ADICIONALMENTE EXISTEN las gráficas de líneas y de dispersión, útiles en la correlación de dos o más estudios [2]. La distribución de las variables también puede ser descrita en tablas. Estas pueden ser univariables (tabla 2) o bivariables (tabla 3). Las frecuencias bivariables se pueden representar en tablas, tabulando en el eje de las Y el nombre de las variables estudiadas y en el eje de las X los valores obtenidos durante la recolección de datos [1]. La distribución de frecuencia bivariable se puede apreciar en la tabla 2.

Tabla 2. Distribución por frecuencia (univariable)

Sexo	Número (%)
Masculino	36 (46%)
Femenino	42 (54%)
Total	78

Tabla 3. Distribución por frecuencia (bivariable).

	Categoría de médico		
	Médico Residente	Médico Interno	Médico Funcionario
Masculino	12	7	13
Femenino	16	10	10

LA CAMPANA DE GAUSS

La gran mayoría de los variables tanto en salud, como en otros campos de las ciencias se distribuyen de forma normal. Una distribución normal quiere decir que al momento de evaluar de forma aleatoria una variable, sea cual sea esta, siempre y cuando el total de la muestra evaluada sea suficientemente numeroso para permitir tener significancia estadística, al realizar una gráfica en representación de los resultados obtenidos, la curva obtenida tendrá características determinadas que se conocen como distribución normal o campana de Gauss. La importancia de la campana de Gauss en la salud radica en que el análisis estadístico se basa en la distribución de normalidad.

La campana de Gauss es un modelo de normalidad expresado a través de una curva en la cual teóricamente se distribuyen todas las cosas del mundo. En general, a través de la campana de Gauss se describe que la mayoría de los fenómenos ocurren en torno al punto medio de la misma, mientras que la minoría ocurre en sus extremos [1]. Esto quiere decir que en el centro de la curva se encuentra la media, la mediana y la moda. En la figura 4 se ilustra la forma normal de la campana de Gauss. La campana de Gauss es una curva simétrica y asintótica (tiende hacia el infinito ya que los valores tabulados en el eje de las X nunca tocan el 0), en donde la totalidad de los casos está representada por el área bajo la curva [6].

Figura 4. Campana de Gauss

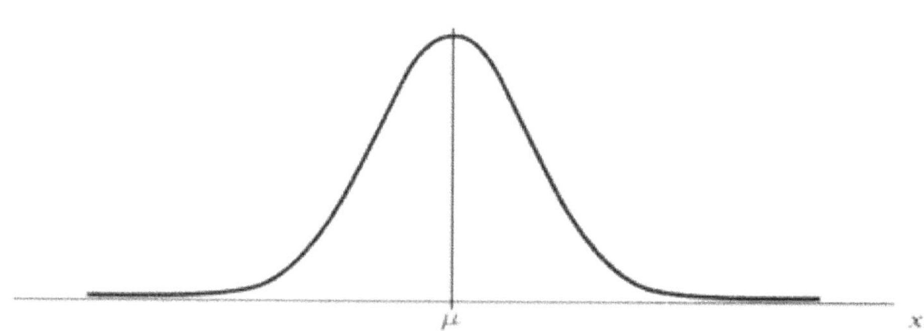

LA CAMPANA DE GAUSS fue descrita como modelo estadístico por el astrónomo y matemático Karl Friedrich Gauss en 1809, sin embargo, el modelo de curva de normalidad como también se le conoce a la campana de Gauss data desde 1733 en trabajos del matemático Abraham Demoivre, quien se encontraba estudiando las probabilidades de controlar el azar en las apuestas y en 1786 en trabajos del astrónomo Pierre Laplace [6].

Al evaluar una variable según la campana de Gauss, en el eje de las X se colocan los valores documentados de la variable estudiada, mientras que en el eje de la Y se tabula la densidad de la población. El área debajo de la curva en un área específica representa el total de valores en ese intervalo seleccionado. Entre más alta sea la curva sobre un intervalo seleccionado, mayor es la densidad de población en ese intervalo [9]. Esto se puede entender con mayor facilidad si valoramos el concepto de promedios de aprobación o fracaso en exámenes escolares, en donde la mayoría de los estudiantes obtendrá calificaciones promedio, situándose hacia el área central de la curva (en donde el eje de las Y es más alto), mientras pocos fracasaron o sobresaldrán, ubicándose hacia los extremos de la curva (en donde el eje de las Y es menor). Si nos ubicamos en un intervalo determinado en la campana de Gauss,, podemos predecir el valor aproximado de estudiantes que obtendrían una calificación que se encuentre dentro de ese rango establecido.

Al evaluar una variable X, se dice que esta sigue la distribución normal si la probabilidad de la distribución de la densidad puede ser definida por la siguiente ecuación, en donde μ representa la mediana (centro de la distribución) y σ la desviación estándar (variación en torno a la mediana).

$$f(x) = \frac{1}{\sigma\sqrt{2\pi}} e^{-\frac{1}{2}\left(\frac{x-\mu}{\sigma}\right)^2}, \quad -\infty < x < \infty$$

El área debajo de la curva en la distribución normal representa el 100% y su distribución es simétrica en relación a la mediana (μ), lo que quiere decir que el área a la izquierda de μ representa el 50% de la muestra, mientras que el 50% restante de la muestra está dado por el área a la derecha de la μ. Al evaluar la mediana junto a las desviaciones estándar (σ), se puede establecer entonces que el 68% de la muestra está representado por el intérvalo $\mu \pm 1\sigma$, mientras que el 95% de la muestra está representado por el intérvalo $\mu \pm 2\sigma$. El 100% de la muestra está representado por $\mu \pm 3\sigma$ [8,9].

Figura 5.

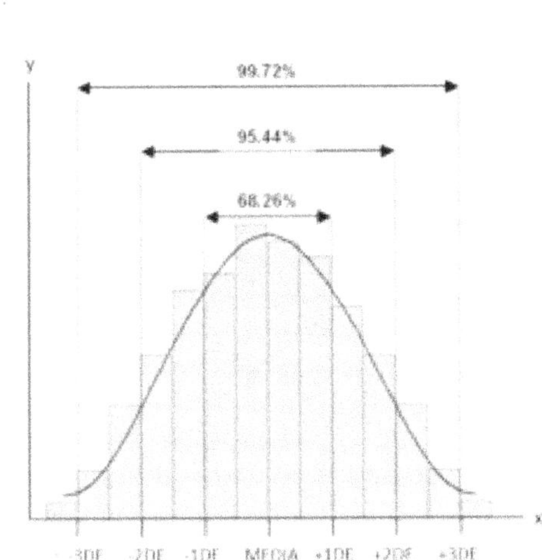

LA DISTRIBUCIÓN NORMAL representada por la campana de Gauss permite utilizar un modelo matemático a través del cual se pueden calcular probabilidades de ocurrencia de distintos valores determinados de la variable X que se esté estudiando. Si establecemos un valor dentro de la distribución normal estudiada y conocemos la mediana y la moda de la variable estudiada, es posible determinar la probabilidad de encontrar un valor igual o menor a un valor Xi de la variable estudiada. Esto se representa en la figura 5 como el área sombreada en la campana de Gauss. El cálculo de esta probabilidad se hace mediante una compleja fórmula matemática, sin embargo, en la actualidad existen tablas estandarizadas conocidas como tablas de la distribución normal mediante las cuales es posible establecer estos valores de probabilidad sin hacer el cálculo complejo, las cuales se anexan al final de este capítulo [6].

A continuación, a través de un ejemplo, aprenderemos a utilizar las tablas de la distribución normal. Si tenemos un valor de interés de estudio denominado X, la media (μ) de la variable estudiada y su desviación estándar (σ), a través de la siguiente fórmula podemos estandarizar la variable estudiada:

$$Z = \frac{x - \mu}{\sigma}$$

Donde Z representa el número de desviaciones estándar entre el promedio y valor específico de la variable X. Trabajemos con un valor de Z de 1.35 en la tabla de distribución normal. La primera columna tiene valores que oscilan entre -3.4 hasta 3.3. Es en esta columna en donde ubicamos el valor 1.30, mientras que en el área de las filas ubicamos el valor decimal (que va desde 0.00 a 0.09). El valor obtenido es de 0.9114, lo que significa que la probabilidad de encontrar un valor menor o igual a 1.35 es 0.9114.

Resumen

La estadística descriptiva es útil para describir, calcular y resumir los datos recolectados en una investigación de una manera eficiente a través de números tabulados en tablas y gráficas. A través de la estadística descriptiva podemos evaluar la tendencia central de la muestra utilizando la media, la moda y la mediana para poder conocer el punto medio de los valores recolectados en la muestra. La variabilidad o dispersión de la muestra recolectada se puede describir utilizando rangos, varianza o desviación estándar. La variabilidad de la muestra recolectada nos permite evaluar si su distribución es normal o no. En una muestra cuya distribución es normal, la representación gráfica del total de datos recolectados tiene una forma característica conocida como campana de Gauss en donde la mayoría de las variables se distribuyen ocurren en torno al punto medio de la misma, mientras que la minoría ocurre en sus extremos. La campana de Gauss juega un rol importante a la hora de entender el concepto de desviación estándar en los resultados obtenidos luego de la recolección de una muestra.

REFERENCIAS BIBLIOGRÁFICAS

1- Thompson, C. Descriptive Data Analysis. Air Med J. 2009; 28(1):56–59.

2- Spriestersbach, A., Röhrig, B., du Prel, J.-B., Gerhold-Ay, A., & Blettner, M. (2009). Descriptive Statistics: The Specification of Statistical Measures and Their Presentation in Tables and Graphs. Part 7 of a Series on Evaluation of Scientific Publications. Dtsch Ärztebl Int, 2009. 106(36), 578–583.

3- Gil, M, Jonker,L. An introduction to descriptive statistics: A review and practical guide. Radiography. 2010;16(4):1-7.

4- TR,V. Descriptive Statistics: Reporting the Answers to the 5 Basic Questions of Who, What, Why, When, Where, and a Sixth, So What?. Anesth Analg.[1] 2017;125(5):1797-1802

5- Christopher, A. Interpreting and Using Statistics in Psychological Research. SAGE Publications. 2017.

6- Quevedo F. Distribución Normal. Medwave 2011;11(5). doi: 10.5867/medwave.2011.05.5033

7- Gordon, S. The Normal Distribution. Mathematics Learning Centre University of Sydney NSW 2006

8- Hernández S, R. Metodología de la Investigación. Mc Graw Hill Education. Sexta Edición-2014.

9- LaMorte, W. The Standard Normal Distribution . Actualizado 24 Junio 2016; Citado November 13, 2017. Disponible en: http://sphweb.bumc.bu.edu/otlt/MPH-Modules/BS/BS704_Probability/BS704_Probability9.html

---

1.	https://www.ncbi.nlm.nih.gov/pubmed/?term=9.%09Descriptive+statisstics%3A+reporting+the+answers+to+the+5+basic+questions+of+who+what+why+when+where+and+a+sixth+so+what+2017

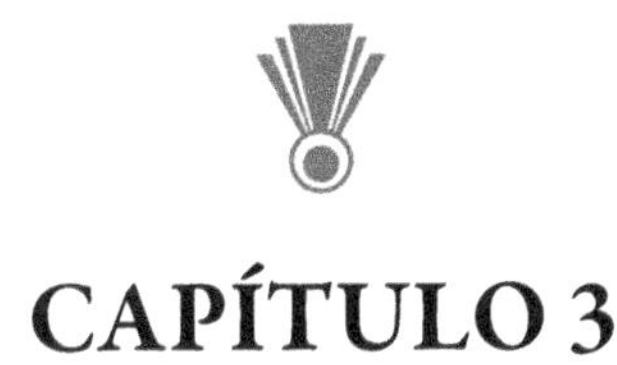

CAPÍTULO 3

E STADÍSTICA ANALÍTICA
Musharaf Tarajia Asvat

INTRODUCCIÓN

La estadística analítica, también conocida como inferencial, es utilizada con el propósito de llegar a conclusiones generalizadas basándose en una muestra de sujetos que sea representativa de una población. El investigador no tendrá acceso a al universo y por lo tanto solamente puede escoger una pequeña parte de la población. Estas conclusiones que obtenemos de los análisis empleados podrán ser aplicados a la población de interés, siempre que nuestra muestra sea representativa, entre otros aspectos. La estadística descriptiva, a diferencia de la inferencial, solamente resume los datos de un estudio. Al igual que en la estadística analítica, al hacer uso de la estadística descriptiva, el investigador solamente tendrá acceso a una muestra de toda la población de interés, por lo que emplear ambas es lo adecuado en la mayoría de los casos.

Veamos el siguiente ejemplo:

Un investigador realizó un estudio con dos o más grupos de sujetos. Uno de estos grupos fue un grupo control. El investigador midió la actividad de una enzima en muestras de suero de los sujetos. Posteriormente hizo uso de la estadística descriptiva para calcular los promedios y/o mediana de los sujetos, entre otros parámetros. Sin embargo, él desea conocer si la diferencia entre los grupos son el resultado de una verdadera diferencia entre los grupos o esta diferencia que observó se debió al azar. La estadística inferencial le permitirá al investigador conocer la respuesta a su interrogante, siempre que el muestreo fuera correcto para procurar una representación real de la población de interés. Es en este momento que el investigador pondrá a prueba su hipótesis nula con alguna prueba estadística y, por lo tanto, la estadística inferencial. A continuación, veremos más sobre algunas pruebas estadísticas que serán de interés.

Clasificación de las pruebas estadísticas.

Una de las grandes dificultades que encuentra quién inicia en la investigación es saber qué prueba estadística utilizar para analizar los datos de un estudio. Probablemente, es la primera razón de consulta a un colega con más experiencia en investigación o a un estadístico. Nuestro enfoque a lo largo de este capítulo es que usted conozca las pruebas básicas que existen, cuándo emplearlas correctamente y cómo emplearlas. Para responder a estas interrogantes emplearemos un método sencillo y no buscamos que usted conozca todas las clasificaciones y, mucho menos, que conozca el proceso estadístico a detalle. Solamente, hace falta que usted conozca una clasificación. Por otra parte, no nos enfocaremos mucho en cómo hace los cálculos, ya que resulta muy sencillo ahora. Todos los paquetes estadísticos hacen el cálculo de las probabilidades una vez usted sepa qué prueba solicitarle. Algunos paquetes estadísticos lo guían o le recomiendan qué prueba utilizar dependiendo del tipo de datos o de estudio.

Las pruebas estadísticas las podemos dividir en pruebas paramétricas y no paramétricas. Las pruebas paramétricas deben cumplir con algunos requisitos básicos: las muestras deben ser representativas de la población o aleatorias, las observaciones deben ser independientes, los datos deben ser precisos, la población debe ser normal (distribución normal) o, al menos, cerca de la normalidad. Las pruebas no paramétricas son empleadas, comúnmente, para variables nominales u ordinales, la distribución de la muestra no requiere que sea normal y además es más útil en muestras pequeñas. Sin embargo, las pruebas paramétricas son las más comunes, ya que utilizan variables de tipo intervalo o razón y además son pruebas más robustas.

La decisión sobre cuál prueba utilizar es la más compleja para quien inicia en investigación e incluso para quiénes tienen más experiencia. Sin embargo, existen algunas cualidades de cada prueba que nos permiten elegir la adecuada, en muchos casos, con poca dificultad. Es muy importante que el investigador establezca claramente su pregunta del estudio y su metodología para no improvisar en la marcha. Veamos cómo elegir las pruebas a través de 3 pasos.

Paso 1: establecer si la distribución de los valores de su muestra se comporta de acuerdo a la curva normal

Como primer paso le recomendamos que conozca si los valores de lo que quiere comparar (ejemplo, actividad enzimática) es normal o no. Para esto deberás solicitarle a tu paquete estadístico que te grafique una curva de la distribución de los datos. Si tu gráfica se acerca a la normalidad seguramente está ante datos normales y puedas elegir una prueba paramétrica. Existen pruebas conocidas como "pruebas de normalidad" que le permiten al investigador calcular la probabilidad que sus datos no se asemejen a una distribución normal. Algunos ejemplos de estas pruebas son: Shapiro-Wilk, D'Angostino-Pearson omnibus, entre otras. Recuerde, lo importante es que sus datos se acerquen a la normalidad, no que se distribuyan perfectamente normal.

Paso 2: elección de los grupos a comparar

Como segundo paso le recomendamos que establezca cuántos grupos va a comparar. Las pruebas estadísticas están diseñadas para comparar un grupo versus un valor hipotético, dos grupos o tres y más grupos. Una vez lo establezca, de acuerdo a su diseño experimental, podrá avanzar en la elección de la prueba estadística.

Si, usted ha establecido que la prueba que requiere es paramétrica y va a comparar dos grupos entonces deberá elegir la prueba de t (t-test). La prueba de t se utiliza para comparar la significancia estadística de la diferencia de dos promedios entre dos grupos. En el ejemplo que veíamos, compararíamos el promedio entre el valor de la enzima en un grupo de estudio versus el valor en otro grupo del estudio. La *t* es la estadística que es calculada y comparada contra valores críticos de *t* que marcan regiones críticas que indican la presencia de significancia estadística. El valor crítico de *t* lo selecciona el investigador al establecer el nivel de significancia o alpha. Usualmente verá este valor como 0.05 ó 0.01. Además también empleará los grados de confianza. No se preocupe, este cálculo lo realiza su paquete estadístico.

El valor de *p* (p-value en inglés) es la probabilidad de si las diferencias observadas entre el valor de la enzima en ambos grupos (siguiendo nuestro ejemplo) está debido a una verdadera diferencia en los promedios en la población (recuerde que usted utiliza una muestra y quiere extrapolar a la población) o se debió al azar (en su muestra, solamente, y no en la población). Si la probabilidad (p) es menor (<) a 0.05 (si este fue su nivel de significancia), entonces usted <u>rechaza</u> la hipótesis nula (Ho). Recuerde que la hipótesis nula es que ambos grupos son iguales. En nuestro ejemplo, el valor de las enzimas en ambos grupos son iguales (Ho).

En caso tal requiera comparar tres o más grupos y requiere una prueba paramétrica su opción será elegir ANOVA. Un ejemplo sería comparar un grupo control (placebo) A, un grupo experimental con una droga B y otro grupo experimental con una droga C. La prueba de ANOVA calcula la estadística F, en vez de la t. La interpretación es muy similar a la prueba de t. Sin embargo, si la p es menor a alpha (ejemplo, p<0.05), entonces usted sabrá que hay una diferencia entre el control A, experimental B y experimental C. Pero, no conocerá entre cuál combinación de grupos existe la diferencia o si es entre todos los grupos. Para conocer esto empleamos pruebas "post-hoc" que nos permiten conocerlo. Recuerde que, en estos ejemplos hemos considerado que no existe dependencia entre los valores (datos no pareados).

Si los datos se encuentra pareados. Por ejemplo, medición de la actividad enzimática en el tiempo 1 y al mismo sujeto luego se le medie en un tiempo 2, los datos estarían pareados. En este caso, si son dos grupos, usted deberá emplear la prueba de *t* para datos pareados. La utilización de la prueba post-hoc adecuada para su estudio está fuera del alcance de este capítulo.

Veamos la contraparte no paramétrica de las pruebas que hemos explicado. Para comparar dos grupos con variables cuantitativas por medio de pruebas no paramétricas debemos emplear la prueba de Mann-Whitney U o la prueba de Wilcoxon-signed-rank. La prueba de Mann-Whitney U la emplearemos cuando nuestros datos no estén pareados y sean dos grupos. La prueba de Wilcoxon-signed-rank cuando nuestros datos estén pareados y sean dos grupos. Cuando quiere comparar tres o más grupos deberá emplear la prueba de Kruskal Wallis (datos no pareados) o la prueba de Friedman, en caso tal los datos estén pareados. La variable dependiente debe ser de tipo ordinal. Nuevamente, es importante que siga los pasos. Los cálculos (e incluso la interpretación en algunos programas) son parte de lo básico que hace todo paquete estadístico que emplee, tanto gratuitos como aplicaciones pagadas.

Otras pruebas estadísticas

Existen otras pruebas estadísticas que se emplean en muchos estudios. Por ejemplo, para estudios que buscan determinar si existe una correlación entre dos variables, se utiliza la prueba de Pearson (paramétrica) o la prueba de Spearman (no paramétrica). Es importante entender que correlación no implica causalidad.

La r de Pearson se utiliza para evaluar la significancia estadística de la magnitud y dirección de una relación entre variables. Este valor puede ir desde -1.0 a 1.0. El signo negativo (-) indicará una relación perfectamente negativa y el signo positivo (+) indicará una relación perfectamente directa. Cualquier valor en el medio corresponderá a una línea no vertical. Para poder emplear estas pruebas tendrá que asumir que existe una relación lineal entre las variables a correlacionar.

Existen otras dos pruebas no paramétricas que son de mucha utilidad y son empleadas al utilizar variables nominales. Estas son las pruebas de X^2 y la prueba exacta de Fisher. Típicamente estos datos se analizan a través de tablas de contingencia. Le elección entre la prueba de Fisher la utilizamos cuando hay menos de 5 sujetos esperados por celda de la tabla de contingencia.

La prueba de X^2 calcula el valor esperado de observaciones en cada celda de la tabla de contingencia y lo compara con el número de observaciones que ocurren actualmente en cada celda, conocido como frecuencias observadas. Con estas pruebas también obtendrá un valor de p que le permitirá establecer la significancia estadística.

Paso 3 – interpretación y presentación de los resultados

Luego de obtener los resultados de las prueba estadísticas, como autor de un trabajo de investigación, usted deberá saber presentarla a su audiencia o lectores. Existen distintas formas de hacerlo, tanto en tablas como por medio de gráficas o ambas. No desestime ninguna de las posibilidades. Primero, usted deberá detallar qué prueba estadística empleó, que nivel de significancia empleó y decidir entre presentar todos los resultados, tanto los estadísticamente significativos ($p <$ alpha), como los no estadísticamente significativos ($p >$ alpha). Tome en cuenta que los valores de p los puede presentar como igualdades o desigualdades. Si usted elige presentarlos como igualdades deberá hacerlo, por ejemplo, así

a) p=0.01

b) p=0.001

c) p=0.07

En caso tal utilice desigualdades, usted podrá emplearlo así:

d) p>0.05

e) p<0.05

f) p<0.01

Algunos autores muy creativos podrán expresar sus resultados que se "acercan" a la significancia estadística como "casi estadísticamente significativos" y otros términos muy creativos. Sus resultados son o no estadísticamente significativos.

RESUMEN

La estadística analítica es fácil de emplear ahora que contamos con numerosas aplicaciones o paquetes estadísticos a nuestra disposición. El empleo correcto de cada una de ellas dependerá, primordialmente, en conocer la distribución de sus datos (normal o no) y los grupos a comparar (dos o más), si sus datos están pareados o no pareados. Sin embargo, tome en cuenta que, si su muestra no es representativa de la población, las conclusiones a las que llegue no podrá extrapolarlas a la población. Por lo tanto, es importante que desarrolle su metodología de forma adecuada previo a considerar la prueba estadística a emplear.

REFERENCIAS BIBLIOGRÁFICAS

1. Bowalekar SK. Statistics in medical research—IV. Sampling distribution, statistical testing of hypothesis and student's t-test. J Postgrad Med. 1994 Jan-Mar;40(1):46-51.

2. Kühberger A, Fritz A, Lermer E, Scherndl T. The significance fallacy in inferential statistics. BMC Res Notes. 2015 Mar 17;8:84.

3. Al-Benna S, Al-Ajam Y, Way B, Steinstraesser L. Descriptive and inferential statistical methods used in burns research. Burns. 2010 May;36(3):343-6.

4. Allua S, Thompson CB. Inferential statistics. Air Med J.[1] 2009 Jul-Aug;28(4):168-71.

5. May S, McKnight B. Graphics and statistics for cardiology: survival analysis. Heart. 2017 Mar;103(5):335-340.

6. Moyé L. Statistical Methods for Cardiovascular Researchers. Circ Res. 2016 Feb 5;118(3):439-53.

7. Windish DM, Huot SJ, Green ML. Medicine residents' understanding of the biostatistics and results in the medical literature. JAMA. 2007 Sep 5;298(9):1010-22.

8. Glantz SA. Biostatistics: how to detect, correct and prevent errors in the medical literature. Circulation. 1980; 61:1–7.

9. Pocock SJ, Clayton TC, Altman DG. Survival plots of time-to-event outcomes in clinical trials: good practice and pitfalls. Lancet. 2002 May 11;359(9318):1686-9.

---

1. https://www.ncbi.nlm.nih.gov/pubmed/?term=inferential+statistics+allua

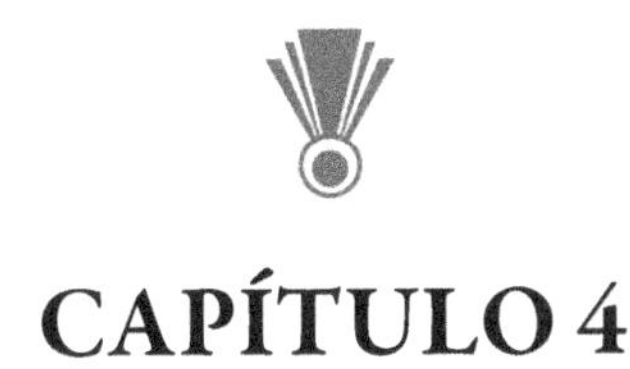

CAPÍTULO 4

INTERPRETACIÓN DEL VALOR DE P

Paulino Vigil-De Gracia

Introducción

Los profesionales de la salud y en especial los médicos tienen la obligación de estar actualizados continuamente. Hay múltiples formas para lograr esa actualización, sin embargo las más comunes conllevan la lectura de material científico. La forma de redactar el contenido de un artículo médico ya sea de revista o libro sigue un patrón muy diferente a la redacción usual presentada en la mayoría de las lecturas que encontramos en nuestra vida diaria[1-3]. Se sigue usualmente el método científico [4]. Hoy en día, ese método científico requiere el uso de términos estadísticos y epidemiológicos y éstos invaden la literatura médica. La importancia de la estadística es tal, que muchos de los trabajos y de las conclusiones procedentes de la investigación, se deben respaldar en ella.

Hay varias expresiones estadísticas que no se describen con palabras sino con números y dichos números orientan inmediatamente a que el profesional de la salud reconozca una asociación. Dicha asociación puede ser de orientación beneficiosa, de asociación perjudicial o simplemente nos indica la negación de asociación o de diferencia significativa. Una de esas expresiones numéricas comúnmente usada es el valor de p. Por todo lo anterior se hace imprescindible que los profesionales de la salud interpreten adecuadamente la abrumadora información que surge a diario producto de los avances tecnológicos. En esta revisión analizaremos y explicaremos la correcta interpretación del valor de p [5].

Interpretación de P

Primeramente debemos comprender lo que significa la expresión "significativo", pues existe una confusión con respecto a significativo e importante. Por otro lado en este capítulo no pretendemos explicar cómo se obtiene la p, nuestro interés está centrado a que usted interprete la p en forma adecuada. Puede existir una asociación significativa y no ser clínicamente importante. La significancia indica una asociación o diferencia entre variables que difícilmente se puede explicar por el azar, aunque esta asociación no indica por sí sola que sea importante[6]. Se habla de diferencia o no diferencia estadísticamente significativa cuando comparamos la asociación entre dos poblaciones o grupos por medio de una variable. Siempre que observamos una p debemos entender que se hizo una comparación entre al menos dos grupos por medio de una variable o dicho de otra forma se analiza una hipótesis nula. Supongamos que tenemos un grupo de adolescentes de ambos sexo de una población rural y similar grupo de adolescentes en una población urbana y queremos comparar si existe diferencia entre los pesos promedio de cada grupo. En este ejemplo las poblaciones o grupos son las mujeres y hombres (adolescentes) y la variable usada para compararlos es el peso; es decir queremos saber, si a pesar de tener la misma edad pero al vivir en áreas diferentes, tienen diferencia en el promedio de peso. Para saber si hay esa diferencia se hace un análisis estadístico y se reporta un valor de p, dicho valor de p será interpretado como significativo o no significativo. Decimos entonces que hay o no hay diferencia significativa en el peso promedio de adolescentes según el área donde viven. Desde el punto de vista estadístico decimos que hay diferencia significativa cuando el reporte de p es menor a 0.05 (0.0499 y menos). Es decir usamos la p de 0.05 como el valor numérico para decir estadísticamente significativo o estadísticamente no significativo. Mejor dicho, todo valor de p que sea 0.05 o más como por ejemplo 0.07, 0.09, 0.12 son no significativos y si tenemos un valor de p menor de 0.05 como lo son 0.04, 0.02, 0.001 decimos que son significativas, ver figura 1.

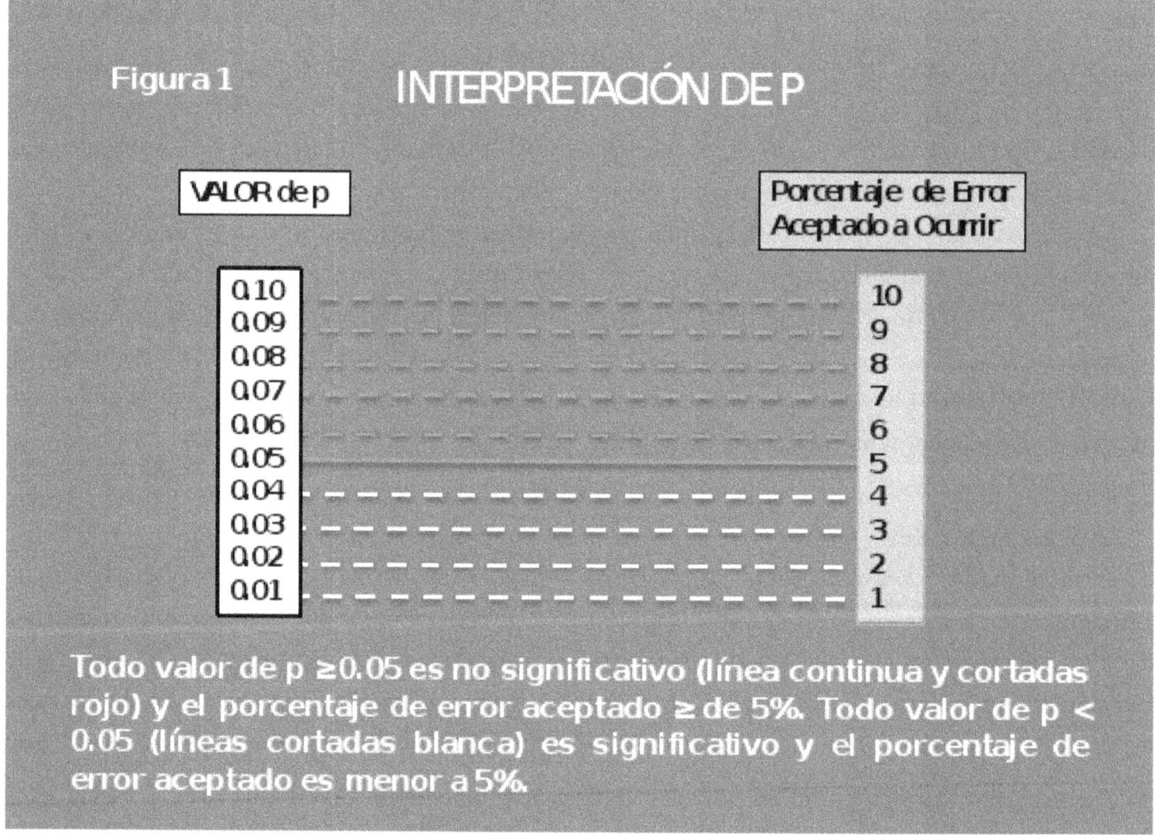

SI REGRESAMOS AL EJEMPLO del peso promedio entre adolescentes de área rural versus urbana y nos muestran que la p es 0.20, entenderíamos que no hay diferencia significativa entre los pesos de adolescentes, aceptamos la hipótesis nula. Si, por el contrario nos dicen que la p fue de 0.03, entendemos que existe una diferencia significativa entre los pesos promedios de adolescentes según área donde residen y por ende rechazamos la hipótesis nula. Al existir diferencia significativa debemos concluir que un grupo significativamente tiene más peso o dicho de otra forma, (pero que significa lo mismo) que un grupo tiene menos peso.

Una diferencia significativa (p menor de 0.05) no significa que la variable evaluada y su diferencia entre los grupos se cumple en un 100%, significa que la posibilidad máxima de error aceptado tiene un techo de 5%. Es decir con una p de 0.03, aceptamos que la posibilidad de error en la diferencia encontrada es de un 3% y con una p de 0.001 estamos aceptando un error de 0.1%, ver figura 1. Estadísticamente no es posible hablar de un 100% de posibilidad, pero obvio cuando más pequeño es el valor de p existe una mayor posibilidad de que ese hecho ocurra y la posibilidad de error es menor. Generalmente podemos calcular valor de p en diferentes variables de un estudio donde comparamos una asociación; esas variables las podemos llamar variables (resultados) primarias o variables (resultados) secundarias y para cada una de ellas podemos encontrar el valor de p. Cuando se trata de la variable primaria, usualmente ésta variable es la que está ligada a la hipótesis de trabajo/alterna o de investigación. Es por ello que cuando la p es menor de 0.05 decimos que hemos aprobado la hipótesis de trabajo/alterna o de investigación y negado la hipótesis nula [7]. También podemos decir que cuando la p es de 0.05 ó más hemos aprobado la hipótesis nula.

Es necesario tener en cuenta que el concepto de significancia estadística depende de dos elementos esenciales: 1- la magnitud de la diferencia que queremos probar y 2- el tamaño de la muestra.

Con respecto a la magnitud de la diferencia, es importante comprender que, a mayor diferencia entre las variables en estudio, más fácil será poder demostrar que la diferencia es significativa ($p < 0.05$); al revés, si la diferencia es pequeña las posibilidades de detectar diferencias se minimizan.

Con respecto del tamaño de la muestra, es fácil comprender que mientras mayor sea la muestra, más fácil será detectar diferencias entre las variables en estudio; entonces, cuando las diferencias son pequeñas se requiere muestras de gran tamaño; al contrario, cuando las diferencias son grandes se necesita de muestras pequeñas para conducir el estudio [8-10]. Así, el tamaño de la muestra afecta la significancia estadística. Es decir, cualquier diferencia entre las variables en estudio puede ser estadísticamente significativa si se tiene un número suficiente de pacientes. Esta es una de las grandes críticas al valor absoluto de p, pues la cantidad total de la muestra puede hacer la diferencia entre significativo o no significativo más que por el factor o variable analizada.

Cuadro 1. Ejemplos de p.

p	Significancia
0.32	NO
0.02	SI
0.12	NO
0.01	SI
0.07	NO
0.001	SI
0.02	SI
0.10	NO

EN EL CUADRO 1 PODEMOS observar diferentes ejemplos donde se nos da un valor de p y observamos si hay significancia estadística o no. Recuerde nuestro objetivo en este capítulo se centra en que usted pueda interpretar la significancia estadística con el valor de p. Sin embargo, su verdadero análisis conlleva el conocimiento de la hipótesis planteada y de la variable analizada y el efecto que se desea evaluar de esa variable. Con todo esto usted podrá decir que hay o no significancia.

Cuando la hipótesis nula es rechazada, se dice que los resultados son estadísticamente significativos. Pero los valores p no dicen nada acerca de las magnitudes de los efectos; simplemente se acepta ($p \geq 0.05$) o se rechaza ($p < 0.05$) la hipótesis nula.

Para comprender lo dicho hasta aquí con un artículo real, le exhorto a que revise un artículo donde somos el autor principal, lo puedes buscar por internet y no tiene costo (referencia 11) [11]. Es un estudio clínico aleatorio y me gustaría analices las tablas 1 y 2.

Resumen

Los profesionales de la medicina requerimos actualización continua y para ello debemos interpretar adecuadamente los informes sobre investigaciones, avances y descubrimientos en nuestra área. Cuando leemos un artículo de revista científica, libros o resúmenes nos encontramos con expresiones estadísticas que parecen códigos y debemos interpretarlos adecuadamente. Esas expresiones estadísticas no se describen con palabras sino con números y dichos números orientan inmediatamente a que el profesional de la salud reconozca una asociación. Dicha asociación puede ser de orientación beneficiosa, de asociación perjudicial o simplemente nos indica la negación de asociación o de diferencia significativa. Una de esas expresiones numéricas más comúnmente usadas es el valor de p. Con la correcta interpretación de p podemos entender mejor los estudios clínicos. Recordemos que todo valor de p menor a 0.05 nos indica que hay una asociación estadísticamente significativa y a menor valor de p existe mayor certeza de la asociación o menor posibilidad de error.

REFERENCIAS BIBLIOGRÁFICAS

1- Villagrán A, Harris PR. Algunas claves para escribir correctamente un artículo científico. Rev Chil Pediatria. 2009;80(1):70-8.

2- Day RA: Cómo escribir y publicar trabajos científicos. 3a. Ed. Washington, Organización Panamericana de la Salud; 2005.

3- Vigil-De Gracia P. Como redactar un artículo médico. Bol Científico CSS, Sept 2008.

4- Gutiérrez S. Raúl. Introducción al Método científico. Decimoctava edición, editorial Esfinge, México, 2006.

5- Vigil-De Gracia P. Lectura crítica de la literatura médica: Interpretación de p, RR, OR e intervalos de confianza. Rev Med Pan 2015; 35(2):1-5.

6- Ramalle-Gómara, E. and R. Bermejo-Ascorbe (1996). El significado de lo significativo. Algunas consideraciones sobre los test de significación y el uso del valor "p". Atención primaria. 1996;14(5):863-5.

7- Daniel, Wayne. Bioestadística, base para el análisis de las ciencias de la salud. Limusa Wiley. 4ta Edición. México. 2009.

8- Manterola C, Pineda V. El valor de "p" y la "significancia estadística". Aspectos generales y su valor en la práctica clínica. Rev Chilena Cir 2008;60(1):86-9.

9- Kain ZN, MacLaren J. Valor de p inferior a 0,05: ¿qué significa en realidad? Pediatrics (Ed esp). 2007;63(3):118-20

10- Sterne JAC, Smith GD. Sifting the evidence — what's wrong with significance tests?. *BMJ* 2001;322 (7280): 226-231

11- Vigil-De Gracia P, Ramirez R, Durán Y, Quintero A. Magnesium sulfate for 6 vs 24 hours post delivery in patients who received magnesium sulfate for less than 8 hours before birth: a randomized clinical trial. BMC Pregnancy and Childbirth 2017;17:241. DOI 10.1186/s12884-017-1424-3

CAPÍTULO 5

INTERPRETACIÓN DE RIESGO RELATIVO, ODDS RATIO E INTERVALOS DE CONFIANZA

Paulino Vigil-De Gracia

Introducción

Como lo describimos al discutir la interpretación de p, los profesionales de la medicina requerimos actualización continua y para ellos debemos interpretar adecuadamente los informes científicos. Cuando leemos un artículo o libro nos encontramos con expresiones estadísticas que debemos interpretar adecuadamente. Dichas expresiones estadísticas pueden llevar a la conclusión que existe una orientación beneficiosa, de asociación perjudicial o simplemente nos indica la negación de asociación o de diferencia significativa con respecto a la toma de decisiones. Entre esas expresiones numéricas están el valor de RR (riesgo relativo) y el valor de OR (odds ratio). Además para poder interpretar adecuadamente el RR y OR requerimos conocer los intervalos de confianza (IC)[1]. Son los intervalos de confianza los verdaderos valores a probarnos si hay o no diferencia significativa. Con la correcta interpretación de RR-OR y sus intervalos de confianza podemos entender mejor los resultados de los estudios clínicos. Por supuesto que ligado a los RR u OR podemos usar el valor de p; sin embargo, si conocemos los intervalos de confianza podemos simplemente decir si hay significancia estadística o si no existe sin la necesidad de conocer el valor de p.

Riesgo Relativo (RR)

El riesgo relativo es una medida de un efecto que indica cuantas más veces se desarrolla un evento en el grupo expuesto al factor de riesgo en comparación con el grupo que no tiene la exposición. Es un cociente entre el riesgo en el grupo con el factor de riesgo y el riesgo en el grupo sin el factor de riesgo. Se usa en estudios prospectivos (de cohortes) y estudios clínicos aleatorizados [2,3].

Se define el riesgo relativo como un cociente de probabilidades obtenido entre dos valores asociados a la presencia y ausencia de un riesgo [3]. Es decir, se calcula el riesgo entre los que presentan el daño o problema ante la presencia de un factor y se divide entre aquel porcentaje donde se presentó el daño o problema sin el factor de riesgo. El riesgo relativo se refiere a si tienes algún factor, cuanto es el riesgo de ese factor y si no lo tienes en cuanto disminuye. Es decir, si digo que el riesgo relativo de cáncer de mama por tomar terapia de remplazo hormonal combinada en una mujer de 70 años es 2, significa que si esta mujer no toma dicha terapia elimina ese riesgo de 2 de padecer de cáncer de mama producto de esa terapia [4]. Ese riesgo relativo también se puede dar como un efecto protector y entonces decimos que ante un factor protector existe cierto porcentaje de protección y si no existiese ese factor se elimina ese efecto protector.

Cuando hablamos de un RR significativo dañino lo podemos decir en número o porcentaje por ejemplo si el RR es 2, podemos decir que hay 2 veces más riesgo o podemos decir que hay 200% más riesgo. Cuando hablamos de un RR significativo y protector usualmente lo expresamos en porcentaje y es el porcentaje que se aleja del 1; por ejemplo, un RR en 0.60, decimos que hay un 40% de protección y un RR de 0.14, decimos que hay un 86% de protección.

Todos los RR requieren de un intervalo de confianza para poder analizarse, y así saber si hay o no significancia; por lo tanto, requerimos conocer además del RR sus intervalos de confianza.

Intervalos de Confianza (IC)

Los intervalos de confianza son dos valores asignados al RR o al OR. Representan el valor mínimo y el valor máximo de ese RR u OR dado al 95%. Es decir, al yo tener en mi cálculo un RR/OR, debo tener unos límites en los que oscile esa "verdad" de mi RR/OR y esos límites son los intervalos o límites de confianza. Desde hace tiempo, se recomienda el uso de los intervalos de confianza acompañando o incluso sustituyendo a los valores de la p, ya que esta herramienta nos aporta información sobre la magnitud y la precisión del efecto. El intervalo de confianza, es un rango de valores mínimos y máximos entre los cuales esperamos que se encuentre el verdadero valor de RR u OR que tratamos de estimar. Insisto, en las distribuciones normales los intervalos de confianza se estiman en el 95% [5,6,].

Los intervalos de confianza son el parámetro usado para poder hablar de la existencia o no de significancia estadística.

Hay 3 reglas básicas aplicadas por los intervalos de confianza, Figura 1.

Regla 1: Si los intervalos de confianza atraviesan (cruzan) la unidad (1), no hay sigínificancia, es decir la p será igual o mayor a 0.05.

Regla 2: Si los intervalos de confianza no atraviesan el uno (1) hay significancia estadística. Es decir, tendremos un valor de p menor a 0.05. Cuando esto ocurre hay dos posibilidades: a) Que los intervalos estén antes del uno y en este caso hablaremos de un efecto protector o beneficioso; b) Que los intervalos estén después del uno y en este caso hablaremos de un efecto dañino o perjudicial.

Regla 3: Si ambos intervalos están mostrando significancia (es decir no atraviesan el 1), entre más cerrados o pegados están, existirá mayor significancia por lo tanto el valor de la p es más pequeño. Este hecho se da por un posible mayor tamaño de muestra en la población estudiada, al comparar ambos resultados en dos estudios que muestran diferencia estadísticamente significativa.

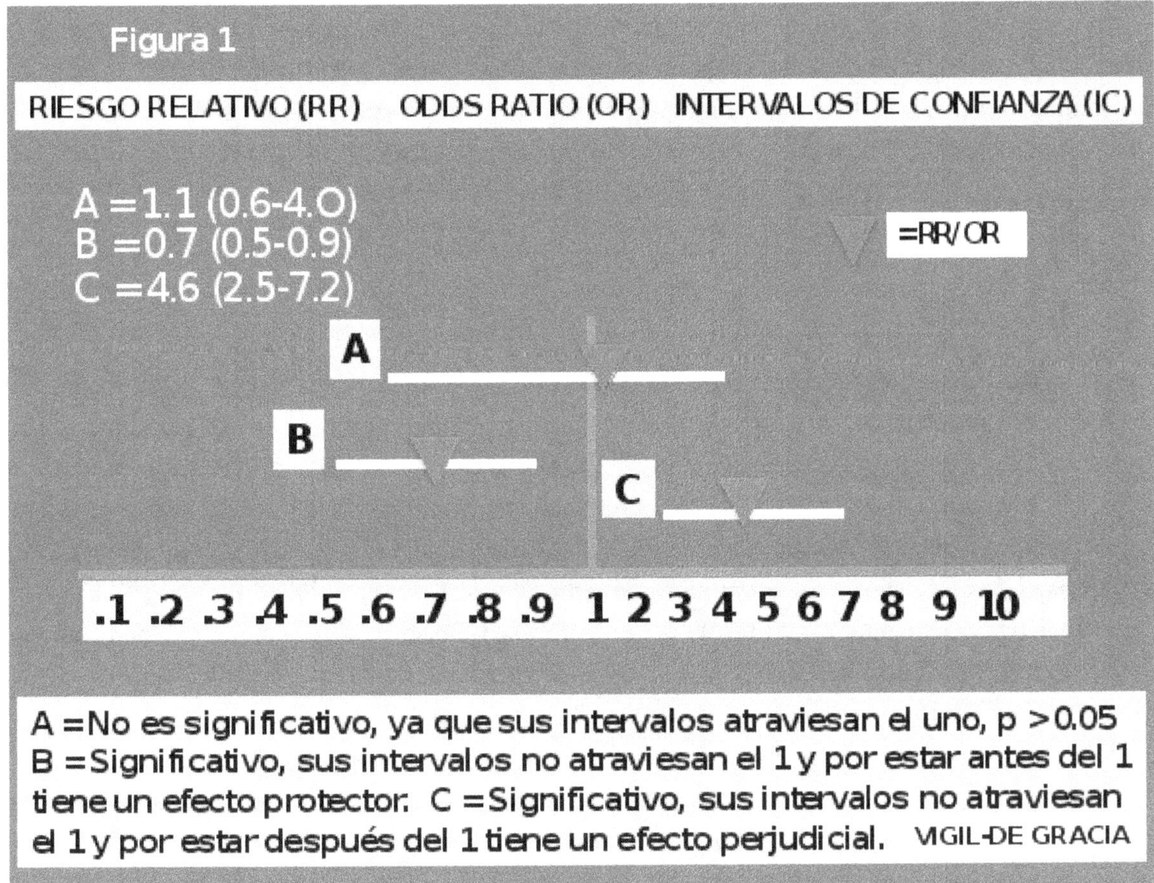

CON LOS RESULTADOS de RR/OR, tendremos intervalos de diferente amplitud en función de la confianza deseada. Cuanta más confianza deseamos, más anchos serán nuestros intervalos y menor información estaremos dando y la p se acerca más al 0.05 en dirección hacia la línea de no significancia. Contrariamente, cuando los intervalos de confianza son más cerrados (aproximación entre ambos) habrá una mayor significancia y el valor de p se hace más pequeña en dirección al 0. Normalmente los intervalos se construyen con un 95% o 99% de confianza, la amplitud de los intervalos también dependerá de la variabilidad o desviación estándar de las observaciones de nuestra muestra. Un intervalo de confianza del 95% quiere decir que si repitiéramos nuestro experimento con 100 muestras distintas, en 95 veces nuestro intervalo de confianza incluiría el verdadero parámetro poblacional que tratamos de estimar (RR/OR) [5,6].

Odds Ratio (OR)

Se usa para estudios epidemiológicos transversales y estudios de casos y controles.

El término odds se usa generalmente en países donde se habla en inglés y es muy usado para las apuestas [4,6-8]. Para entender mejor su aplicación en medicina debemos hacer unos ejemplos.

Supongamos que tratamos con un medicamento Y a 120 pacientes y se curan 90. La probabilidad de curación sería 75% y la posibilidad de no curación sería 25%. Por lo tanto, el odds de curación con ese medicamento es 3 (90/30). Se interpreta que por cada 3 pacientes que se curan con el medicamento Y uno no se cura (3/1), o sea el éxito es tres veces superior al fracaso. El odds no es un porcentaje, es un número que puede ir de cero hasta el infinito [7,8].

Que es odds ratio? Este término es muy usado en medicina y se ha traducido de muchas formas al español como, por ejemplo: razón de oportunidades, razón de productos cruzados, oportunidad relativa, razón de oportunidades, razón de momios. Creemos que lo más correcto es usar el término como original fue usado: odds ratio [6]. Un odds ratio surge de una división entre dos odds [6-9]. Ya analizamos un ejemplo anterior; ahora veamos otro ejemplo; supongamos que en igual forma tratemos 120 paciente con un medicamento X, ahora se curan 80 de 120, eso nos arroja un odds de 2 (80/120 divididos entre 40/120). Por lo tanto, ahora tenemos dos odds para ese tipo de patología con dos medicamentos diferentes. ¿Cuál sería el odds ratio? El OR sería 1.5 (3/2, éxito entre Y y X), es decir hay 1.5 veces mejor resultado usando el medicamento Y que con el medicamento X. La mejor forma de entender este odds ratio (1.5/1) es que por cada 1.5 pacientes curados con el medicamento Y, uno se cura con el medicamento X. Para poder interpretar una OR es necesario siempre tener en cuenta cuál es el factor o variable predictora que se estudia y cuál es el resultado o desenlace. Aquí el factor es el tratamiento y la respuesta o desenlace es el éxito terapéutico con el medicamento.

Todos los OR requieren de un intervalo de confianza para poder analizarse, es decir para saber si hay o no significancia requerimos de conocer además del OR sus intervalos de confianza, figura 1.

Veamos la referencia 10, es un artículo de acceso gratis, es interesante ver la tabla 2. Allí se pueden observar diferentes OR y sus intervalos de confianza, además los valores de p. Lo importante es observar cada uno de esos análisis y ver el efecto protector o perjudicial de existir significancia. Es necesaria una práctica continua de este tipo de ejercicios para entender mejor los OR, RR y sus intervalos de confianza.

Resumen

El riesgo relativo se refiere a si tienes algún factor, cuanto es el riesgo de ese factor y si no lo tienes en cuanto disminuye. El RR puede mostrar un efecto dañino o un efecto protector, para eso se usan los intervalos de confianza. Los RR usualmente se usan para estudios de cohorte prospectiva y estudios aleatorizados.

El odds ratio se refiere a la oportunidad o chance que tienes con una opción y con otra opción, es decir podemos interpretar ante la presencia o ausencia de una variable determinada la opción de un resultado. Su correcta interpretación requiere de IC y usualmente se usa para estudios de casos y controles.

Los intervalos de confianza son el parámetro usado para poder hablar de significancia, hay 3 reglas básicas aplicadas por los intervalos de confianza. Estas reglas dependen de si entre ambos intervalos se ubica el 1, siendo significativo al no ubicarse el número uno entre ellos y no significativo si entre ambos número se ubica la unidad.

REFERENCIAS BIBLIOGRÁFICAS

1- Vigil-De Gracia P. Como redactar un artículo médico. Bol Científico CSS, Sept 2008.

2- Daniel, Wayne. Bioestadística, base para el análisis de las ciencias de la salud. Limusa Wiley. 4ta Edición. México. 2009.

3- Manterola C, Pineda V. El valor de "p" y la "significancia estadística". Aspectos generales y su valor en la práctica clínica. Rev Chilena Cir 2008;60(1):86-9.

4- Vigil-De Gracia P. Lectura crítica de la literatura médica: Interpretación de p, RR, OR e intervalos de confianza. Rev Med Pan 2015; 35(2):1-5.

5- Zhang J, Yu KF. What's the relative risk? A method of correcting the Odds ratio in cohort studies of common outcomes. JAMA 1998; 280: 1690-1.

6- Bland JM, Altman DG. Statistics notes. The Odds ratio. BMJ 2000; 320: 1468.

7- Osborn J, Cattaruzza MS. Odds ratio and relative risk for crosssectional data. Int J Epidemiol 1995;24:464-5.

8- Escrig-Sos J. On how to analyze the credibility of a clinical trial or meta-analysis whose main result is expressed in odds ratio, relative risk or hazard ratio. Cir Esp. 2005 Dec;78(6):351-6.

9- Sackett DL, Deeks JJ, Altman DG. Down with odds ratios! Evidence-Based Med 1996; 1: 164–166.

10- Santos Gomes RK, Albers AC, Pianowski Salussoglia AI, BAzzan AM, Schreiner LC, Oliveira Vieira M et al. Prevalence of ischemic heart disease and associated factors in patient with rheumatoid arthritis in Southerm Brazil. Rev Bras Reumatol 2017;57(5):412-8.

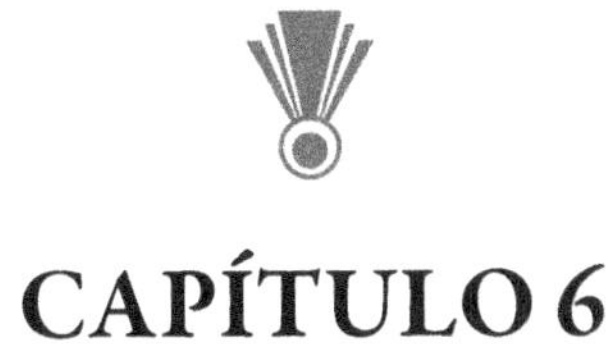

CAPÍTULO 6

INTERPRETACIÓN DE LAS CURVAS DE KAPLAN – MEIER

Musharaf Tarajia Asvat

Introducción

Las curvas de Kaplan-Meier nos brindan información sobre el tiempo que transcurrió hasta que ocurrió un evento en particular. El evento, comúnmente la muerte de uno o varios individuos, puede ser cualquiera. Dentro de los eventos encontramos: tiempo al rechazo de un órgano, tiempo a primera metástasis y cualquier otro punto de interés. En el eje vertical de la gráfica muestra la probabilidad de supervivencia en el tiempo y en el eje horizontal muestra el tiempo. La probabilidad en el eje vertical puede establecerse en fracción de 0 a 1 o bien en porcentaje.

Los escalones en la curva de Kaplan-Meier nos muestran una representación de los individuos que han o no han experimentado el evento. El número de escalones dependerá del tamaño de la muestra. Para muestras pequeñas tendremos menos escalones y para muestras grandes tendremos muchos escalones. Un tamaño de muestra pequeño, probablemente, implicará resultados menos precisos.

La longitud de las líneas horizontales representa la duración (tiempo) del intervalo de supervivencia. Cada intervalo va a variar en longitud y dependerá del número de sujetos en cada intervalo, siendo el numerador y el denominador distinto debido a los pacientes que ya han experimentado el evento y a los cambios debido a la censura de datos, lo cual explicaremos más adelante. Siendo las curvas de Kaplan-Meier unos de los conceptos menos entendidos por parte de aquellos que inician en la investigación biomédica, el objetivo de este capítulo es que comprenda los elementos básicos para poder graficar y analizar las curvas de Kaplan-Meier.

Características esenciales para las curvas de Kaplan-Meier

Como en todas las pruebas estadísticas, se deben cumplir algunos requisitos o supuestos mínimos, entre estos: la muestra debe ser representativa, los sujetos deben ser independientes, los criterios de inclusión consistentes y los puntos de inicio y final definidos claramente. Para poder utilizar las curvas de Kaplan-Meier debemos:

1) Definir el evento a medir

2) Definir la fecha en que inicia el evento

3) Cuándo fallecen (u otro evento) los sujetos, pero no necesariamente todos. En otras palabras, el momento (tiempo) en que fracasa el evento a medir.

4) Aunque el evento a medir suele ser negativo, como la muerte o metástasis a un órgano, el evento puede ser uno positivo.

5) El evento solamente puede ocurrir una vez en cada sujeto, como es el caso de la muerte.

A lo largo de este capítulo explicaremos lo que ocurre durante un estudio que contempla analizar los datos de supervivencia por medio de esta metodología. El primer requisito, definir el evento a medir, es el más importante. Este se logra a través de la pregunta del estudio, como es explicada en otros capítulos. No obstante, hagamos un breve repaso, ya que plantear el evento de forma clara y concisa es primordial. Si el evento a medir es la muerte por alguna enfermedad, entonces, el evento a medir es la muerte. La muerte puede ser por cualquiera causa, en caso tal así lo contemple el estudio, o bien ser la muerte por alguna causa específica. Si el estudio examina solamente el tiempo hasta la muerte por infarto agudo de miocardio luego de iniciar un tratamiento "X" versus el tratamiento "Y", entonces has definido tu muerte por una causa específica, seguramente. No obstante, es posible que algunos investigadores deseen conocer solamente el tiempo hasta el desenlace, en este caso muerte, ya sea por infarto aguda de miocardio o cualquier otra causa. Lo importante es que el investigador lo defina claramente desde el inicio del estudio y no haga cambios en la marcha.

Para evaluar objetivamente el evento, es muy importante que el investigador considere que el lector crítico o la audiencia va a querer conocer cómo fue medido el evento. El evento puede ser medido a través de un seguimiento activo, registros públicos, bases de datos disponibles, encuestas o auto-reportes, registros médicos, y otros. Segundo, es muy importante establecer el tiempo de inicio del evento a medirse. Entiéndase a este punto del tiempo como el "tiempo cero" o el tiempo en que el cronómetro empieza. Seguramente podrás hacerte la siguiente interrogante, ¿Cómo hago si no puedo lograr que todos los individuos empiecen en el mismo momento?. Esta interrogante es similar a la que plantearemos más adelante cuando abordemos el tiempo final del evento. Y de forma muy similar a esto último, el tiempo de inicio no va a ser igual para cada sujeto, haciendo aún más útil el análisis de supervivencia de Kaplan-Meier. Sin embargo, establecer el tiempo cero puede no ser fácil, a veces. En un estudio clínico aleatorizado (por ejemplo, doble ciego), el momento de aleatorización será el "tiempo cero" del sujeto. Este tiempo cero de cada individuo es justamente el momento en que dichos sujetos son comparables.

El tercer requisito, fecha de desenlace, pareciera ser un requisito complejo. Los estudios biomédicos duran un tiempo limitado, por lo tanto, muchos tiempos de supervivencia (o la fecha de desenlace) serán imposibles de conocer para cada sujeto. Esto no resulta ser un problema para el análisis de las curvas de Kaplan-Meier. De hecho, Kaplan y Meier en el año 1958 en su trabajo utilizaron el término de muerta de forma metafórica cuando el evento desenlace, con sujetos elegidos de forma aleatoria, no se podía medir en todos los sujetos. Es decir, como investigador no te debes preocupar por no conocer la fecha de muerte de cada individuo.

Considera siempre, como mencionamos previamente, que los estudios duran un tiempo limitado, ya sea por el tiempo que tienen asignado a los investigadores o por el presupuesto del estudio. Como consecuencia, los sujetos que ingresan a un estudio más tarde que los primeros, tendrán menor tiempo de seguimiento y es probable que no sabremos la fecha de muerte en muchos casos. Como ejemplo, un estudio que enrola paciente del año 2000 al 2004 y le da seguimiento hasta el año 2010. Aquel sujeto que ingresa al estudio en el año 2004 no tendrá el mismo tiempo de seguimiento que el sujeto que ingresó en el año 2000. Por otra parte, ¿Qué sucede con el sujeto del cual nunca más logramos conocer o "desaparece" luego de haber iniciado en el estudio?. Conocemos a este evento como un dato censurado, el cual veremos a continuación.

Datos censurados

Recuerde que los sujetos entran a un estudio biomédico o un ensayo clínico al transcurrir el tiempo. Cada sujeto tendrá un tiempo de inicio y a medida que transcurra el tiempo, muchos de los sujetos fallecerán o alcanzarán el desenlace que estamos midiendo. Sin embargo, hay otro fenómeno que ocurrirá. Algunos sujetos abandonarán el estudio o van a "desaparecer" al mudarse de ciudad o país, por ejemplo. Es decir, el investigador lo vio por última vez un día "Y" y luego de este encuentro no volvió a conocer del sujeto y el mismo no ha fallecido. Lo único que sabe es que el individuo estaba vivo en la fecha del último encuentro. Dicho evento lo conocemos como un dato censurado. Un investigador no debe preocuparse por los datos censurados, estos son parte de todos los estudios y el análisis de Kaplan-Meier nos facilita analizar los datos tomando en cuenta este fenómeno. Muchos programas estadísticos le permitirán a usted indicar (ejemplo, con una línea vertical) el momento en el que se censuran datos.

No obstante, la censura de datos puede ocurrir de forma inesperada. Planteemos el siguiente ejemplo. Un estudio busca evaluar si el medicamento "X" es mejor que el medicamento "Y" en reducir la mortalidad por una enfermedad. Durante el estudio resulta que el medicamento "X" producía un efecto adverso muy serio o muy incómodo para algunos pacientes que hacía que abandonaran el tratamiento o bien se retiraran o desaparecieran del estudio. Esta censura de datos, ciertamente, nos hará incurrir en un sesgo. Este tipo de sesgo no podrá ser contemplado por el análisis de Kaplan-Meier y por lo tanto el estudio llegará, muy probablemente, a conclusiones no esperadas o incorrectas (si el investigador no lo identificó). Es importante conocer que durante la censura de datos, asumimos que los pacientes censurados tienen la misma probabilidad de supervivencia que aquellos que continuaron en el estudio y que las probabilidad de supervivencia son iguales independiente del momento en que ingresaron al estudio. Dichos supuestos pueden ser difíciles de comprobar.

Medidas de resumen en el análisis de Kaplan-Meier

Existen varias medidas de resumen para el análisis de Kaplan-Meier. Entre estas están: la mediana del tiempo de supervivencia, el percentil 25 del tiempo de supervivencia, mediana de tiempo de seguimiento, entre otras. La mediana del tiempo de supervivencia es un cálculo muy común en este análisis y se refiere al tiempo estimado en el cual el 50% de la muestra estudiada ha experimentado el evento medido. Es un valor muy útil para resumir la curva de Kaplan-Meier en un solo valor. Dicho de otra forma, es el percentil 50 de una serie de números que indica el tiempo que demora en que la mitad de los sujetos fallezcan (u otro evento a medir). Sin embargo, no se puede estimar si más del 50% de la muestra no ha experimentado el evento y permanece aún bajo observación al finalizar el estudio. Este es el caso del icónico estudio de enfermedades cardiacas de Framingham. En estos casos podemos recurrir a la siguiente medida de resumen conocida como el percentil 25 del tiempo de supervivencia. Similar a la mediana del tiempo de supervivencia, el percentil 25 del tiempo de supervivencia estima el tiempo que demora en que ocurra el evento en el 25% de la muestra. Veamos un ejemplo de cómo obtenemos la mediana del tiempo de supervivencia. En una curva de Kaplan-Meier consistiría en dibujar una línea horizontal cuando la supervivencia es del 50% y anotamos el tiempo en el eje X de la gráfica (ver Figura 1).

Muchos programas estadísticos también permiten graficar los intervalos de confianza del 95% a lo largo de la curva de Kaplan-Meier, así como también indicar la cantidad de sujetos en riesgo a medida que transcurre el tiempo en la gráfica. El investigador debe decidir cuáles marcadores son los más relevantes para sus lectores de manera que no entorpezca la interpretación de la gráfica.

Figura 1.

Curva de Kaplan-Meier

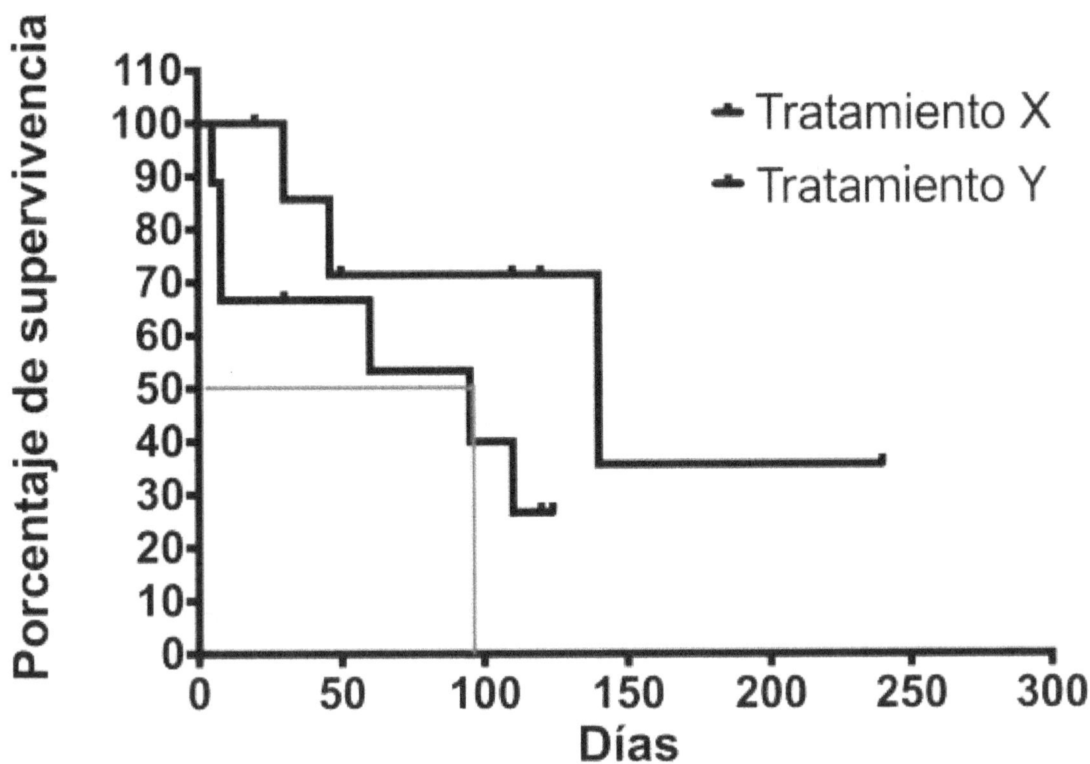

LÍNEA ROJA INDICA UNA línea horizontal cuando la supervivencia es del 50% y luego el punto de intersección en el eje X de la gráfica, que nos indica la mediana del tiempo de supervivencia. En este ejemplo, aproximadamente, 99 días.

Otro cálculo que se suele estimar en estudios clínicos es la supervivencia a los 5 años. Si bien es usual hacerlo a los 5 años o 10 años, el mismo puede ser calculado para cualquier tiempo. Para esto puede dibujar en la gráfica una línea vertical a los 5 años y el valor de Y que intersecta es el porcentaje de supervivencia.

Pruebas estadísticas al utilizar curvas de Kaplan-Meier

En muchas ocasiones debemos comparar la curva de supervivencia de un grupo contra la de otro grupo. En estos casos el objetivo del investigador es conocer si existe una diferencia estadísticamente significativa entre un grupo y otro, usualmente, bajo tratamientos distintos en el caso de investigaciones clínicas. Este análisis requiere que cumplamos con el supuesto de riesgos proporcionales. El riesgo no es más que la pendiente de la curva de supervivencia y nos indica qué tan rápido fallecen los sujetos. El supuesto de riesgo proporcionales nos indica que en cualquier punto de la curva, la pendiente de una curva es el doble de la otra curva. Violaríamos este supuesto, si un grupo presenta muchas más muertes que el otro grupo, pero en otro punto de la curva es inverso, es decir, las curvas se cruzan una con otra. Para comparar ambas curvas de tratamiento el investigador puede hacer uso del cociente de riesgo (hazard-ratio en inglés). Por ejemplo, un cociente de riesgo de 2.0 implicaría que la tasa de muerte en un grupo es el doble que la del otro grupo. Usualmente, el cociente de riesgo lo computamos junto a su intervalo de confianza.

También podemos comparar las curvas de Kaplan-Meier por medio del cálculo del valor de p. El valor de p lo podemos obtener por medio de una prueba no paramétrica conocida como la prueba de log-rank o Mantel-Cox. Esta prueba también requiere cumplir con el supuesto de riesgos proporcionales descrito previamente. Estos cálculos los puede obtener fácilmente al conocer algunos de los paquetes estadísticos. El objetivo de este capítulo es conocer las herramientas disponibles al momento de contemplar utilizar las curvas de Kaplan-Meier para nuestros lectores, principalmente del área de la investigación biomédica, por lo tanto, no pretendemos describir a detalle la metodología estadística de estas pruebas. El paquete estadístico le permitirá calcular el valor de p y lo podrá utilizar una vez tenga la seguridad que ha cumplido con los supuestos de la prueba. Sin embargo, sí es de mucha importancia familiarizarse con el paquete estadístico que va a utilizar para analizar sus datos, ya que la información sobre el registro de una muerte o un dato censurado puede ser distinto entre las aplicaciones (usualmente expresados como 0 ó 1).

Resumen

La curva de Kaplan-Meier es una herramienta indispensable que debe conocer un investigador biomédico. El objetivo del análisis de Kaplan-Meier es estimar el porcentaje de una muestra que ha sobrevivido a un evento luego de transcurrir el tiempo. Si bien el evento suele ser negativo, como la muerte, puede ser cualquier evento relevante para el investigador. Como toda prueba estadística está sujeta a supuestos que debe cumplir (ejemplo: muestra representativa e independientes) y, además, conocer el tiempo de inicio y el evento que marcará el desenlace de cada sujeto. Los sujetos cuyo desenlace se desconozcan se conocen como dato censurado. Las curvas de Kaplan-Meier nos permiten calcular medidas de resumen como la mediana de tiempo de supervivencia, así como también la supervivencia a los 5 años, 10 años, o cualquier otro tiempo. Los cálculos estadísticos como el cociente de riesgo y la prueba de log-rank nos permiten comparar curvas de supervivencia entre diferentes grupos de estudio, muy útil en estudios clínicos. Finalmente, su aplicación e interpretación práctica no requiere de amplios conocimientos en bioestadística y se facilita su gráfica y análisis gracias a los números paquetes estadísticos disponibles en el mercado.

REFERENCIAS BIBLIOGRÁFICAS

1. Dawber TR, Meadors GF, Moore FE, Jr. Epidemiological approaches to heart disease: the Framingham Study. Am J Public Health 1951;41:279–86. Disponible en http://www.framinghamheartstudy.org/

2. May S, McKnight B. Graphics and statistics for cardiology: survival analysis. Heart. 2017;103(5):335-340.

3. Moyé L. Statistical Methods for Cardiovascular Researchers. Circ Res. 2016;118(3):439-53.

4. Dudley WN, Wickham R, Coombs N. An Introduction to Survival Statistics: Kaplan-Meier Analysis. J Adv Pract Oncol. 2016;7(1):91-100.

5. Watanabe H.Applications of statistics to medical science, IV survival analysis. J Nippon Med Sch. 2012;79(3):176-81.

6. Windish DM, Huot SJ, Green ML. Medicine residents' understanding of the biostatistics and results in the medical literature. JAMA. 2007; 5;298(9):1010-22.

7. Abraira V, Muriel A, Emparanze J, et al. Reporting quality of survival analyses in medical journals still needs improvement. A minimal requirements proposal. J Clin Epidemiol 2013;66;1340–6.

8. Glantz SA. Biostatistics: how to detect, correct and prevent errors in the medical literature. Circulation. 1980; 61:1–7.

9. Pocock SJ, Clayton TC, Altman DG. Survival plots of time-to-event outcomes in clinical trials: good practice and pitfalls. Lancet. 2002; 11;359(9318):1686-9.

10. Altman DG, De Stavola BL, Love SB, et al. Review of survival analyses published in cancer journals. Br J Cancer 1995;72:511–8

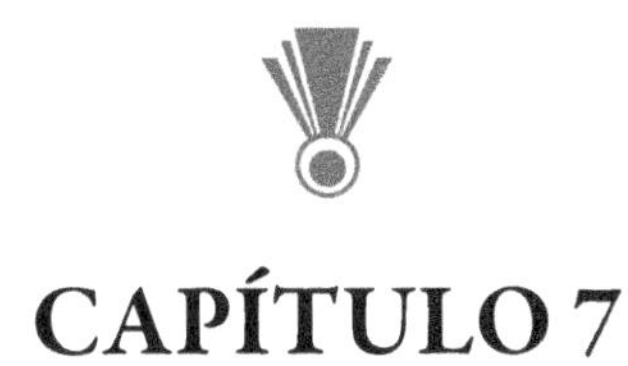

CAPÍTULO 7

REVISIÓN SISTEMÁTICA Y METANALISIS

JOHANNA ARANGO PINEDA
MARÍA FERNANDA ESCOBAR
JESUS ANDRES BENAVIDES SERRALDE

INTRODUCCIÓN

Debido al notable incremento en la publicación de artículos de investigación, las tareas de revisión y síntesis de la información publicada, adquieren una importancia crucial para establecer el estado del conocimiento sobre cualquier problema o pregunta puntual. En la era de la medicina basada en evidencia, las revisiones están tomando un papel fundamental para quienes pretenden estar actualizados en un tema específico; por lo anterior, es indispensable que el clínico esté en la capacidad de discernir sobre que es una revisión narrativa y que es una revisión sistemática.

Las revisiones narrativas se caracterizan por ser realizadas por expertos sobre algún tópico, no son exhaustivas, no declaran los métodos utilizados para obtener y seleccionar la información [1], por ende, no se consideran revisiones críticas de la literatura, pero sirven para dar respuesta a preguntas generales sobre algún tema en particular. Dadas las características innatas de este tipo de revisiones, existe una posibilidad no cuantificable de sesgo derivado de la opinión propia del o de los autores, y de la subjetividad derivada de la ausencia de una metodología exhaustiva y no declarada.

Las revisiones sistemáticas (RS) por otra parte, son una forma de investigación que recopila información sobre un tema específico, el cual debe contar con una metodología pre establecida, incluir todos los artículos de la literatura al respecto y tener un análisis crítico de la información obtenida. Son consideradas investigaciones secundarias, porque utilizan como unidad de análisis los estudios originales primarios [2], a partir de los cuales se pretende evaluar la evidencia existente para contestar a una pregunta de investigación claramente formulada mediante un proceso sistemático y explícito.

El metaanálisis (MA) es la técnica estadística para realizar el análisis de las RS, este solo se puede realizar cuando tienen el resultado de 2 o más estudios [3], y permite a los investigadores obtener estimaciones más precisas y sintetizar los datos de varios estudios.

ETAPAS DE UNA REVISIÓN SISTEMÁTICA

Con el fin de limitar el sesgo y el error aleatorio,las RS deben seguir una estrategia estricta en la síntesis de la información, las cuales se numerarán a continuación:

1. Formulación de la pregunta de investigación

Esta debe ser explícita y estructurada, para lo cual se sugiere tener en cuenta 4 elementos en su elaboración contenidos en la nemotecnia PICO [4].

P	Población	Pacientes que deseo tratar
I	Intervención	Tratamiento o test diagnóstico principal
C	Comparación	Alternativas del tratamiento propuesto
O	Resultados (outcomes)	Qué se intenta medir

Si se desea más especificidad, la pregunta podría ampliarse a PICOST.

S	Tipo de estudio
T	Tiempo para obtener el resultado

Un ejemplo a lo mencionado es: ¿Cuál es la exactitud diagnóstica de la hibridación genómica comparativa y el cariotipo para la detección de alteraciones numéricas y estructurales cromosómicas en el diagnóstico prenatal? [5].

Con la pregunta establecida, se pueden determinar los criterios de inclusión y exclusión de los estudios primarios. Además, es en esta etapa que el investigador debe decidir el tipo de estudios que se incluirán para dar respuesta a la pregunta, lo cual dependerá de lo que se intenta abordar. Si queremos evaluar la eficacia de una intervención, la prioridad será la inclusión de ensayos clínicos aleatorizados (ECA), al igual que si se desea evaluar la fiabilidad y la seguridad de una prueba diagnóstica [6], si estos no están disponibles, se optará por incluir estudios observacionales en el análisis. En el caso de una RS para la evaluación de intervenciones en salud pública o los resultados de una intervención a largo plazo, los estudios observacionales serán la mejor opción.

2. Identificación de artículos

Es un paso clave en las RS, ya que si se presentan errores en la extracción de datos puede invalidar los resultados que se obtengan. Con el fin de tener una muestra representativa y disminuir el error aleatorio, se deben incluir todos los estudios primarios que contesten la preguntan. Se debe tener en cuenta, la restricción del idioma, pues solo publicaciones en inglés o en el idioma nativo del investigador, podría dejar de incluir estudios relevantes [7].

La búsqueda bibliográfica se debe ampliar a los artículos no publicados en revistas médicas, para no caer en el sesgo de publicación, en el cual es más probable que las RS que excluyen estudios no publicados sobrestimen la relación entre la exposición y el evento de interés [8]. Se puede buscar literatura gris o no publicada en Google sobre simposios, reuniones y conferencias relacionadas al tema para intentar conseguir resúmenes [5], además se puede obtener con colegas expertos en el tema de interés o por medio de búsqueda manual en revistas y actas de reuniones científicas.

Después de tener en cuenta lo anterior, el investigador debe dirigirse a las bases de datos electrónicos para continuar la búsqueda. Para tal fin, los recursos electrónicos más empleados son bases de datos como MEDLINE (Pubmed), EMBASE, CENTRAL, y también la biblioteca Cochrane (The Cochrane Collaboration). Los artículos suelen ser elegibles al identificar título y resumen, para lo cual se debe tener en cuenta que cada base de datos electrónica tiene cierta estructura para la realización de la búsqueda y por esto se sugiere que el investigador establezca una estrategia de búsqueda clara y concisa para cada una de las bases de datos [4].

La aplicación de las estrategias de búsqueda dará como resultado un gran número de referencias bibliográficas para lo cual se aconseja, depuración de la búsqueda y utilizar un software para el manejo de las referencias bibliográficas.

La depuración de la búsqueda de información, esta estrategia debe ser publicada para demostrar su reproducibilidad. Se puede realizar al desarrollar una buena estrategia de búsqueda, para lo cual algunos autores sugieren los siguientes 5 pasos 4:

1. Establezca la pregunta por medio de la nemotecnia PICO.

2. Organice cada uno de los componentes de la pregunta por medio de los términos según la base de datos (ejemplo, para Pubmed utilice términos).

3. Identificar sinónimos y errores ortográficos en los términos.

4. Utilice los operadores booleanos: AND, OR, NOT, NEAR, para mejorar las posibilidades de encontrar información relevante.

5. Ejecute la estrategia de búsqueda.

3. Selección de artículos

La primera estrategia de búsqueda permitirá la identificación de un número de artículos, los cuales se revisarán inicialmente por medio del título y resumen, de éstos se debe realizar una primera selección de los potenciales artículos elegibles, para lo cual se debe tener un documento con criterios explícitos para la selección[9]. En aquellos casos en los cuales pueda existir una duda para la selección, se deberá revisar el artículo a texto completo [6].

Se recomienda que esta parte se lleve a cabo por mínimo 2 investigadores de forma independiente y ciega. Cada uno de los investigadores evaluará el título y los resúmenes, con los artículos que queden seleccionados se procederá a examinar el texto completo para los criterios de inclusión y exclusión basados en PICO. Los investigadores deberán enumerar los estudios excluidos y las razones para hacerlo [4]. Se obtendrán textos completos de los estudios considerados relevantes que cumplan con los criterios de inclusión de acuerdo a lo previamente descrito [5].

4. Extracción de datos de los estudios seleccionados

La importancia de esta etapa es tal, que debe estar definido desde el diseño del estudio la información que se obtendrá de cada uno de los resultados primarios. Lo adecuado es que esta parte se realice por parte de 2 investigadores y de forma separada. El registro de los datos que se extraen suele incluir (información sobre los pacientes, intervención de interés, intervención control y diseño de estudio, sobre los resultados y sobre la calidad metodológica.

Por último, la hoja de extracción de datos debe incluir información sobre la calidad metodológica de cada estudio incluido, pues está estrechamente relacionada con la magnitud del efecto. La tabla 1, es un ejemplo de la información que se debe obtener al realizar la revisión de los artículos completos, en este caso los datos que se obtuvieron para la realización del estudio cariotipo comparado con hibridación genómica comparativa para el diagnóstico prenatal de anomalías cromosómicas: Revisión sistemática de la literatura y Meta-análisis [5].

Tabla 1. Información a extraer de los estudios incluidos.

ID del estudio	Primer autor, año de publicación, país o países incluidos en el estudio
Elegibilidad	- Se confirma / o se enuncian razones para su exclusión, en caso de tener dudas
Métodos	- Diseño del estudio (temporalidad – direccionalidad) - Selección de individuos - Asignación de pruebas (en caso de evaluarse más de una prueba) -Tipo de prueba.
Participantes	Gestante que se haya sometido a técnicas invasivas para la obtención de muestras (líquido amniótico o sangre fetal) en las cuales se haya realizado cariotipo e hibridación genómica comparativa.
Condición objetivo y estándar de referencia	- Definición clínica de caso (Anomalía cromosómica) - Identificación de casos. - Otras enfermedades diagnosticadas. - Prevalencia de la condición objetivo en la población - Descripción de la evaluación con el cariotipo - Descripción de la evaluación con el a-HGC
Resultados	- Número de participantes - Tablas 2x2 con resultados
Otros	- Tipo de financiamiento - Conclusiones claves - Mail de contacto

5. EVALUACIÓN DE LA calidad metodológica

Hay controversia sobre cuál es la mejor forma de reflejar la calidad metodológica de un estudio. La evaluación de cada estudio se puede realizar por medio de varias herramientas, una de ellas es el QUADAS2 desarrollada por Whiting y colaboradores, con las modificaciones propuestas por Reitsma y col. [11]. Mínimo dos investigadores deben calificar los estudios respecto a los 14 ítems de la herramienta mencionada, de forma ciega (Tabla 2), y en caso de existir diferencias, se deberá llegar a consenso por parte del grupo del estudio [5].

Tabla 2. Herramienta QUADAS 2

DOMINIO	SELECCIÓN DEL PACIENTE	INDICE TEST	REFERENCIA ESTANDAR	FLUJO Y CALENDARIO
DESCRIPCIÓN	Describir los métodos de selección de los pacientes. Describir los pacientes incluidos (ensayo previo, la presentación, el uso previsto de la prueba índice y ajuste)	Describir el test índica como éste fue conducido e interpretado	Describir el patrón de referencia y la forma en que se llevó a cabo y se interpreta	Describa los pacientes que no recibieron la prueba índice y / o patrón de referencia o que fueron excluidos de la tabla 2x2 (consulte el diagrama de flujo). Describa el intervalo de tiempo y las intervenciones entre índice de prueba (s) y la norma de referencia

PREGUNTAS DE SEÑALIZACION (SI/NO/INCIERTO)

¿Fue una muestra consecutiva o aleatona de los pacientes inscritos?

¿Se evitó un caso de casos y controles?

¿El estudio debe evitar exclusiones inapropiadas?

¿Fueron los resultados de las pruebas de índice interpretados sin conocimiento de los resultados de la norma de referencia?

¿Se utilizó un umbral pre-especificado?

¿Se utilizó un umbral pre-especificado?

¿Fueron los resultados estándar de referencia interpretados sin conocimiento de los resultados de la prueba del índice?

¿Hubo un intervalo adecuado entre la prueba de índice y la prueba de referencia?

¿Todos los pacientes reciben un patrón de referencia?

¿Todos los pacientes reciben el mismo estándar de referencia?

¿Estaban todos los pacientes incluidos en el análisis?

RIESGO DE SESGO: ALTO / BAJO / INCIERTO	¿Podría la selección de los pacientes haber introducido un sesgo?	¿Podría la realización o la interpretación de la prueba del índice haber introducido un sesgo?	¿Podría la norma de referencia, su conducta, o de su interpretación haber introducido un sesgo?	¿Podría el flujo de pacientes haber introducido un sesgo?
LA PREOCUPACIÓN ES SOBRE LA APLICACIÓN: ALTO / BAJO / INCIERTO	¿Existen preocupaciones de que los pacientes incluidos no responden a la pregunta de la revisión?	¿Hay preocupación de que la prueba del índice, su conducta, o interpretación difiera de la pregunta de la revisión?	¿Existe la preocupación de que la condición de destino como se define en el estándar de referencia no coincida con la pregunta de la revisión?	

Después de aplicar la herramienta seleccionada para evaluar la calidad metodológica de un estudio, se ponderarán los criterios más importantes para la selección de los artículos.

6. Análisis de los resultados

El siguiente paso es el de analizar e interpretar estos datos guiados por los objetivos de la revisión, y en caso de contar con los resultados de 2 o mas estudios que hayan medido las mismas variables de resultado, se procederá al análisis estadístico cuantitativo por medio del MA. Para el análisis, el MA otorgará un mayor peso relativo a los estudios que tienen mayor tamaño de muestra, es decir, al combinar los resultados, se asigna un peso distinto a cada estudio, y se obtiene una media ponderada.

Se debe tener en cuenta la heterogeneidad, que se refiere a la variabilidad de un estudio entre los otros estudios al combinar los resultados; lo cual permite identificar cuán diferentes son realmente los resultados de los artículos incluidos. Existen tres tipos de heterogeneidad (4): 1. clínica: diferencias entre participantes, intervenciones y resultados; 2. metodológica: diferencias entre diseño del estudio y riesgo de sesgo; 3. estadística: diferencias entre los efectos de las intervenciones entre los estudios.

Algunas de las herramientas estadísticas, calculan el porcentaje de variabilidad debido a la heterogeneidad, pero no se recomienda cuando hay menos de 10 estudios [4]. En aquellos casos en los que se considere que la variación entre los resultados de los estudios incluidos sea muy alta, podría no ser apropiado combinarlos estadísticamente. Esta decisión dependerá de la población y las intervenciones, entre otras variables.

En el MA existen 2 alternativas para combinar y procesar los resultados de los diferentes estudios: asumir que todos los ensayos estiman y muestran un efecto uniforme, debido al uso de un mismo tratamiento (modelo de efecto fijo, asume que sólo hay una fuente de variabilidad en los resultados) o reconocer que los ensayos pueden ser heterogéneos al mostrar el efecto ante un tratamiento (modelo de efectos aleatorios, asume que sigue una distribución al azar entre los distintos estudios) [12]. Si los estudios son homogéneos, el efecto fijo y los métodos de efecto aleatorio resultan en un resumen similar del efecto; sin embargo, cuando hay heterogeneidad, el intervalo de confianza será más amplio con el método del efecto aleatorio [4]. El modelo a emplear dependerá del juicio que realicemos sobre las similitudes y diferencias de los estudios que vamos a combinar, aunque normalmente se aplican los dos.

7. Presentación de los resultados

El diagrama de árbol (forest plot), es la forma gráfica que se utiliza en los MA para presentar la combinación de los resultados de cada uno de los estudios, dándole peso estadístico a cada uno, en relación con los intervalos de confianza y el error estándar. En la figura 1, se observa el análisis combinado de los cinco estudios de un meta análisis de rendimiento diagnóstico [5], donde se intenta demostrar que la hibridación genómica comparativa (HCG) es superior en el diagnóstico prenatal que el cariotipo para detectar alteraciones cromosómicas; los resultados obtenidos demuestran que la HGC tiene una sensibilidad de 0.939 con I.C.95% entre 0.838–0.979 y una especificidad de 0.999 con un I.C.95% entre 0.998–1.000. Al comparar los datos con el cariotipo cuya sensibilidad fue del 0.626 con un I.C.95% entre 0.408–0.802, se podría pensar que la HGC es superior al cariotipo con una especificidad similar.

Figura 1.

A. Forrest plot Sensibilidad de HGC

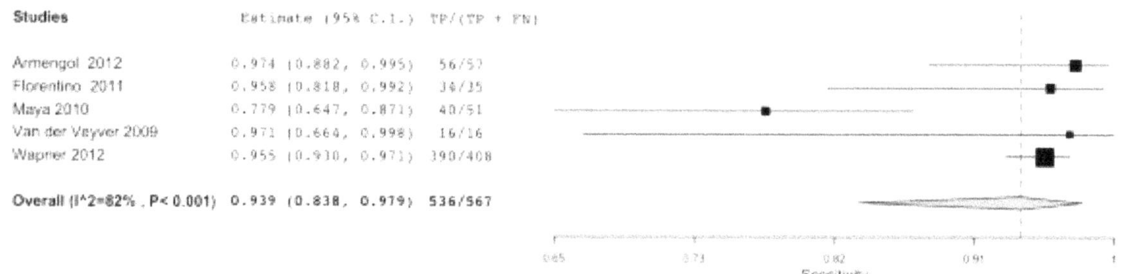

B. Forrest plot especificidad de HGC

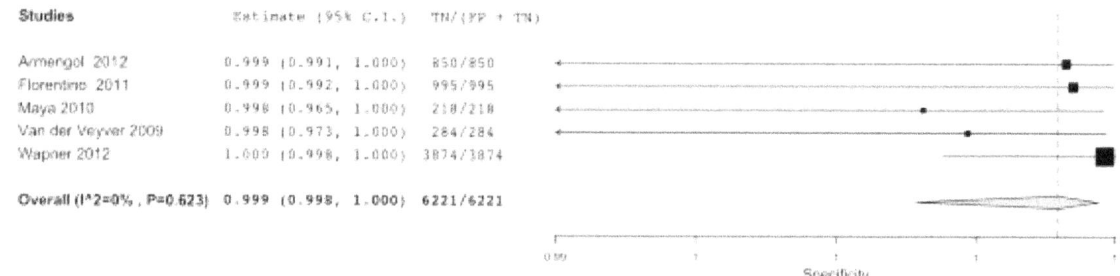

C. Forrest plot Sensibilidad de cariotipo

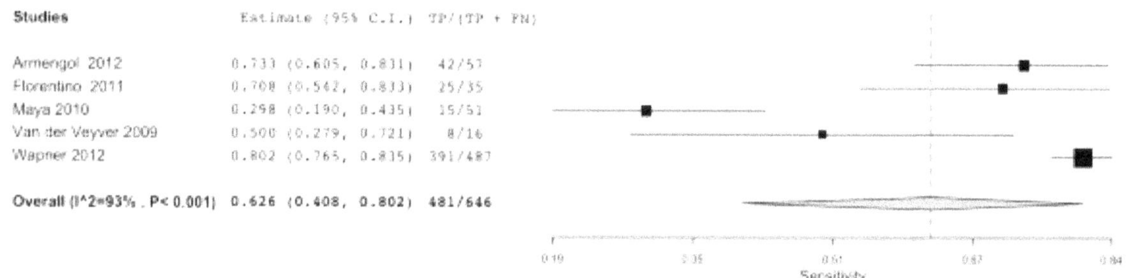

D. Forrest plot especificidad de cariotipo

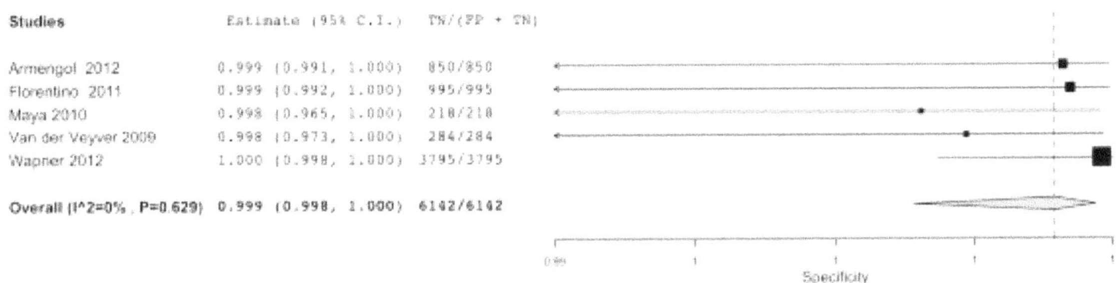

FIGURA 1. Meta análisis del rendimiento diagnóstico de la Hibridación Genómica Comparativa (HCG) comparada con el cariotipo para el diagnóstico prenatal de anomalías cromosómicas. A. Sensibilidad de HGC, B. Especificidad de HGC, C. Sensibilidad de cariotipo, D. Especificidad de cariotipo. Tomado de: *Saldarriaga W, Et al. Karyotype versus genomic hybridization for the prenatal diagnosis of chromosomal abnormalities: a metaanalysis. Am J Obstet Gynecol 2015;212(3):330.*

8. Interpretación de los resultados

Las RS concluyen con una discusión sobre las limitaciones al realizar la revisión de los estudios primarios. De igual manera, se deben mencionar los potenciales sesgos de los estudios originales, los cuales podrían afectar a la RS en sí misma. También es importante una discusión sobre la consistencia de los hallazgos y su aplicabilidad [6].

RESUMEN

Las RS constituyen una herramienta esencial para sintetizar la información científica disponible, incrementar la validez de las conclusiones de estudios individuales e identificar áreas de incertidumbre donde sea necesario realizar investigación. Se debe tener claridad que las RS difieren de las revisiones narrativas, y que los MA son un componente de la RS que implica el uso de técnicas estadísticas para sintetizar los datos de varios estudios en un solo estimativo cuantitativo. La realización de una RS se debe llevar a cabo siguiendo una estricta metodología, para lo cual se deben seguir una seric de ctapas, con el fin de limitar el sesgo y el error aleatoriolas RS.

REFERENCIAS BIBLIOGRÁFICAS

1. Lozano JM. About ducks, geese and swans. Stories reviews, systematic reviews and meta-analysis of the literature. Acta Med Colomb 2005;30:1-3.

2. Cochrane consumer network. What is a systematic review? Cochrane Handbook for Systematic Reviews of Interventions at. 2017.

3. Uman L. Systematic Reviews and Meta-Analyses. J Can Acad Child Adolesc Psychiatry 2011; 20(1): 57–59.

4. García H. Evidence synthesis and meta-analysis: a practical approach. Int J of Urol Nurs 2015:1-7.

5. Saldarriaga W, García-Perdomo HA, Arango-Pineda J, Fonseca J. Karyotype versus genomic hybridization for the prenatal diagnosis of chromosomal abnormalities: a metaanalysis. Am J Obstet Gynecol 2015;212(3):330.

6. Gonzalez I, Urrutia G, Alonso P. Revisiones sistemáticas y metaanálisis: bases conceptuales e interpretación. Rev Esp Cardiol 2011;64:688-96.

7. Gregoire G, Derderian F, Le Lorier J. Selecting the language of the publications included in a meta-analysis: is there a Tower of Babel bias?. J Clin Epidemiol 1995;48:159-63.

8. Moher D, Tetzlaff J, Tricco AC, Sampson M, Altman DG. Epidemiology and reporting characteristics of systematic reviews. *PLoS Med.* 2007;4:e78.

9. Meade MO, Richardson WS. Selecting and appraising studies for a systematic review. Ann Intern Med 1997;127:531-7.

10. Guyatt GH, Rennie D, Meade MO. Summarizing the evidence. Users'guides to the medical literature. New York: McGraw Hill;2009.

11. Whiting PF, Rutjes AW, Westwood ME, Mallett S, Deeks JJ, Et al. QUADAS-2: a revised tool for the quality assessment of diagnostic accuracy studies. Ann Intern Med 2011 Oct 18;155(8):529-36.

12. Marín F, Sánchez J, López JA. El metaanálisis en el ámbito de las Ciencias de la Salud: una metodología imprescindible para la eficiente acumulación del conocimiento. Fisioterapia 2009;31(3):107–114.

CAPÍTULO 8

E RROR ALFA, ERROR BETA, Y NÚMERO NECESARIO A TRATAR.

JESUS ANDRES BENAVIDES SERRALDE
CARLOS JAIME ECHEVERRY CIRO

INTRODUCCIÓN

La lectura crítica de la información médica es fundamental para procesar y extraer datos de utilidad para la práctica clínica diaria de los médicos en las diferentes especialidades. A pesar de lo anterior, no es infrecuente encontrar situaciones en las cuales el personal médico a pesar de disponer de información relevante respecto a una actividad terapéutica o preventiva, no intervenga de manera oportuna por desconocimiento de términos o conceptos metodológicos usualmente referidos en ensayos clínicos. En este capítulo abordaremos 3 términos comunes en los ensayos clínicos: error alfa, error beta y número necesario a tratar (NNT) [1]. Para abordar estos tópicos, es prudente y necesario tener en cuenta que ninguna prueba de hipótesis es 100% segura. Dado que las pruebas o ensayos se basan en las probabilidades, siempre existirá una posibilidad de alcanzar una conclusión incorrecta. Los riesgos de los errores tipo I y tipo II están inversamente relacionados y determinados por el nivel de significancia de una prueba, y por la potencia de la prueba [2]. Antes de explicar en qué consisten estos dos tipos de errores estadísticos, debemos hacer una breve descripción del significado de la hipótesis nula (H0) y la hipótesis alternativa (Ha).

La hipótesis nula es aquella que afirma que **NO** existe una asociación entre las dos variables propuestas por el investigador. La hipótesis alterna en cambio, afirma exactamente lo contrario, es decir, **SI** hay asociación entre las variables, o sea, aquello que el investigador quiere confirmar con el estudio. El proceso de poner a prueba una hipótesis involucra una toma de decisiones para rechazar o no la hipótesis nula. En la tabla 1, podemos observar como mediante una tabla de 2 x 2 es posible resumir el error tipo I y tipo II.

Tabla 1. Errores y relación con hipótesis nula.

	DIFERENCIA VERDADERA	
	H_0 verdadera	H_0 Falsa
DECISIÓN		
Aceptar H_0	Correcto (probabilidad= $1-\alpha$)	Error Tipo II o β
Rechazar H_0	Error Tipo I o α	Correcto (probabilidad= $1-\beta$)

ERROR ALFA

En un estudio de investigación[1], el **error alfa (α)** también denominado **error tipo I** o **falso positivo**, es el error que se comete cuando el investigador rechaza la hipótesis nula (H_0) siendo esta verdadera en la población[2]. Es equivalente a encontrar un resultado falso positivo, porque el investigador llega a la conclusión de que existe una diferencia entre las variables cuando en realidad no existe.[2, 3]. Se relaciona con el nivel de significancia estadística[3].

Algunos ejemplos para el error tipo α serían:

a) Se considera que el paciente está enfermo, a pesar de que en realidad está sano. Hipótesis nula: El paciente está sano.

b) Se declara culpable al acusado, a pesar de que en realidad es inocente. Hipótesis nula: El acusado es inocente.

c) No se permite el ingreso de una persona, a pesar de que tiene derecho a ingresar. Hipótesis nula: La persona tiene derecho a ingresar.

Si en realidad H_0 es verdadera y el hallazgo observado en el estudio no es significativo ($p>0,05$), la decisión correcta seria aceptar la hipótesis nula (tabla 1).

La probabilidad de cometer un error tipo I es α, que es el nivel de importancia que se establece para la prueba de hipótesis. Un α de 0.05 indica que se está dispuesto a aceptar un 5% de probabilidad de que se esté equivocado cuando se rechace la hipótesis nula. Para reducir este riesgo, lo conveniente

---

1.   https://es.wikipedia.org/wiki/Investigaci%C3%B3n

2.   https://es.wikipedia.org/wiki/Poblaci%C3%B3n_estad%C3%ADstica

3.   https://es.wikipedia.org/wiki/Significancia_estad%C3%ADstica

es usar un valor menor para α. Sin embargo, usar un valor más bajo para alfa significa que será menos probable que detecte una verdadera diferencia, si ésta realmente existe.

Por otra parte, desde el punto de vista metodológico, conocemos que cuantas más pruebas realicemos en un conjunto de datos, es más probable que rechacemos la hipótesis nula cuando es verdadera (error tipo I), sobre todo si somos testigos de la presencia de un evento raro. Por lo tanto, cuanto mayor es el número de pruebas que efectuemos, será más fácil encontrar eventos raros y, por lo tanto, estaremos más predispuestos a rechazar la hipótesis nula cuando ésta sea verdadera, y por ende cometer el error de pensar que hay un efecto cuando en realidad no hay ninguno. Este problema se llama inflación del nivel alfa. Para estar protegido de ella, una estrategia es corregir el nivel alfa cuando se realizan múltiples pruebas. Hacer que el nivel alfa sea más estricto (es decir, más pequeño) creará menos errores, pero también puede dificultar la detección de efectos reales [4].

ERROR BETA

El **error Beta (β)** o error tipo II surge cuando el investigador no rechaza la hipótesis nula, cuando ésta en realidad es falsa en la población estudiada, considerándose en este caso como un falso negativo, por cuanto se alcanza a concluir que no existe una diferencia que en realidad si existe entre la hipótesis alternativa (la hipótesis que realmente considera el investigador como la causa de un evento), y la hipótesis nula (aquella que el investigador busca refutar o rechazar) [5]. Es equivalente a la probabilidad de un resultado falso negativo, ya que el investigador llega a la conclusión de que ha sido incapaz de encontrar una diferencia que existe en la realidad. Si en realidad H_0 es falsa y el hallazgo encontrado en el estudio es significativo estadísticamente, la decisión correcta sería rechazar la hipótesis nula (tabla 1).

La probabilidad de cometer un error de tipo II es β, que depende de la potencia de la prueba. Es factible desde el punto de vista estadístico disminuir el riesgo de cometer un error tipo II al asegurarse de que la prueba tenga suficiente potencia. Esto puede ser posible, asegurándose de que el tamaño de muestra sea lo suficientemente grande como para detectar una diferencia cuando ésta realmente exista [6]. Se acepta en un estudio que el valor del error beta esté entre el 5 y el 20%. Contrariamente al error tipo I, en la mayoría de los casos no es posible calcular la probabilidad del error tipo II. La razón de esto se encuentra en la manera en que se formulan las hipótesis en una prueba estadística. Mientras que la hipótesis nula representa siempre una afirmación enérgica, la hipótesis alternativa, debido a que engloba todas las otras posibilidades, es generalmente de naturaleza global.

El **poder** o **potencia del estudio** representa la probabilidad[4] de observar en la muestra[5] una determinada diferencia o efecto, si existe en la población. Es el complementario del error de tipo II $(1-\beta)$. Para entender de manera práctica los errores tipo I y tipo II, presentamos el siguiente ejemplo:

---

4.   https://es.wikipedia.org/wiki/Probabilidad

5.   https://es.wikipedia.org/wiki/Muestra_(estad%C3%ADstica)

un médico investigador desea evaluar la efectividad de dos medicamentos para el control de las contracciones uterinas en pacientes con diagnóstico de trabajo de parto pretérmino. Para esto se plantea dos hipótesis:

a) Hipótesis nula (H0): M1 = M2. Los dos medicamentos son igualmente efectivos en el control de las contracciones uterinas.

b) Hipótesis alternativa (H1): M1 ≠ M2. Los dos medicamentos no son igualmente efectivos.

En este caso, se produciría un error tipo I en caso de que el investigador rechace la hipótesis nula y concluya a su vez que los dos medicamentos son diferentes cuando, de hecho, no lo fuesen. En caso de que los dos medicamentos tuviesen la misma eficacia, es posible que el investigador no considere que este error sea demasiado grave porque los pacientes aún tendrían la posibilidad de beneficiarse del mismo nivel de eficacia, independientemente de qué medicamento les sea suministrado para control de las contracciones uterinas. Sin embargo, si ocurre un error tipo II, el investigador no puede rechazar la hipótesis nula cuando esta debiera ser rechazada. Es decir, el investigador concluye que los medicamentos para control de las contracciones uterinas son igualmente eficaces, cuando de hecho, existe una diferencia en su eficacia para el control de las contracciones uterinas. Este error es potencialmente grave si la medicación menos efectiva fuese la que se oferte al público en lugar de la más efectiva. Este ejemplo también lo podríamos resumir en una tabla de 2x2 así:

Tabla 2. Ejemplo de errores tipo I y tipo II.

	Hipótesis Nula: Los dos medicamentos son igualmente efectivos.	
Decisión	Verdadera	Falsa
No rechaza la Ho nula.	Decisión correcta	Error tipo II – Falla en rechazar la hipótesis nula cuando esta es falsa
Rechaza la Ho nula.	Error tipo I – Rechaza la hipótesis nula cuando esta es verdadera	Decisión correcta

COMO COROLARIO DE LO anterior, es conveniente siempre considerar los riesgos de cometer errores tipo I y tipo II. Si las consecuencias de cometer un tipo de error son más severas o costosas que el otro tipo de error, sería conveniente y prudente escoger un nivel de significancia y un poder para la prueba, que fuese capaz de reflejar la gravedad relativa de esas consecuencias [7].

Recomendaciones para disminuir el error tipo I (α):

a) Disminuir el número de test estadísticos llevados a cabo en el estudio.

b) Depurar la base de datos para evitar errores de valores extremos que puedan producir hallazgos significativos.

c) Utilizar valores de alfa más reducidos (0.01 ó 0.001).

d) Reproducir el estudio. Si al reproducir el estudio se obtienen resultados similares, estaremos más seguros de no estar cometiendo el error de tipo I.

Recomendaciones para disminuir el error tipo II (β):

a) Incrementar el tamaño de la muestra.

b) Estimar el poder estadístico del estudio.

c) Incrementar el tamaño del efecto a detectar.

d) Incrementar el valor de alfa.

e) Utilizar test paramétricos (más potentes) en lugar de test no paramétricos.

NÚMERO NECESARIO A TRATAR (NNT).

Una de las preguntas más comunes para la toma de decisiones de medicina es: ¿Debo recomendar esta terapia o procedimiento? Sin embargo, no es sorprendente que los médicos tengan dificultades para traducir la investigación sobre terapias o procedimientos a la práctica clínica diaria, porque los resultados de los ensayos clínicos se informan de diversas maneras, incluidas la odds ratio (OR), la diferencia de riesgo (RD), el riesgo relativo (RR), la reducción del riesgo absoluto (ARR) y el valor de la "p" (significancia estadística). Además, los resultados de un estudio podrían ser estadísticamente significativos, pero pueden carecer del significado clínico o no tener una magnitud del efecto suficientemente alta como para convencer a un médico para ofrecerlo a un paciente individual o incorporarlo a su práctica habitual. Por lo tanto, los médicos necesitan un "patrón" para medir y comparar los beneficios y riesgos de varias terapias y así poder tomar mejores decisiones.

¿Qué es el Número Necesario a Tratar (NNT)?

El número necesario a tratar (NNT) es una medida de efecto absoluto que se ha utilizado para evaluar los efectos beneficiosos y perjudiciales de las intervenciones médicas. El concepto de "número necesario para tratar" (NNT) fue introducido en la literatura médica por Laupacis et al. en 1988 e indica el número de pacientes que se necesitarían tratar en el grupo experimental para conseguir un evento adicional o para prevenir un desenlace indeseable a los que se conseguirían con el tratamiento en el grupo control [1]. El NNT es una forma significativa de expresar el beneficio de un tratamiento activo sobre un control (ya sea placebo o atención estándar) que también se puede aplicar a los eventos adversos (daño). Debido a que el NNT define el efecto específico de una intervención, ha sido propuesto como "una guía para tomar decisiones sobre pacientes individuales" con respecto a la terapia. Laupacis y colaboradores notaron que el NNT "les dice a los médicos y pacientes en términos más concretos cuánto esfuerzo deben realizar para evitar un evento, permitiendo comparaciones con el esfuerzo que se debe realizar para prevenir el mismo u otros eventos en pacientes con patologías". Aunque la definición de Laupacis del NNT considera la decisión de tratamiento tomada por médicos y pacientes, el NNT puede usarse igualmente en la toma de decisiones de políticas de salud. En general, cuanto más bajo es el NNT, mayor es la magnitud del efecto del tratamiento. Al decidir entre dos o más opciones de tratamiento, los responsables de la toma de decisiones (médicos, pacientes y responsables de hacer políticas de salud) deben conocer la eficacia relativa de los tratamientos o intervenciones para el resultado de interés. Hay varias medidas estadísticas para medir esa eficacia relativa, una de ellas el NNT. Para concluir respecto al aspecto conceptual del término, podemos calificar al NNT como una medida de efecto absoluto que se interpreta como el número de pacientes que deben tratarse con una terapia versus otra para que un paciente encuentre un resultado favorable de interés, o para evitar un resultado adverso, dentro de un período de tiempo definido. Cuando las opciones frente al tomador de decisiones son tratamiento versus ningún tratamiento, el NNT ayuda a ilustrar si el tratamiento es costoso y la posibilidad de encontrar efectos adversos. Cuando se calcula el NNT para una alternativa frente a un tratamiento estándar, esto se debe a menudo a que el tratamiento alternativo es más efectivo, pero también más costoso y/o está asociado a una mayor tasa de efectos adversos. En el contexto del NNT, el término "esfuerzo" está vagamente definido, pero puede indicar el tiempo, el trabajo, los costos monetarios y el riesgo para el paciente en cualquier tratamiento a evaluar. Es por esto, que hoy en día se considera al NNT como uno de los términos o conceptos más ampliamente mencionados en la literatura de toma de decisiones médicas.[8]

¿Dónde pueden obtener los NNT?

Hay 4 fuentes principales para obtener NNT.

En primer lugar, sí el NNT no es proporcionado en un ensayo clínico, puede calcularse fácilmente teniendo en cuenta la incidencia del evento en estudio en los dos grupos de tratamiento, calculando el ARR (reducción del riesgo absoluto): **NNT= 1/ARR**

Donde ARR = CER (Tasa de eventos del grupo control) - EER (Tasa de eventos grupo experimental).

Los NNT siempre se redondean al número entero más cercano.

Podemos además convertir un OR a NNT con la siguiente fórmula:

NNT = (1- (PEER * (1-OR))) / ((1-PEER) * (PEER) * (1-OR))

La fórmula para la conversión de ORs a NNH (Números necesario para dañar) es:

NNH = ((PEER * (OR-1)) + 1) / (PEER * (OR-1) * (1-PEER))

PEER: Patient's Expected Event Rate (tasa de eventos esperado para el paciente).

Un NNT negativo significa que el tratamiento tiene un efecto peligroso o perjudicial, entrando en terreno del NNH (número necesario a dañar por sus siglas en inglés). Entre mayor sea el beneficio del tratamiento, menor será el NNT y si el tratamiento no tuviese ningún efecto la RAR sería cero y el NNT infinito (1/0). También podemos usar recursos electrónicos para este cálculo (https://ebm-tools.knowledgetranslation.net/calculator/converter/).

En segundo lugar, los autores de revisiones sistemáticas o estudios sobre terapias a menudo proporcionan NNT en sus resultados. En tercer lugar, las tablas de NNT están disponibles en revistas médicas indexadas y libros de texto. Finalmente, un medio cada vez más útil de encontrar NNT es Internet. Por ejemplo, el Centro de Medicina Basada en Evidencias con sede en Oxford, Inglaterra, mantiene un sitio web (http://www.cebm.net) que proporciona tablas de NNT. Debido a que se mantienen en forma electrónica, las tablas se pueden actualizar constantemente. Otro recurso electrónico con información similar es: http://www.thennt.com/home-nnt/.

El cálculo de NNT se basa en la incidencia acumulada del resultado por número de pacientes seguidos durante un período de tiempo determinado, clásicamente se calcula invirtiendo la reducción del riesgo absoluto (ARR) también denominada diferencia de riesgo (RD) entre dos opciones de tratamiento. Se pueden usar varios métodos para calcular los NNT, y se deben aplicar según las diferentes características del estudio, como el diseño y el tipo de variable utilizada para medir los resultados [9]

De manera práctica, es posible hoy en día mencionar que el NNT expresa de una manera muy evidente los beneficios de utilizar un tratamiento o actividad preventiva sobre un control, indicando por así decir "el precio a pagar para obtener un beneficio" [10].

El auge de la medicina basada en evidencias ha conllevado un incremento de los ensayos clínicos aleatorizados, con los cuales se busca demostrar de forma objetiva que un nuevo tratamiento es útil. Para conseguirlo, se deben comparar los resultados con el mejor tratamiento disponible en cada caso. Es así como hoy en día se consideran los ECA como el estándar para valorar la eficacia de las tecnologías en salud. Los ECA por su parte, arrojan datos como el riesgo relativo (RR), la reducción relativa del riesgo (RRR), la reducción absoluta del riesgo (RAR), que a su vez nos permiten obtener como resultado el NNT [11, 12]. En la tabla 3 presentamos un ejemplo práctico de cómo obtener el NNT basado en los siguientes datos sobre el uso de sulfato de magnesio ($MgSO_4$-) para prevención de parálisis cerebral en el neonato o infante [13]: En un meta-análisis publicado en 2017 por Crowther et al, reunieron 5 ECA, de los cuales se tomaron los datos individuales de los pacientes y se analizó mediante la técnica de IPD (individual patient data), y se comparó el efecto del uso de $MgSO_4$- como mecanismo preventivo de parálisis cerebral en madres expuestas a un parto pretérmino (< 37.0 semanas):

a) Incidencia de parálisis cerebral en expuestos: 101/1979 pacientes.

b) Incidencia de parálisis cerebral en controles: 149/2009 pacientes.

c) RR: 0.68

d) RAR: 0.074-0.051= 0.023

Tabla 3. Cálculo de RR, RRR, RAR y NNT con el uso de sulfato de magnesio en neuroprotección fetal para evitar parálisis cerebral.

Incidencia en Expuestos	Incidencia en No Expuestos	RR	RRR	RAR	NNT
(Ie)	(Io)	Ie/Io	(1-RR) *100	Io-Ie	1/RAR
5.1 %	7.4 %	0.68	32 %	0.023	43

Con este ejercicio podemos inferir que para evitar 1 caso de parálisis cerebral en pacientes con un parto pretérmino (<37.0 semanas), sería necesario administrar MgSO4- a 43 pacientes. De esta manera el NNT nos ha ayudado en este punto específico a incorporar el uso de MgSO4- dentro de la práctica clínica diaria de manera segura con el propósito de evitar resultados perinatales adversos.

En la tabla 4 adaptada de un artículo publicado por Conde-Agudelo et al [14], se reúne un conjunto de intervenciones usuales en la práctica clínica diaria, permitiéndonos comparar la eficacia de las intervenciones en la prevención de eventos adversos perinatales.

Tabla 4. NNT para prevención de resultados perinatales adversos con intervenciones usuales en la práctica obstétrica.

Intervención	Evento adverso a prevenir	RR (IC 95%)	NNT (ICC 95%)
MgSO$_4$-	Eclampsia	0.41 (0.29-0.58)	91 (75-127)
ASA	Preeclampsia	0.90 (0.84-0.97)	167 (104-556)
MgSO$_4$-	Neuroprotección fetal	0.69 (0.55-0.88)	52 (31-154)
Corticoesteroides	Síndrome de dificultad respiratoria	0.66 (0.59-0.73)	11 (9-14)
	Muerte neonatal	0.69 (0.58-0.81)	22 (16-36)
Progesterona vaginal	PP < 33 semanas	0.56 (0.4-0.8)	11 (8-23)
	Morbimortalidad	0.59 (0.38-0.91)	18 (12-81)
Manejo activo 3er periodo del parto	Hemorragia posparto > 1 litro	0.34 (0.14-0.87)	62 (48-315)
	Transfusión hemoderivados	0.35 (0.22-0.55)	53 (44-76)

RR: riesgo relativo; NNT: número necesario a tratar; MgSO$_4$-: sulfato de magnesio; PP: parto pretérmino.

RR: RIESGO RELATIVO; NNT: número necesario a tratar; MgSO4-: sulfato de magnesio; PP: parto pretérmino.

RESUMEN

Es conveniente conocer bien los términos que usualmente encontramos en la literatura médica para poder adoptar las decisiones correctas al lado de la cama de nuestras pacientes. Los errores tipo I y tipo II dependen en gran medida del lenguaje o de la manera como se defina o proponga la hipótesis nula. Un cambio en el direccionamiento de la hipótesis nula puede generar un cambio de roles entre los errores tipo I y tipo II. No es conveniente considerar una declaración universal en la cual se promulgue que un error tipo I es peor que un error tipo II, o viceversa. En base a los argumentos aquí planteados, la gravedad o severidad de los errores tipo I y tipo II solo podría ser juzgada en el contexto en el cual se haya generado la hipótesis nula, la cual debe ser cuidadosamente redactada para garantizar que se está corriendo la prueba correcta. Para identificar hacia donde orientar una prueba o estudio, un análisis de evaluación de costos puede ser útil para conocer qué tipo de error sería más costoso y de esta manera poder definir las prioridades en la generación de las hipótesis.

La búsqueda diaria de información soportada en evidencias médicas ha permitido desarrollar nuevos conceptos adaptables a la práctica clínica. Conocer la capacidad de prevención de eventos adversos es mandatorio para poder ejercer medicina de alta calidad. En resumen, el uso del NNT proporciona un "criterio" clínicamente útil para guiar tanto a los médicos como a los pacientes en las decisiones relacionadas con la terapia y a seleccionar las mejores intervenciones terapéuticas, además tiene el potencial para ser utilizada como una herramienta de apoyo en las evaluaciones de riesgo-beneficio y para ayudar a los reguladores a tomar decisiones sobre la regulación de medicamentos [15,16]

REFERENCIAS BIBLIOGRÁFICAS

1. Laupacis A, Sackett DL, Roberts RS: An assesment of clinically useful measures of treatment. N Engl J Med 1988; 318: 1728-1733.

2. Akobeng AK. Understanding type I and type II errors, statistical power and sample size. Acta Paediatr. 2016 Jun;105(6):605-9.

3. Frane AV. Power and Type I Error Control for Univariate Comparisons in Multivariate Two-Group Designs. Multivariate Behav Res. 2015;50(2):233-47.

4. Abdi H. The Bonferonni and Šidák Corrections for Multiple Comparisons. In: Neil Salkind (Ed.) (2007). Encyclopedia of Measurement and Statistics. Thousand Oaks (CA): Sage. pp. 103-107.

5. Freiman JA, Chalmers TC, Smith Jr H, Kuebler RR. The importance of beta, the type II error and sample size in the design and interpretation of the randomized control trial. Survey of 71 'negative' trials. N Engl J Med 1978; 299: 690–694

6. Wang B, Ting N. Sample size determination with familywise control of both type I and type II errors in clinical trials. J Biopharm Stat. 2016;26(5):951-65.

7. Banerjee A, Chitnis UB, Jadhav SL, Bhawalkar JS, Chaudhury S. Hypothesis testing, type I and type II errors. Ind Psychiatry J. 2009 Jul;18(2):127-31.

8. R.J. Cook, D.L. Sackett. The number needed to treat: a clinically useful measure of treatment effect BMJ, 310 (1995), pp. 452-454

9. Mendes et al. Number needed to treat (NNT) in clinical literature: an appraisal. BMC Medicine (2017) 15:112 DOI 10.1186/s12916-017-0875-8

10. Chatellier G, Zapletal E. Lemaitre D. Menard J. Degoulet P. The number needed to treal: A clinically useful nomogram in its proper context. BMJ 1996; 312: 426-429.

11. Mhaskar RS, Wao H, Mahony H, Kumar A, Djulbegovic B. Concordance between decision analysis and matching systematic review of randomized controlled trials in assessment of treatment comparisons: a systematic review. BMC Med Inform Decis Mak. 2014 Jul 15; 14:57.

12. Pita Fernández, S. and López de Ullibarri Galparsoro, I. (2018). Número necesario de pacientes a tratar para reducir un evento. [online] Fisterra. Available at: https://www.fisterra.com/mbe/investiga/5nnt/5nnt.asp [Accessed 14 Jan. 2018].

13. Crowther CA, Middleton PF, Voysey M, Askie L, Duley L, Pryde PG, Marret S, Doyle LW; AMICABLE Group. Assessing the neuroprotective benefits for babies of antenatal magnesium sulphate: An individual participant data meta-analysis. PLoS Med. 2017 Oct 4;14(10): e1002398.

14. Conde-Agudelo A, Romero R, Vaginal Progesterone to Prevent Preterm Birth in Pregnant Women with a Sonographic Short Cervix: Clinical and Public Health Implications, Am J Obstet Gynecol 2016; 214(2): 235-242.

15. Citrome L, Ketter TA. When does a difference make a difference? Interpretation of number needed to treat, number needed to harm, and likelihood to be helped or harmed. Int J Clin Pract. 2013;67(5):407–11

16. Mendes D, Alves C, Batel MF. Testing the usefulness of the number needed to treat to be harmed (NNTH) in benefit-risk evaluations: case study with medicines withdrawn from the European market due to safety reasons. Expert Opin Drug Saf. 2016;15(10):1301–12.

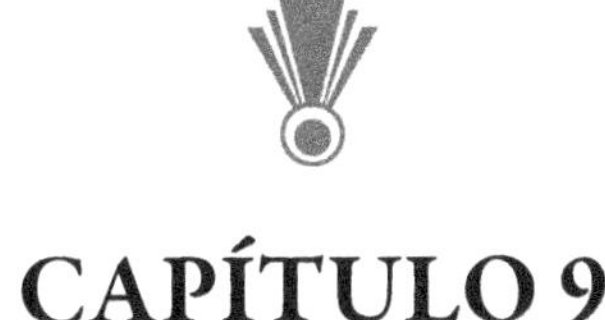

CAPÍTULO 9

PRÁCTICA MÉDICA BASADA EN PRUEBAS (EVIDENCIA)

Moisés Cukier

INTRODUCCIÓN

El concepto de "Basado en Evidencia" frecuentemente se interpreta, en la práctica médica, como tomar decisiones aplicando los resultados de los últimos estudios publicados o que estén apoyadas en literatura con el mejor nivel de evidencia posible.

Esta concepción simplifica este concepto (y lo complica al mismo tiempo) a un estricto ejercicio de estadística aplicada y constante actualización revisando las últimas publicaciones. La mayoría de los médicos consideran que estas dos habilidades son privilegio de unos pocos, no solo por entrenamiento y nivel de conocimiento sino por el tiempo que se requiere. Lamentablemente, es esta misma concepción la que lleva en muchas ocasiones a expresiones como:

"...revisen journals y saquen valores de p, mientras aquí seguimos resolviendo con pacientes reales."

O

"Lo que tienes que aprender es a operar, los artículos y libros no sangran..."

O

"...tendría que dejar de trabajar (ver pacientes, pasar visita, operar, y más) para dedicarme a estudiar investigación y leer todos los artículos que se publican a diario."

Esto lleva invariablemente a no incorporar, y peor aún, a rechazar aquello que no dominamos, aquello con lo que no nos sentimos cómodos.

Este capítulo pretende ampliar y completar ese concepto de práctica médica basada en pruebas (evidencia), con el objetivo de entender las oportunidades que tenemos de crecimiento profesional, de optimizar el manejo de nuestros pacientes y de transmitirlo a nuestros colegas en formación para que se convierta en herramienta habitual de nuestro ambiente laboral.

DEFINICIÓN

Habrán notado que el título de este capítulo incluye el término "basado en pruebas", en vez del habitual "basado en evidencia". Esta es una observación válida y necesaria para comprender las limitantes que existen al traducir de otro idioma los conceptos y términos que utilizamos en medicina así como para aclarar, en castellano, el término apropiado para lo que vamos a desarrollar en este capítulo.

En nuestro idioma el término "evidencia" tiene una definición diferente a la del inglés "evidence"[1]. En español, según la Real Academia Española de la Lengua (RAE), "evidencia" significa: certeza, certidumbre, algo de lo que no se puede dudar. Pero en ingles, según el Merriam-Webster Dictionary, "evidence" significa: (something presented in support of the truth or accuracy of a claim) mostrar con claridad; algo que conduce a una conclusión; apoyar, atestiguar. Por lo tanto, el término que más se adapta al concepto anglosajón original, es "pruebas". A pesar de esta paradoja semántica, para efectos de este capítulo usaremos ambos términos, pruebas y evidencia, como similares.

Podemos definir la Práctica Médica Basada en Pruebas (PMBP) como el uso explícito, crítico y sistemático de la mejor evidencia disponible y actualizada en la toma de decisiones en el manejo de nuestros pacientes. Citando al Dr. David Sackett [2], considerado padre de la medicina basada en evidencia, "la evidencia clínica publicada informa, pero no debe la experiencia, el juicio y las habilidades adquiridas, ya que son estas cualidades las que deben decidir si se aplica o no la evidencia y se incorpora en el manejo individualizado de los pacientes."

Actualmente, la aplicación del conocimiento derivado de la mejor evidencia redunda en optimizar la atención de los pacientes por parte de los médicos y a la vez mejora los estándares de sus instituciones de salud. Esto se logra involucrando una serie de disciplinas convergentes, como la epidemiología clínica, la lectura crítica de la investigación biomédica, la evaluación de tecnología sanitaria y la administración y gestión en salud.

En algunos centros del mundo la PMBE ha dejado de ser una opción para convertirse en un requisito (Londres, Reino Unido).[3]

ANTECEDENTES: HISTORIA Y EVOLUCIÓN

Desde los tiempos de Hipócrates, la práctica médica ha tenido como pilar fundamental la observación. Los orígenes se remontan al siglo XIX, época en que la práctica de las sangrías era un recurso terapéutico habitual para múltiples enfermedades. Pierre Louis, en París, aplicaba su "método numérico" para valorar la eficacia de la sangría en 78 casos de neumonía, 33 de erisipela y 23 de faringitis; comparando los resultados con pacientes que no habían recibido tratamiento y no encontró diferencias. Louis contribuyó con los conceptos de: comparación de grupos (poblaciones), uso de medidas cuantitativas y grupos pareados (características similares).

A partir de esta experiencia, el mismo Louis, creó en 1834, un movimiento al que denominó "Medicine d'observation", y a través de experimentos como el descrito, contribuyó a la erradicación de terapias ineficaces como la propia sangría.

En los años venideros múltiples fueron contribuyendo al concepto de "Evidence-Based Medicine" propuesto en la década de 1980 por el Dr. David Sackett en la Universidad de McMaster (Canadá); entre ellos el grupo de Feinstein (Universidad de Yale, Estados Unidos), Spitzer (Universidad McGill, Canadá) y Rothman (Epidemiology Resources Inc., Estados Unidos), comienzan a aplicar la PMBP en la década de 1990, hecho que permite una rápida globalización de este paradigma médico.

Desde su concepción hasta nuestros días se ha adoptado este concepto en la práctica médica y la toma de decisiones así como en el diseño de políticas de salud. De la misma manera los análisis estadísticos se han hecho más complejos y rigurosos, contando hoy día con revisiones sistemáticas y meta-análisis que permiten brindar herramientas de juicio. La Colaboración Cochrane (www.cochrane.org), nacida en Oxford en 1993, donde los doctores Archie Cochrane y David Sackett fundan la más grande fuente de información sistematizada, la Biblioteca Cochrane, con un Centro Cochrane Iberoamericano (www.cochrane.es), ubicado en Barcelona, y provee revisiones (www.cochrane.org/ reviews) sistemáticas de gran utilidad.

NIVELES Y FUENTES DE EVIDENCIA

A pesar de que existen múltiples clasificaciones o sistemas de jerarquías de la evidencia científica en medicina [4], todos tienen en común el agrupar en categorías que reflejen la rigurosidad y calidad científica, y así proporcionar una guía al momento de interpretarlos e incorporarlos a nuestro esquema de toma de decisiones. El siguiente esquema piramidal refleja este concepto y nos parece adecuado para entender la complejidad ascendente del conocimiento científico así como la cantidad de publicaciones que podemos encontrar en cada nivel, teniendo una mayor cantidad de los que tienen más baja jerarquía:

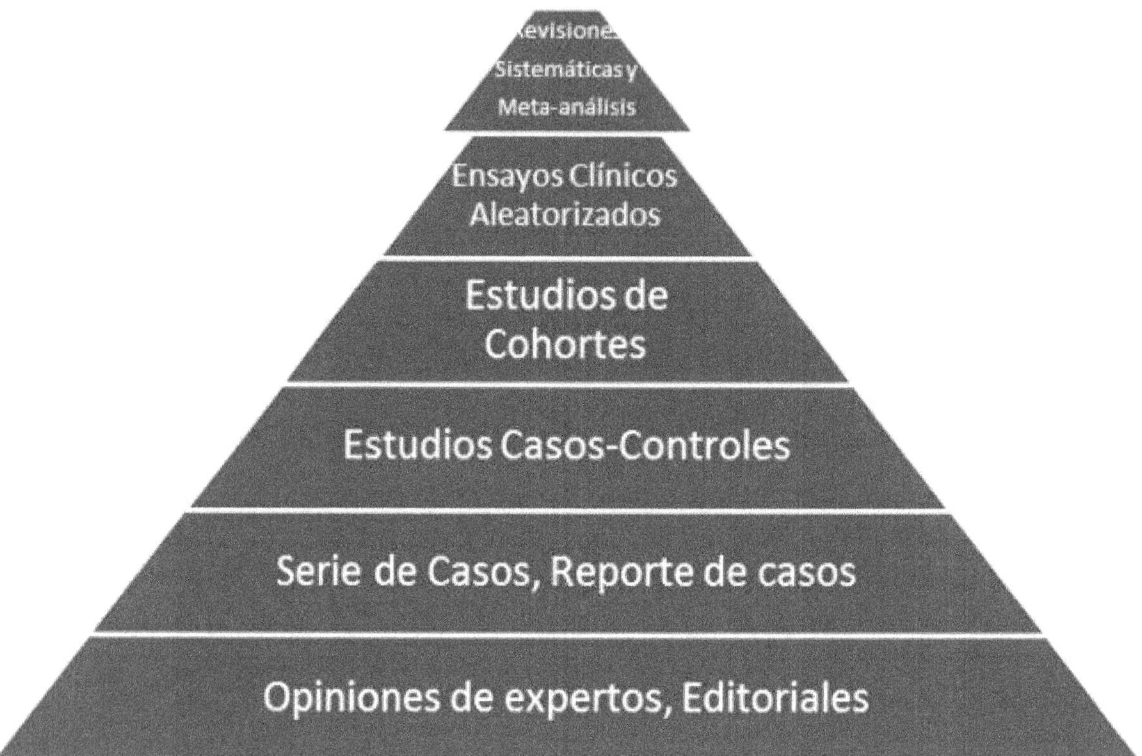

ES IMPORTANTE TENER en cuenta que los distintos niveles de evidencia deben ajustarse a la pregunta o escenario clínico que nos estamos planteado. De manera que para distintas situaciones tendremos disponibles los estudios cuyo diseño metodológico mejor se adapta. En otras palabras, no siempre vamos a tener ensayo clínico aleatorizado como el mejor nivel de evidencia para llegar a conclusiones. Por ejemplo:

Escenario Clínico	Diseño Metodológico
Terapéutica	Ensayo Clínico Aleatorizado
Diagnóstico	Prospectivo, analítico
Pronóstico	Cohorte
Efectos adversos, factores de riesgo	Cohorte, Caso-Control
Costos	Análisis Costo-Beneficio, Análisis Costo-Efectividad
Percepción	Análisis Cualitativo - Calidad

ANÁLISIS Y APLICACIÓN DE LA EVIDENCIA

Al momento de analizar la evidencia debemos tener un esquema para identificarla así como conocer los tipos de fuentes y lugares donde encontrarla.

El método propuesto por la Universidad de McMasters en Canadá, es una buena manera de organizar un esquema mental a la hora de iniciar este proceso[5]. Este método PICO (de sus siglas en inglés) tiene el siguiente orden:

a) P - pregunta (o paciente): ¿cuál es el problema que nos planteamos? ¿de qué tipo de pacientes necesitamos evidencia? Población objetivo.

b) I - intervención: terapéutica sobre la que se desea conocer

c) C - comparación: ¿la intervención en cuestión produce diferentes resultados a no intervenir u otro tratamiento?

d) O - outcomes (resultados): ¿cuál es el efecto?

Luego de plantearnos en la pregunta o el problema con el esquema PICO, se recomienda pasar a buscar si existen guidelines (guías de manejo) al respecto a nivel local, nacional o internacional. Seguido de investigar si se han publicado revisiones sistemáticas al respecto (Cochrane Library, Health Technology Reviews o PubMed). Y por último, si existen estudios en la literatura reciente. Las fuentes de evidencia primaria son los artículos originales de revistas indexadas y las fuentes secundarias son libros de texto, artículos de revisión, meta-análisis y revisiones sistemáticas[6].

De los motores de búsqueda más utilizados esta PubMed (sistema de búsqueda online gratuito que utiliza la base de datos MEDLINE de artículos publicados en revistas indexadas). Tiene artículos de 1951 hasta el momento. Otras opciones son: EMBASE, Ovid, Trip Database, ACP Journal Club, Clinical Evidence Database, Cochrane Library y los sitios de guías de manejo (NCCN, NICE, International guidelines, entre otras).

Es importante reconocer que es humanamente imposible mantenerse actualizado con el conocimiento publicado diariamente y más aún, recordarlo para cada escenario clínico que enfrentemos, sin contar que esto empeora hoy día con la era post-genómica [7].

Para poder lidiar con esta sobrecarga de información, múltiples grupos médicos y gubernamentales (por ejemplo: MDLinx) se han dedicado a facilitar la tarea y brindan algunas recomendaciones:

a) Tratar de especializarse en un número reducido de temas (circunscribir la práctica diaria)

b) Pertenecer a equipos multidisciplinarios

c) Atender conferencias donde se revise la mejor evidencia de un tópico o actualización de publicaciones recientes

d) Utilizar las guías nacionales o internacionales publicadas

e) Consultar revisiones actualizadas de temas específicos (por ejemplo: UpToDate)

EVIDENCIA Y CIRUGÍA

Especial mención merece una rama de la medicina con características y retos propios relacionados a la PMBE. Y con cirugía nos referimos a todas aquellas especialidades quirúrgicas que por naturaleza han encontrado dificultades en realizar estudios de alto nivel de evidencia y cuyos procesos, en el mejor 10% de los casos, tiene un apoyo basado en literatura publicada.

La percepción que los cirujanos históricamente no han aplicado evidencia científica en su práctica no es del todo cierta. Entre otros, el Dr. Ernest Codman, cirujano americano, estableció el primer Registro Tumoral para seguir a los pacientes y evaluar los resultados de sus tratamientos. Es reconocido por crear la primera base de datos que sistemáticamente evalúa resultados, llamada hoy día SEER (Surveillance, Epidemiology and End Results) database. Introdujo el concepto de reuniones de morbilidad y mortalidad (1914) y las institucionalizó luego de la creación del American College of Surgeons (1916).

La práctica quirúrgica ha sido siempre criticada por estar basada en evidencia de bajo nivel. Algunas de las razones para esto son [8]:

a) Razones históricas ya que cambios en técnica quirúrgica no se acompañaron de ensayos clínicos aleatorizados.

b) El paciente por lo general no desea que su procedimiento sea "experimental".

c) La variabilidad en las intervenciones quirúrgicas dependiendo del cirujano, hacen difícil la estandarización de un procedimiento en el salón de operaciones.

d) Es complejo incluir en estudios controlados las intervenciones de urgencia.

e) Muchos cirujanos no tienen entrenamiento en estadística.

f) Poco apoyo económico de las compañías ya que destinan su presupuesto a medicamentos.

g) Ego quirúrgico

A pesar de estas limitaciones, hoy día se fomenta la cultura de práctica basada en evidencias. Al punto que se llegado a demostrar que si aplicáramos eficientemente lo que sabemos hoy día, tendría un mayor impacto en salud que cualquier descubrimiento en la próxima década [9]. El rol de la cirugía basada en evidencia no se restringe a estimular la realización de ensayos clínicos aleatorizados sino más bien, a procurar que la práctica quirúrgica esté orientada con la mejor evidencia disponible[10].

CONCLUSIONES

La PMBE no es un curso de estadística extracurricular, no se trata solo de estudios aleatorizados controlados o academia y estadística. Es y debe ser parte integral la mayoría de las decisiones que tomamos en conjunto con nuestras otras habilidades: compasión, técnica, intelecto y ética. Este proceso mental debe enseñarse desde la Facultad de Medicina e ir aumentado acorde al nivel de especialización, de la misma manera que nos enseñaron a tener una impresión diagnóstica basado en anamnesis, examen físico y estudios complementarios. Pero esto requiere no solo optimización curricular en la enseñanza de pregrado y postgrado sino que aquellos que ya estén en práctica profesional, lo incorporen, utilicen y puedan trasmitirlo a estudiantes de medicina, internos y residentes. Como dijo Albert Einstein, el ejemplo no es la mejor manera de educar, es la única.

Por último, nos toca también convertirnos en generadores de conocimiento, realizando investigación (y publicando) en nuestra área, independiente del nivel de complejidad, pero que sin duda enriquece esa literatura médica de la que a final todos nos beneficiamos.

REFERENCCIAS BIBLIOGRÁFICAS

1. Patiño JF. ¿Existe la cirugía basada en evidencias?. *Rev Colomb Cir*. 2014;29:262-68

2. Sackett DL. Evidence based medicine: what it is and what it isn' t. *BMJ*. 1996;312:71-2.

3. Porter ME, Teisberg EO. How physicians can change the future of health care. *JAMA* 2007;297:1103–1111

4. Manterola-Delgado C. Práctica clínica basada en la evidencia. Conceptos generales y razones para su aplicación en cirugía. *Int. J. Med. Surg. Sci., 2014;1(2)*:117-122

5. Jacklin R, Sevdalis N, Harries C et al. Judgment analysis: a method for quantitative evaluation of trainee surgeons' judgments of surgical risk. *Am J Surg* 2008; 195:183–188

6. McCulloch P, Badenoch D. Finding and appraising evidence. *Surg Clin North Am* 2006;86:41–57;

7. Guyatt GH, Oxman AD, Kunz R et al. Incorporating considerations of resources use into grading recommendations. *BMJ* 2008;336:1170–1173

8. McCulloch P, Taylor I, Sasako M et al. Randomised trials in surgery: problems and possible solutions. *BMJ* 2002;324:1448–1451

9. Pang T, Gray M, Evans T. A 15th grand challenge for global public health. *Lancet* 2006; 367:284–28

10. Jones RS, Richards K. Office of Evidence-Based Surgery: charts course for improved system of care. *Bull Am Coll Surg* 2003;88:11–21

MÓDULO 2:

INTERNET PARA DOCENTES E INVESTIGADORES.

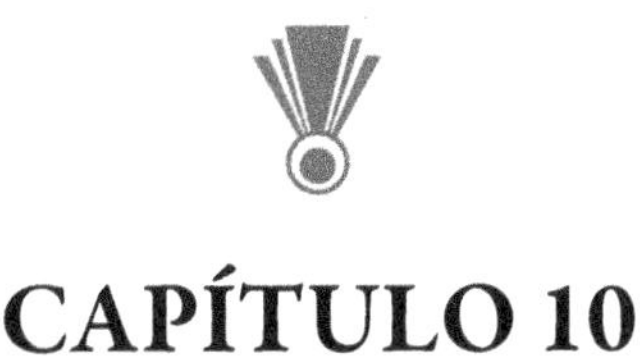

CAPÍTULO 10

INTERNET Y MEDICINA
LORENA NORIEGA

Introducción

Indudablemente el nacimiento y crecimiento de la internet ha tenido un impacto positivo en la forma que hacemos medicina hoy día. Desde sus inicios la Internet estuvo relacionado a la formación académica y a la investigación, y durante los últimos años ha tenido un crecimiento muy importante, siendo una herramienta que nos provee de mucha información al personal médico e información también a los pacientes.

Como médicos, es importante y necesario que conozcamos un poco, de cómo funciona y cómo podemos aprovechar este recurso de la mejor manera.

En éste capítulo revisaremos los inicios y la evolución de la Internet, luego revisaremos el impacto que ha tenido en la práctica médica diaria, en las actividades de docencia a médicos en formación y educación a pacientes, y finalmente veremos la utilidad y algunas herramientas para su uso en la investigación en salud y medicina.

UTILIDAD DE LA INTERNET EN LA MEDICINA

El uso de la Internet en la medicina lo vamos a revisar en 3 apartados: Internet en la práctica diaria médica, en la educación de pre y postgrado y la Internet en la investigación en salud.

1- Internet en la práctica diaria médica

Actualización médica continua

Una vez que el médico termina su formación y/o su especialdiad entra al mundo laboral con un conocimiento base, sin embargo, el conocimiento y desarrollo de la medicina crece rápidamente, por esto es necesario mantenerse estudiando y actualizándose constantemente. Una forma de actualización es mediante la lectura crítica de artículos científicos, antes de la Internet, esto se realizaba a través de revistas impresas y con las dificultades que planteaba buscar y encontrar un artículo específico; con la llegada de la Internet, la mayoría de las revistas especializadas han creado una versión en línea, y a través de la red podemos acceder al último número de la revista y encontrar los artículos más recientes con un método de búsqueda fácil y rápido, si lo comparamos con la versión impresa.

Muchas revistas incluso utilizan las web 2.0 como las redes sociales para compartir artículos y comentarios relacionados, algunas también tienen aplicaciones móviles que permiten acceso directo a la revista desde el celular sin necesidad de entrar a la página web.

Como se generan miles de artículos diarios y hay miles de revistas, también se han creados buscadores científicos que se han denominado base de datos, estas plataformas agrupan revistas médicas que permite buscar información médica de alto contenido científico, habitualmente con un costo suscripción que asumen muchas instituciones, universidades u hospitales; algunos ejemplo de base de datos médicas son: Dynamed (www.dynamed.com[1]) Clinical Key (www.clincalkey.com[2]) Ovid (www.ovid.com[3]), Pubmed, (www.ncbi.nlm.nih.gov/pubmed[4]) Medline, Elsevier, intermedicina, así como también ciertas universidades tienen sus propias bases de datos. Estas bases de datos permiten búsquedas especializadas de artículos con rigor científico, a diferencia de buscadores generales que identifican contenidos de cualquier tipo.

Otras formas de actualización médica, son las actividades tipo congresos, seminarios, talleres, etc. Es muy fácil hoy día poder conocer en que lugar del mundo hay una actividad que pueda interesarnos solo con buscar en portales web de nuestras especialidades o colocar una palabra clave en un buscador general. Durante el desarrollo del congreso es sí, ya muchos utilizan aplicaciones celulares que nos permiten conocer la ubicación de salones en el centro de convenciones, buscar en el programa por título de conferencia, por expositor e incluso crear un programa personal de los temas que más nos interesen, tienen alarmas que indican en tiempo real, el momento que van a iniciar estas actividades, lo que permite, optimizar y aprovechar el tiempo en los congresos que son muy grandes.

Otra gran ventaja que nos ha traída la conexión digital es el acortar distancias en terminos de capacitaciones, ya que se ofrecen conferencias en tiempo real desde cualquier lugar del mundo y capacitaciones en línea de horas, días, semanas o meses, lo que permite ampliar las opciones de capacitación continua y ahorrar recursos.

La Internet ha tenido entonces, un impacto positivo en la capacitación médica continua que es básica para una practica médica de calidad.

Internet en el día a día del consultorio y hospital

A nivel de consultorio también tenemos disponibles herramientas de trabajo que utilizan Internet como son: agendas electrónicas; algunas permiten sacar citas en línea; expedientes electrónicos, hay programas para la consulta externa y para hospital, muchos permiten a través de internet acceso desde cualquier lugar incluyendo dispositivos móviles, un ejemplo de ellos es www.hulilabs.com/es/[5]

Los resultados de los servicios de apoyo, como estudios de imágenes radiológicas y de laboratorios, también se pueden obtener en línea en muchos centros de atención médica públicos y

---

1.   http://www.dynamed.com

2.   http://www.clincalkey.com

3.   http://www.ovid.com

4.   http://www.ncbi.nlm.nih.gov/pubmed

5.   http://www.hulilabs.com/es/

privados, lo que agiliza la toma de desiciones tempranas, beneficiando de esta forma directamente al paciente.

A través de la Internet se ha optimizado la comunicación en telemedicina, que es la utilización de las telecomunicaciones avanzadas para intercambio de información de salud o proporcionar servicios sanitarios, esta es una herramienta que permite la comunicación interactiva, en tiempo real entre el paciente y el médico o profesional a distancia y podemos mencionar 3 tipos [1]:

La monitorización de pacientes a distancia; esto permite controlar en sus casas a los pacientes con enfermedades crónicas y se consigue mediante el uso de dispositivos que recopilan datos sobre nivel de azúcar en la sangre, presión arterial, funcion pulmonar y otros signos. Estos datos se pueden ver desde el hospital y decidir algun tipo de intervención.

-Tecnología de almacenamiento y envío, que consiste en almacenar datos clínicos o estudios tipo radiológicos y enviarlos al momento a un centro especializado para su interpretación.

-Telemedicina interactiva, que permite a médicos comunicarse con pacientes en tiempo real, basicamente en forma de videoconferencia desde su casa o centro médico más cercano [1]

Internet en publicidad y mercadeo de servicios de salud

Con las nuevas generaciones de médicos y los nuevos usuarios de los servicios de salud, que son nativos de la tecnología, cada vez es más común y además necesario, que médicos y clínicas se den a conocer a través de medios digitales, información necesaria como son: la dirección, horarios servicios que ofrecen, hoja de vida sobre actividades profesionales [2].

Las herramientas de Internet utilizadas en ese sentido son:

El portal web profesional, se puede crear un portal web personal o de un grupo de profesionales, de clínica u hospital, que brinde información de los servicios y los profesionales, esto se puede crear con profesionales de diseño gráfico y desarrolladores web, o bien utilizando plataformas pre-fabricadas que permiten completar espacios, se ven menos elaboradas pero funcionales, independiente de si es por contrato externo o realizada personalmente hay dos temas que si es recomendable que se tengan; el primer tema es que compremos el dominio, el dominio es www.tunombre.com[6] , y de esta forma eres el dueño de ese nombre o dominio, la ventaja es que ese nombre es de su propiedad y puede moverlo a cualquier hospedaje o Hosting sin ningún inconveniente. Si la persona que desarrolla la página web compra el dominio el o su empresa son los dueños de ese nombre, salvo quede claro lo contrario en el contrato.

Hay varios sitios donde se puede verificar y comprar dominios, www.ipage.com[7], www.hostgator.com[8], www.godaddy.com[9], www.hostinger.com[10], www.sitebuilder.com[11],

---

6.   http://www.tunombre.com

7.   http://www.ipage.com

8.   http://www.hostgator.com

www.1and1.com[12] , solo por mencionar algunos, los precios de los dominios generalmente son módicos que van entre 1.99 a 22.99 dólares.

Una vez que se tiene el dominio, o nombre se necesita tener un "hosting", un hospedaje para poner la página estos hospedajes lo ofrecen los desarroladores web o generalmente el mismo sitio que ofrece el dominio, ofrece el hospedaje, algunos tienen plataformas para hacer páginas web y otros tienen planes para crear correos personalizados xxxx@tunombre.com.

El Segundo tema importante es tener una página web que permita la administración por parte del dueño, asi se puede contratar personal para que administre la página o se puede realizar personalmente, esto es importante porque al ser página de médico o de clínicas, muchos temas a publicar son de medicina por lo que deben tener información verás y modificable en cualquier momento sin necesidad de tener que realizar pagos por cada información nueva que quieran agregar a la página web [3].

Habitualmente las paginas web de las clínicas hospitales cuentan con una base de datos de los médicos que laboran en su centro de igual forma las sociedades médicas suelen tener algunas más activas que otras, base de datos lo médicos asociados, que es una forma de publicidad para el médico.

Las redes sociales son las otras herramientas utilizadas, Facebook, instagram, YouTube, twitter y linkedin, se puede utilizar una o todas, lo importante es que estemos conscientes de que tener una red social implica realizar publicaciones con regularidad, algunas recomendaciones para redes sociales profesionales son:

1) Utiliza solo las redes sociales en las que hagas publicaciones con regularidad, es mejor una sola cuenta actualizada que 4 cuentas sin actualizar.

2) Las publicaciones de un médico o clínica deben ser de contenido verás y de calidad.

3) Evita hacer publicaciones personales y familiares en tu red profesional y mucho menos de celebraciones informales.

4) Si definitivamente no te interesan las redes sociales, considera la red www.linkedin.com que es una red profesional y que es de google, de manera que al poner en el buscador de goggle puede salir la infomación profesional.

Finalmente existe algunas empresas que se dedican a tener bases de datos, revistas digitales y manejo de redes sociales donde promocionan médicos; en escencia su modelo de negocio es el cobro de una tarifa al profesional o centro médico por este servicio.

2- Internet en actividades docentes en medicina de pre y posgrado

---

9.   http://www.godaddy.com

10.   http://www.hostinger.com

11.   http://www.sitebuilder.com

12.   http://www.1and1.com

El uso de la Internet en las actividades docentes de la medicina las vamos a revisar en 3 acápites; educación de pregrado de la facultad de medicina, educación de postgrado en el internado y el la residencia médica y la educación a pacientes y población general.

En la educación de pregrado en la facultad de medicina.

La Internet ha revolucionado también las actividades educativas. Quedó atrás el escenario de profesores dando clases, brindando una información y estudiantes receptivos. Los "entornos personales de aprendizaje" (EPA) o PLE (Personal learnnig environment), según explican Linda Castañeda y Jordi Adell, en su libro *Entornos personales de aprendizaje: claves para el ecosistema educativo en red*; es "un entorno que incluye todos aquellos recursos que nos ayudan a buscar, organizar, producir y compartir información y conocimiento" [4].Antes de la Internet estaba formado por libros, revistas, medios de comunicación tradicionales radio, televisión; con la llegada del internet se han multiplicado las posibilidades de aprendizaje sobre todo con las web 2.0.

La aceptación por parte de los estudiantes de medicina del internet como herramienta útil en su formación ha sido evidenciada en algunos estudios en escuelas de medicina, por lo que debe ser considerada la eduación virtual por los profesores que se desempeñan en las facultades de medicina [5].

Hay por ejemplo herramientas en línea que nos permiten compartir información con estudiantes: a través de correos electrónicos personales ó institucionales, la limitante es el tamaño de documento, generalmente no aceptan mucho peso de archivos; plataformas como www.calameo.com[13] que permite compartir textos, uso de la nube como www.dropbox.com[14] y similares; envío de documentos de gran tamaño que no los permiten correos electrónicos como en www.wetransfer.com[15]; confeccionar videos en línea fácil y rápido y compartirlos con los estudiantes como en www.kizoa.es[16] ; preparar y compartir presentaciones en www.prezi.com[17] o en www.slideshares.net[18] ; creación de wikis o blogs para interacción y por supuesto las redes sociales facebook donde se pueden crear grupos de trabajo, YouTube y Vimeo que permiten compartir videos de forma públicos.

Se puede promover búsqueda autónoma de información en bibliotecas virtuales y bases de datos. Realizar conferencias con el grupo de estudiantes a distancia con herramientas como skipe, hagout o webex [6].

En la educación de posgrado y especialización médica

---

13.   http://www.calameo.com

14.   http://www.dropbox.com

15.   http://www.wetransfer.com

16.   http://www.kizoa.es

17.   http://www.prezi.com

18.   http://www.slideshares.net

Una vez que el médico termina su formación de pregrado básica, inicia el proceso de capacitación de postgrado con el internado, en donde lo más importante es tener o adquirir competencias de procedicimientos básicos y frecuentes en la medicina, por ejemplo, colocación de sondas, toma de gases arteriales, curación de heridas, suturas. En este contexto el uso de herramientas tutoriales virtuales y simuladores en línea son herramientas que pueden facilitar el entendimiento de las técnicas adecuadas para cada uno de los procedimientos. De igual manera en la formación de médicos especialistas donde siempre hace falta tiempo, tener herramientas, comunicación o cursos virtuales ayuda en el proceso de formación, que aunque distinta a la tradicional maestro-estudiante, es un excelente complemento que aun en este momento no estamos utilizando todo su potencial.

Hay plataformas, sin costo que permiten crear cursos completos interactivos del tema que querramos, un ejemplo Moodle www.moodle.com[19] , es una plataforma donde el docente crea un curso con un cronograma y contenido que el estudiante debe realizar siguiento la progresion establecida. El sistema se complementa con unas herramientas de comunicación (mensajería interna y foros) y con un subsistema de seguimiento de la actividad del alumno. Esta plataforma puede incorporarse al portal web de universidades y hospitales. Hay algunas plataformas pagadas que se utilizan en nuestro medio, o plataformas que pueden ser creadas especificamente para un centro de enseñanza.

Las web 2.0 sobre todo las de videos tipo www.YouTube.com[20] , www.Vimeo.com[21] permiten tener tutoriales y realizar estudios tipo endoscopias o procedimientos invasivos, que pueden ser revisados y discutidos entre tutores clínicos y médicos en formación previa a la realización en simuladores o de los procedimientos reales. Esto ha demostrato que disminuye la ansiedad, genera más confianza en el médico en proceso de formación [7].

En la educación a pacientes

Como hemos visto, el acceso a la información es muy sencillo para la poblacion general y en la red se encuentra información de todo tipo, se ha demostrado de los pacientes utilizan internet muchas veces como guía para toma o no de medicamentos [8].Un estudio realizado en 12 países por Bupa Health Plus encontró que casi la mitad de las personas que buscan información médica en Internet lo hacen para hacer un autodiagnóstico; el 75% de estos no hace nada para verificar la precisión de los consejos médicos en línea [9].

Tambien los pacientes están expuestos en internet a falsificación de infomación y hasta medicamentos, para enfrentar la venta ilegal de medicamentos a través de Internet, se requiere de campañas de comunicación para concienciar y sensibilizar a los consumidores, participación de

---

19.   http://www.moodle.com

20.   http://www.YouTube.com

21.   http://www.Vimeo.com

profesionales de la salud y organizaciones industriales sobre los riesgos de comprar medicamentos en sitios web ilegales [10]. Sin embargo, la Internet es una herramienta ponderosa que puede utilizarse para brindar información sencilla pero veráz de las diferentes especialidades médicas, para fomentar la construcción y comunicación de comunidades de pacientes, dentro de los países y entre diferentes países y regiones [11]. El conocimiento sobre su enfermedad y el contacto con comunidades de pacientes permite el empoderamiento del paciente en el autocuidado de su salud, que según la organización mundial de la salud puede mejorar la calidad de atención en salud, en este sentido el internet es una herramienta ponderosa, cuyos efectos en el pacientes no deben ser menospreciado por los profesionales de la salud y a la vez es un instrumento que se puede utilizar con una orientación correcta para la ayuda de pacientes y población general en tema de educación en salud 12.

Sería un error para la profesión médica, no reconocer el poder que tienen las comunicaciones a través de la internet con los pacientes, hay que tener siempre en mente las consideraciones éticas y médico legales de esta comunicación y evitar a toda costa consultas a través de medios digitales informales [3].

3- Internet y la Investigación en salud

La aplicación de la Internet en investigación lo podemos dividir en dos momentos; en la preparación del protocolo de investigación y en la diseminación de los resultados. Durante la preparación del protocolo de investigación, donde requerimos crear ese marco teórico alrededor de nuestra pregunta de investigación, usamos los principios comentados previamente en la sección de actualización médica continua, con el uso de bases de datos para hacer busquedas específicas de un tema. En el segundo momento (diseminación de resultados) tenemos la posibilidad de utilizar la red para buscar la revista que más nos conviene para realizar la publiccación, en terminos de impacto y de posibilidades de publicaciones.

Por ejemplo, Scopus, como se indica en su portal web https://journalmetrics.scopus.com, "es la mayor base de datos de citas y citas bibliográficas revisadas por pares: revistas científicas, libros y actas de congresos. Brindando una visión global de la producción de investigación en el mundo en los campos de la ciencia, la tecnología, la medicina, las ciencias sociales y las artes y las humanidades, Scopus presenta herramientas inteligentes para rastrear, analizar y visualizar la investigación" [13].

Hay más de 22,000 títulos, nos indica cuál es la indexación de la revista y mide aspectos como número de citaciones, número de veces que se usan como referencia las diferentes revistas, adicional cuenta con herramientas que permiten colocar el título de la investigación y te recomienda en que revista tiene mayores posibilidades de publicación.

Otro portal web de ayuda al momento de publicar es El SCImago Journal & Country Rank, http://www.scimagojr.com/index.php Es un portal de acceso público que incluye las revistas y los indicadores científicos nacionales desarrollados a partir de la información contenida en la base de datos Scopus® (Elsevier B.V.). Estos indicadores se pueden usar para evaluar y analizar dominios científicos; una forma de conocer si es una revista real y no falsificada [14].

Una vez hecha la publicación se pueden usar herramientas como el portal web profesional o las redes sociales personales y profesionales para dar a conocer el link del artículo y así aumentar su alcance.

Resumen

En resumen, la Internet desde sus inicios en 1989, ha estado ligado a la educación e investigación en centros universitarios. Su uso en medicina lo podemos dividir en 3 aspectos; internet en la práctica diaria médica: involucra la capacitación médica continua, herramientas para el trabajo diario y para actividades de promoción y mercadeo en salud; el segundo aspecto que corresponde al uso del internet en la educación de pre y postgrado médico, donde hay un sin número de actividades que han cambiado el modelo tradicional de educación y tutoría clínica, creando entornos personales de aprendizajes mucho más amplios y colaborativos; también tiene un rol importantisímo en la eduación a la población y pacientes que cada vez más utilizan las redes para aprender sobre salud y enfermedad; y finalmente la utilidad del internet en la investigación en salud, tanto al momento de la redacción del protocolo, como al momento de divulgación de los resultados.

La Intenet llegó para quedarse en nuestras vidas y como profesionales de la salud mientras más conozcamos sobre esta ponderosa herramienta, mayores pobilidades tendremos de mantenernos actualizados, en conección real con estudiantes, médicos en formación con pacientes y la población en general, permite crear una imágen profesional que dependiendo del uso que demos a internet puede ser positiva o negativa, por lo tanto, hay que ser cuidadosos y tratar siempre de que sea profesional y elegante, pero sobre todo, con información útil y verás.

REFERENCIAS BIBLIOGRÁFICAS

1. Gene-Badia J, Iglesias-Rodal M, Grau-Corral I. Teleasistencia, Internet y comunidades virtuales. In: Martín-Zurro A, Cano-Perez JF, Gené-Badia J. Atención Primaria. Principios, organización y métodos en medicina de familia. Septima edición. Elsevier, 2014, 20, 337-351.

2. Lee BK. Internet marketing en the medical industry; challenges and future. Korean Assoc Oral Maxillofac Surg. 2015 Dec;41(6):291-2.

3. Carraway JH[22]. Internet medical marketing: "anything goes"?. Aesthet Surg J. 2006 Mar-Apr;26(2):188-9.

4. Castañeda, L. y Adell, J. (eds.). (2013). Entornos personales de aprendizaje: claves para el ecosistema educativo en red[23]. Alcoy: Marfil.

---

22.   https://www.ncbi.nlm.nih.gov/pubmed/?term=Carraway%20JH%5BAuthor%5D&cauthor=true&cauthor_uid=19338898

23.   http://digitum.um.es/xmlui/bitstream/10201/30427/1/CastanedayAdelllibroPLE.pdf

5. Shi C, Wang L, Li X, Chai S, Niu W, Kong Y., et al. Virtual classroom helps medical education for both Chinese and foreign students. - Eur J Dent Educ - November 1, 2015; 19 (4); 217-21

6. Onrubia J. Aprender y enseñar en entornos virtuales: actividad conjunta, ayuda pedagógica y construcción del conocimiento. RED, Revista de Educación a Distancia, 2005; IV(II); 1-16. Disponible en http://www.um.es/ead/red/M2/

7. Rosen KR, MacBride JM, Drake RL. The use of simulation in medical education to enhance students' understanding of basic sciences. Med Teach, 2009 Sep;31(9):842-6.

8. Price K, Taylor AW, Dal Grande E, Kralik D, Aust J. Do trial-and-error practices and the use of the internet influence how medicines are used?. Prim Health - January 1, 2014; 20 (3); 228-35.

9. Wojtys EM, Sports Health - May 1, 2011; 3 (3); 226-7

10. Catalán-Matamoros D, González-Ochando N, Pecharroman-Arribas H, Fernández-Muelas A, Bentolila-Benchimol SS, IbarraLorente M. Counterfeit Medicines in Internet and the Fakeshare European Project: Experiences and Activities in Spain]. Rev. Esp. Salud Publica - August 16, 2016; 90; e1-e14

11. Patsos M . MSJAMA: the Internet and medicine: building a community for patients with rare diseases. JAMA - February 14, 2001; 285 (6); 805

12. Boletín de la Organización Mundial de la Salud 2017;95:489-490.

13. journalmetrics.scopus.com (Internet). Londres: CiteScore 2016; (citado 14 de enero 2018). Disponible en https://journalmetrics.scopus.com

14. scimagojr.com (internet). Londres: Scimago Journal and country rank; (citado 14 de enero 2018). Disponible en http://www.scimagojr.com/index.php

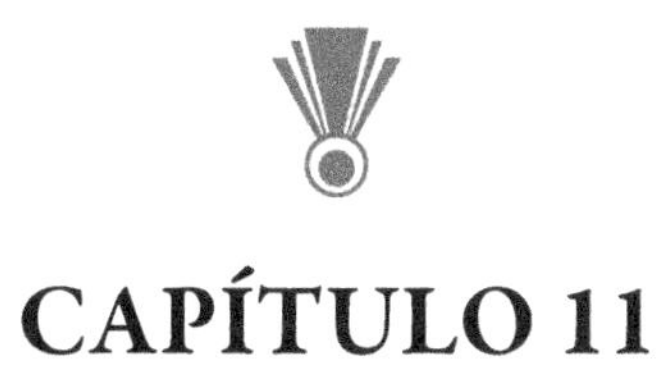

CAPÍTULO 11

U SO DE PUBMED POR INVESTIGADORES
HÉCTOR LEZCANO
JULIO ZÚÑIGA CISNEROS
LUIS ORTEGA PAZ

INTRODUCCIÓN

Los motores de búsqueda son sistemas embebidos a la red de internet, utilizados para facilitar el acceso a múltiples bases de datos permitiendo la búsqueda de archivos específicos. Existen múltiples motores de búsqueda que se han ido especializando según el área profesional (medicina, economía, leyes) para su mejor funcionamiento. En el área de medicina el motor de búsqueda más conocido es PubMed. [1-3]

PubMed es un sitio web caracterizado por contar con aproximadamente 24 millones de citaciones de literatura biomédica, acceso a resúmenes de publicaciones en alrededor de 5 400 revistas científicas, previamente indexadas. El motor de búsqueda de esta base de datos se basa en el acceso a otras bases de datos, las más importantes Medline y PubMed Central (una base de datos gratuita). [1,4]

En la actualidad la literatura médica tiene una amplia difusión en distintos motores de búsqueda tanto especializados (PubMed) como no especializados en medicina (Google). La importancia de utilizar motores de búsqueda que aporten información precisa y fidedigna es de gran relevancia en la práctica médica. [5,6] Estudios recientes han demostrado el papel que representa el acceso a estos buscadores destacándose su uso por cerca de un 93% de médicos practicantes en USA. [5,7]

En este capítulo detallaremos las principales características de PubMed, abarcando desde la explicación de la interfaz de uso, las herramientas relevantes para su uso y además distintas estrategias de búsqueda.

CARACTERÍSTICAS

En la tabla 1 se resumen las principales características de PubMed. [1,7]

Tabla 1. Características generales de PubMed.

Características	PubMed
Diseñador	Centro Nacional para la Información Biotecnológica, Biblioteca Nacional de Medicina (Estados Unidos)
Año de Inauguración	1997
Tipo de Buscador	Motor de Búsqueda y Base de Datos
Orientación	Medicina, Biomedicina, Ciencias de la Salud
Registro aproximado	24 millones
Número de Revistas	6000 (827 acceso abierto)
Periodo de Cobertura	1950 al presente
Lenguaje	Inglés principalmente (entre otros)
Construcción de Términos de Búsqueda	Permitido
Actualización	Diaria
Número de Palabras Clave	Sin límites

USO DE PUBMED

Para iniciar una búsqueda de datos en PubMed debemos ingresar al portal web (https://www.ncbi.nlm.nih.gov/pubmed/). [4].

A continuación, desarrollaremos por punto cada paso, seguido por una imagen del punto tratado.

1. Interfaz de Usuario

La interfaz de PubMed (Figura 1) cuenta con distintas opciones que permiten realizar búsquedas más específicas facilitando el uso. Las partes principales o de interés para realizar una búsqueda son:

a) Menú de Bases de datos: opción desplegable que permite efectuar la búsqueda en PubMed propiamente, o en otra base de datos del Centro Nacional de Información Biotecnológica.

b) Caja de Búsqueda: sitio donde se colocan las palabras claves que están relacionadas al tema de interés. Al ser una base de datos en inglés, es preferible que los términos sean introducidos en este idioma. Sin embargo, es posible realizar una búsqueda utilizando vocablos en español u otro idioma, aunque esto limitaría la búsqueda. Recuerde que PubMed contiene revistas científicas de distintos idiomas, pero todas las publicaciones deben contener un resumen en inglés.

c) Búsqueda Avanzada: enlace que permite realizar una búsqueda más personalizada

Figura 1. Interfaz inicial de PubMed donde se muestran las principales herramientas de búsqueda.

NOTA: El marco azul señala el menú de bases de datos, el rojo la caja de búsqueda y el verde la búsqueda avanzada.

2. Herramientas de Búsqueda

1. Menú de Bases de Datos

Esta es una función desplegable (ver Figura 2) donde se muestran los distintos temas que aloja PubMed. Entre alguna de ellas están *MeSH* (*Medical Subject Headings* o Encabezados de Temas Médicos), *Books* (Libros, que proporciona acceso gratuito a libros de ciencias naturales o de la salud), o para realizar una búsqueda más generalizada, la función *All Database* (En toda la base de datos) o PubMed. Por lo regular, una búsqueda estándar es realizada usando este último tema, no obstante, si el usuario está interesado en un área en específico sería recomendable hacer uso del menú de bases de datos.

Figura 2 Menú desplegable de los temas contenidos en PubMed

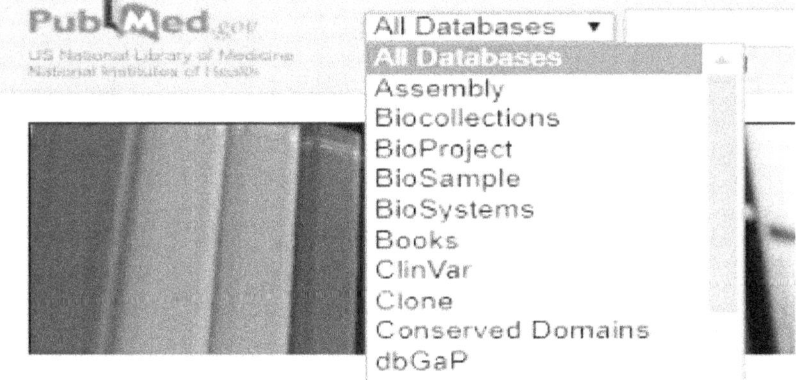

2. CAJA DE BÚSQUEDA

Esta permite introducir valores alfanuméricos y funciona por medio de operadores booleanos. Luego de introducir el término solo se necesita apretar la tecla "Enter" o hacer click en el botón "Search". Al momento de introducir las palabras claves se debe ser lo más específico posible, y para conseguir esto, es recomendable utilizar un mayor número de términos y emplear los operadores booleanos (ver más adelante), para tratar de no obtener resultados irrelevantes para su propósito. El punto correcto de partida son los términos, no la sintaxis. Cabe mencionar que en PubMed es posible realizar búsquedas por medio del Identificador de Objeto Digital (*Digital Object Identifier, DOI*). Este consiste en un código alfanumérico, único para cada publicación, que es asignado por la revista a la cual fue sometido el documento.[8]

3) Funcionamiento de Búsqueda y Operadores Booleanos

Si el término a introducir está compuesto por más de una palabra, por ejemplo, *Meningioma surgery* (o Cirugía Meningioma), el sistema realiza una búsqueda de todos los artículos contenidos en las bases de datos a las cuales PubMed tiene acceso (como se mencionó anteriormente), que relacionen las palabras *Meningioma* y *surgery* independientemente de que sean términos MeSH o no, o que estén relacionados entre sí (ver Figura 3).

Figura 3 Resultado de búsqueda utilizando términos aislados

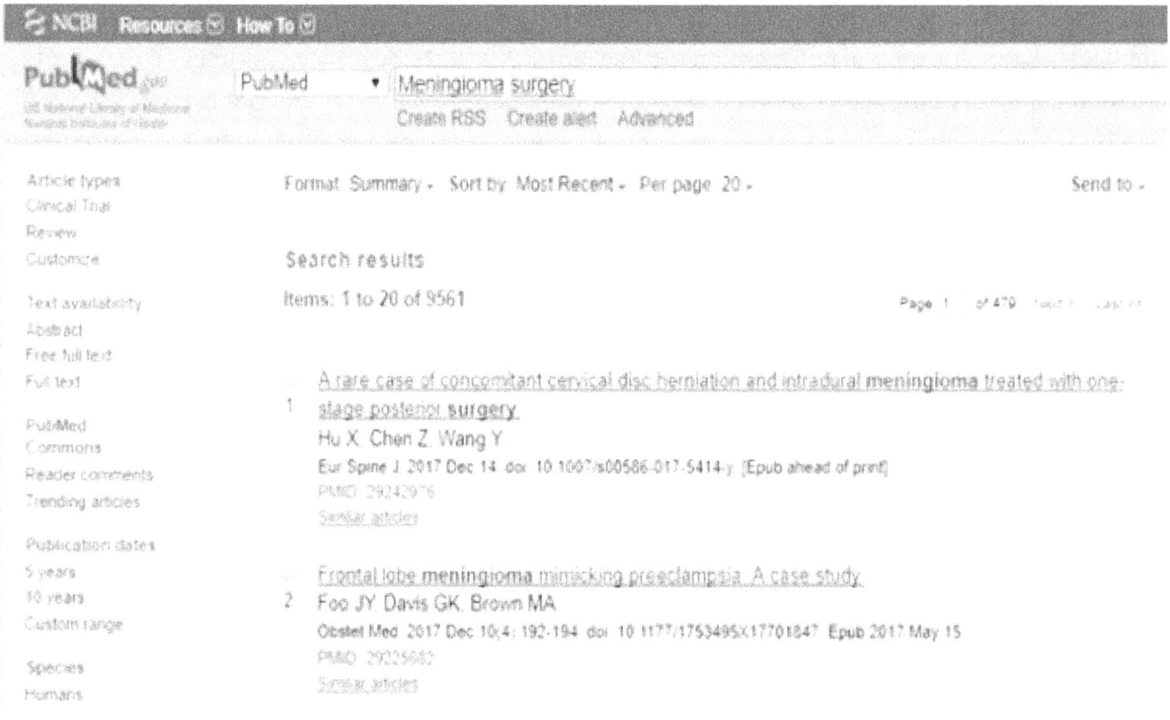

NOTA: Fíjese que los artículos encontrados contienen al menos uno de los términos o ambos, sin importar que estos estén relacionados.

En este caso, tanto *Meningioma* como *Surgery* son términos MeSH, esto quiere decir que son términos oficialmente definidos en la literatura médica.[9] Por lo tanto, al introducirlo a la vez, el sistema de búsqueda recupera todas las publicaciones que contengan estos términos (ya sea forme parte del título, palabra clave o esté introducida en el resumen). En caso tal se introduzcan palabras no MeSH, como por ejemplo *Metamizole*, el sistema enlaza este término a uno MeSH de mayor similitud, en este caso *Dypirone* (ver Figura 4). Esto se conoce como **Mapeo Automático de Términos.** Este proceso compara el término usando los sinónimos de MeSH y un análisis de las palabras contenidas en los títulos o resúmenes de las revistas.[9]

Figura 4 Búsqueda de términos MeSH

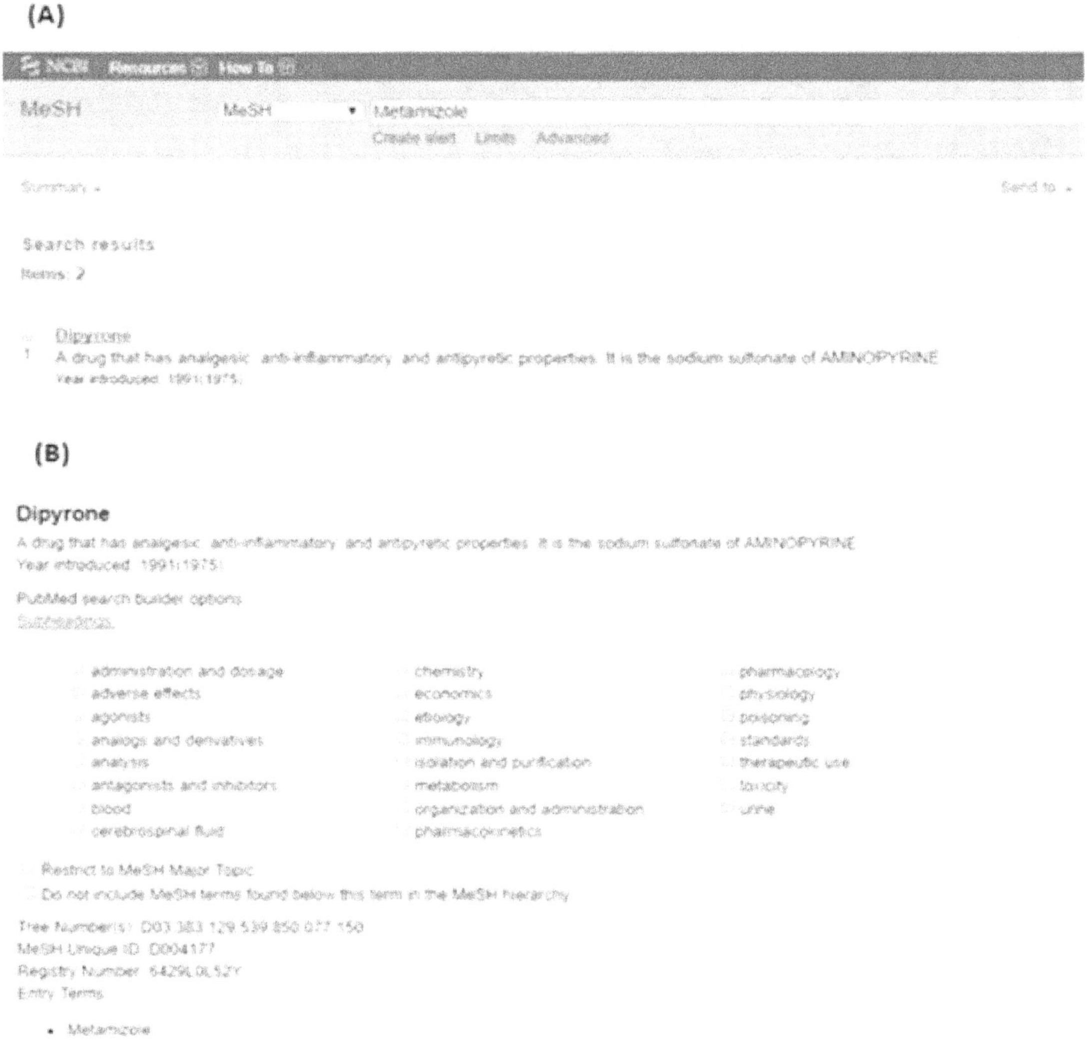

(A)

(B)

NOTA: La imagen A muestra el resultado al utilizar un término que no es MeSH. En estos casos la búsqueda es realizada en función del sinónimo, el cual sí es un término MeSH. En la imagen B se representa el desglose del término MeSH donde aparece la definición, el año de introducción y los sinónimos de búsqueda (*Entry Terms*).

PubMed permite hacer búsquedas por frases compuestas haciendo uso de las comillas (""), por ejemplo, "Meningioma Surgery" (o Cirugía de Meningioma), así la búsqueda se hace en función del término compuesto, y no de palabras aisladas. Al hacer esto se elimina el proceso de Mapeo Automático de Términos, y la búsqueda sólo se limita a las publicaciones que tengan específicamente el término introducido entre las comillas, independientemente de que la frase sea MeSH o no (ver Figura 5).

Figura 5 Resultado de búsqueda utilizando términos compuestos

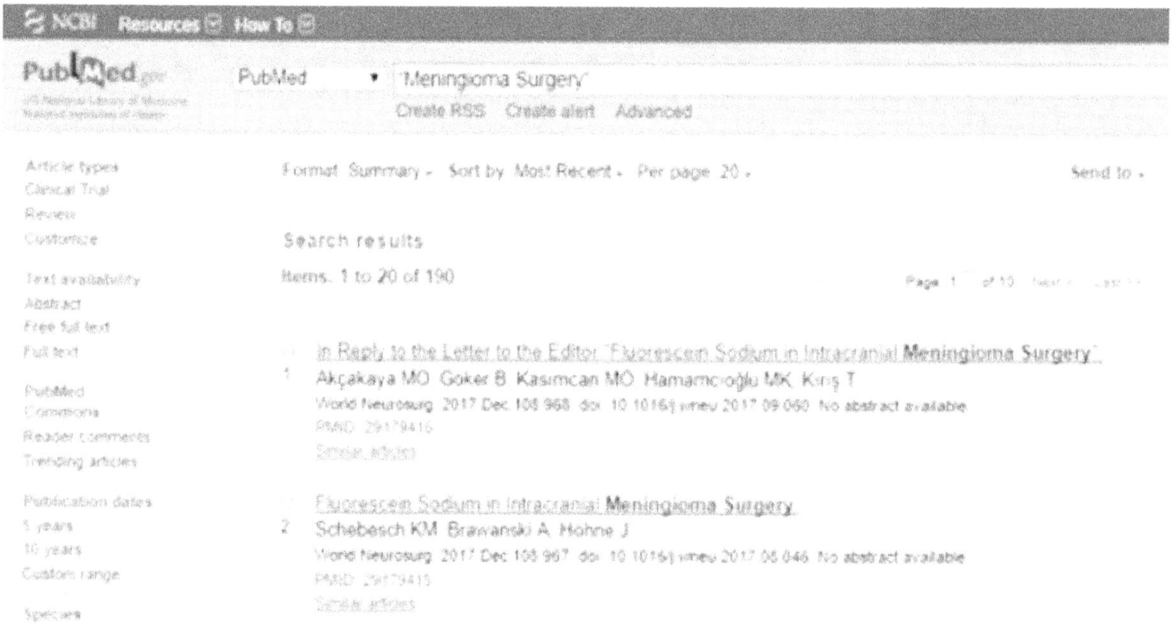

<u>NOTA:</u> Obsérvese como la búsqueda fue realizada en función del término compuesto solamente, a diferencia de cuando no se utiliza comillas.

En PubMed también existe la posibilidad de modificar la búsqueda por medio de los **Operadores Booleanos**. Consiste en términos que permiten hacer más específico una búsqueda. Lo más usados son (**estos deben escribirse en mayúscula**):

a) AND: realiza la búsqueda de un documento que contengan ambos términos. Ejemplo: Pregnancy (Embarazo) AND Hypertension (Hipertensión).

b) OR: realiza la búsqueda de un documento que contenga cualquiera de los dos términos. Ejemplo: "Pregnancy Hypertension" OR Pre-Eclampsia.

c) NOT: excluye los documentos que contengan el término después del operador. Ejemplo: Eclampsia NOT Pre-Eclampsia

Existe la posibilidad de hacer búsqueda por medio de la raíz de una palabra por medio de la función "Truncar". Para esta función se utiliza el símbolo *asterisco* (*). Ejemplo: Gastro*. Puede arrojar resultados con documentos que contengan palabras como Gastroenterology, Gastrocnemius, Gastroenteritis, Gastroparesis, etc. Esta búsqueda no es válida para frases, como por ejemplo, Gastroesophageal Reflux Disease u otras. Cabe mencionar que esta función anula el mapeo automático de términos.

4. Búsqueda Avanzada

Como mencionamos anteriormente, permite realizar una búsqueda más personalizada. Para esto se agregan otros campos de búsqueda en esta sección (ver Figura 6). En el menú desplegable de temas, aparecen distintas opciones para orientar la búsqueda, por ejemplo: *Author* (o Autor) para limitar la búsqueda a los artículos publicados por un investigador, Journal (o Revista) en caso de que se desee averiguar la existencia de alguna publicación en alguna revista en particular, Title (o Título), si se quiere que el buscador localice las palabras claves registradas sólo en el título de la publicación, entre otras más opciones. En esta sección a la derecha de la caja de búsqueda, aparecen un botón con el signo "+" o "-", el primero es para agregar otra caja de búsqueda, y el segundo para eliminarla. El hecho de añadir otra caja de búsqueda permite realizar búsquedas haciendo uso de los operadores booleanos, que anteriormente fueron explicados, los cuales aparecen a la izquierda del menú desplegable de temas.

Figura 6 Interfaz de la herramienta de búsqueda "Búsqueda Avanzada"

NOTA: En el cuadro verde aparece la opción desplegable para las operaciones booleanas, en el cuadro amarillo el desplegable de temas y en el azul la opción dirigida a agregar o eliminar un campo de búsqueda.

El Index permite hacer visible una lista de términos empleando alguna palabra o la raíz de esta (ver Figura 7), ya sea en todos los campos (*All Fields*) o en uno en específico, como Autor, Título, etc. Primero se selecciona el campo, luego se redacta la palabra clave de interés, y por último se selecciona la opción *Show index list* (mostrar lista del índice). Una vez hecho esto aparecen una serie de términos con el número de artículos almacenados entre paréntesis. Para seleccionar más de un término, sólo basta en mantener apretado el botón del teclado "Ctrl" e ir eligiendo las palabras. Al final se hace click en el botón Search (Buscar) para ejecutar la búsqueda.

Figura 7 Utilización del *Index* durante la búsqueda avanzada

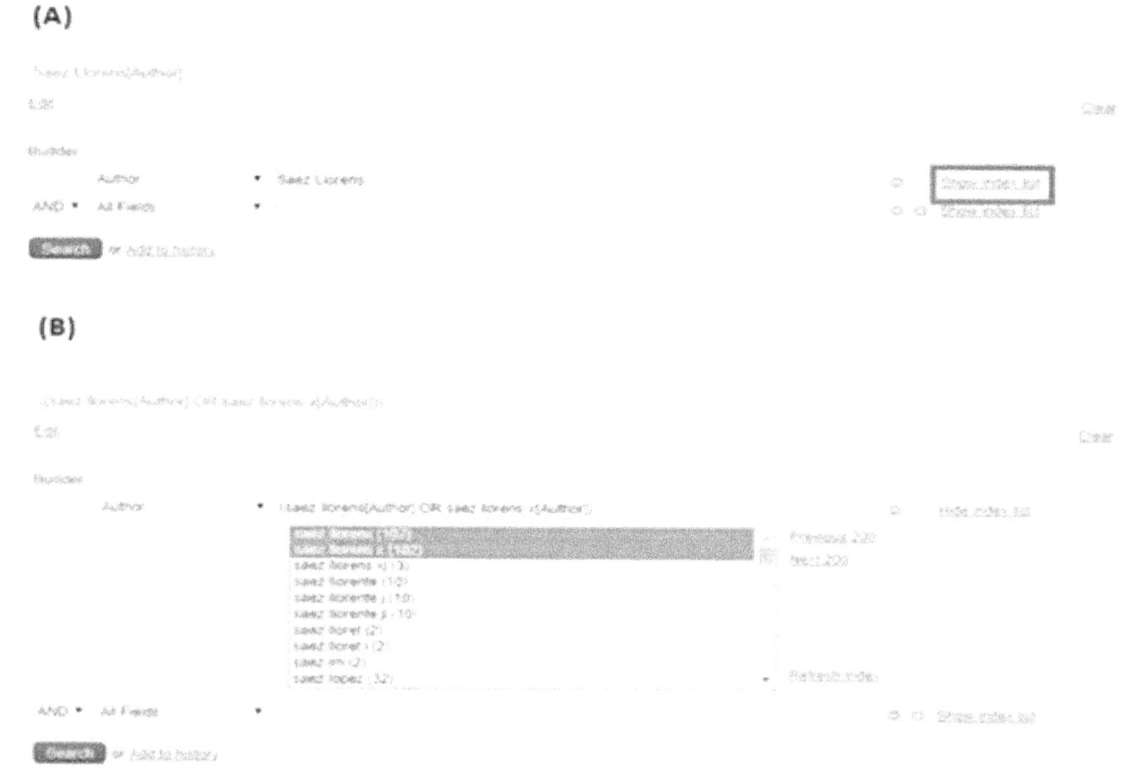

NOTA: La figura A señala con un cuadro rojo la opción a seleccionar para realizar una búsqueda por medio del *Index*. La figura B representa las opciones que aparecen al introducir, en este caso, el tema *Author* y el apellido del autor. Nótese que se despliegan distintas opciones con el número de documentos entre paréntesis.

En la parte inferior se muestra el *History* (o Historial) de todas las búsquedas realizadas (ver Figura 8). Se suelen mostrar las primeras cinco búsquedas. En caso el total de búsquedas supere este número, se debe hacer click en la opción *More History* (Más Historial) para poder observar el registro en su totalidad. El máximo de registro que se logra guardar es de 100 y se borran luego de 8 horas de inactividad. Al hacer click en *Add* se inserta automáticamente los datos en la caja de búsqueda, en caso tal quisiéramos realizar la misma búsqueda.

Figura 8 Representación del *History* durante una búsqueda avanzada

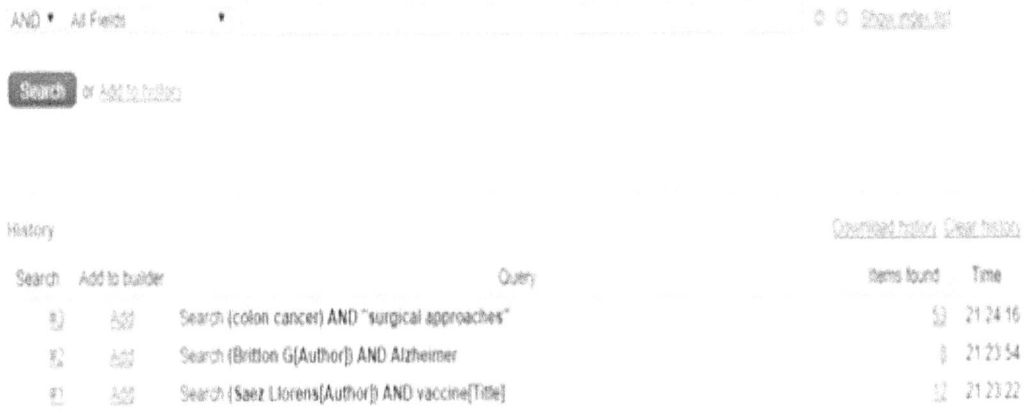

NOTA: En el cuadro amarillo se muestra un ejemplo del historial de búsqueda en el caso de haber realizado 3 búsquedas. Haciendo click sobre la opción *Add* se vuelve a realizar la búsqueda automáticamente.

3) Resultados de Búsquedas

Una vez se ejecuta una búsqueda, el sistema de PubMed arroja una lista de publicaciones basadas en las palabras claves, y sistemas lógicos (operadores booleanos), que hayan sido introducidos. En la Figura 9 se muestra la interfaz de los resultados de búsqueda.

Figura 9 Interfaz de los resultados de búsqueda en PubMed

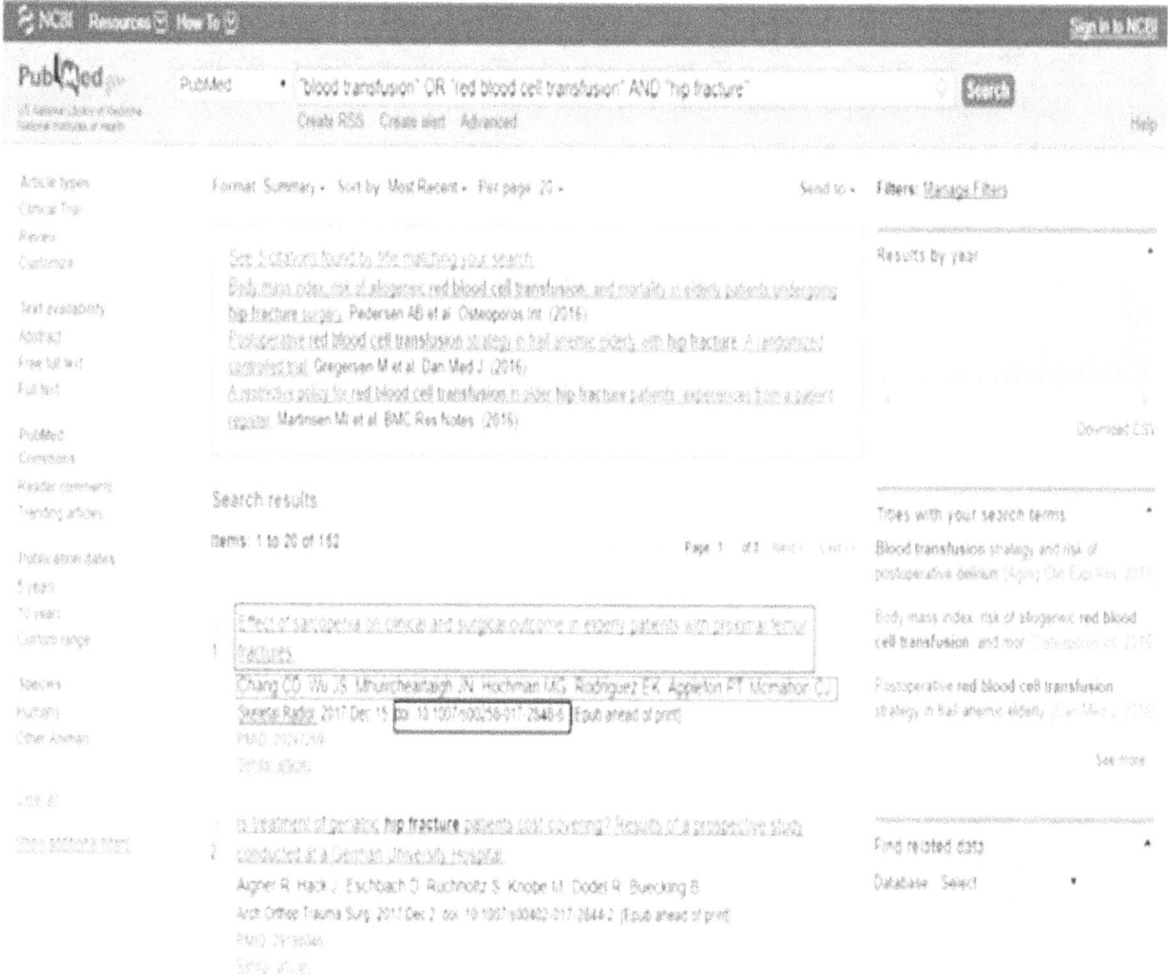

NOTA: Luego de introducir los términos en el campo y realizar la búsqueda, se muestran los resultados como aparece en esta figura. En el lado izquierdo aparecen la columna de filtros. Esta opción permite obtener resultados más específicos. En la columna de la derecha se muestran artículos relacionados a los términos introducidos. En el centro se encuentran los resultados propiamente. Enumerados de menor a mayor, siendo el total del resultado, dividido por defecto entre 20 por página. Primero aparece el título del artículo (cuadro rojo), inmediatamente debajo los nombres de los autores (cuadro verde); seguido a esto el nombre de la revista de manera abreviada (subraya azul), la fecha de publicación (subraya amarilla) y por el último el DOI (cuadro negro). De esta manera se compone una referencia en PubMed.

Por defecto, los resultados son mostrados en orden numérico ascendente, en grupo de 20 por página, y en formato resumido, sin embargo, esto puede ser modificado. En el extremo superior, inmediatamente debajo de la caja de búsqueda, aparecen las siguientes opciones:

a) *Format* (Formato): permite que los resultados de búsqueda se muestren según la cantidad de información que se desea observar (ver Figura 10). Los formatos disponibles son:

1. *Summary* (Resumida): resume la información en base al nombre de los autores, título de la publicación y la fuente o referencia.

2. *Summary (Text)* / Resumida (Texto): es similar al anterior, sólo que la información es dada en formato de un documento de texto.

3. *Abstract* (Resumen): incluye en la lista de búsqueda el resumen de la publicación en inglés.

4. *Abstract (Text)* / Resumen (Texto): como la anterior, salvo que la información es dada en formato de un documento de texto.

5. *MEDLINE*: es un formato de etiquetado, que muestra todos los campos del registro de MEDLINE.

6. *XML* (*Extensible Markup Language* o Lenguaje de Marcado Extensible): otro formato de etiquetado, usado para manipular los datos en aplicaciones.

7. *PMID List:* crea una lista de los identificadores de PubMed en forma de códigos.

b) *Sort* (Ordenar): opción que permite colocar los resultados de búsquedas en base a un orden de preferencia (ver Figura 10). Las opciones disponibles son:

1. *Most Recent* (Más Reciente): es el orden que por defecto PubMed muestra. Los resultados son organizados en base a la última citación que se haya hecho de la publicación, desde la más reciente hasta la más antigua. No es lo mismo que la fecha de publicación.

2. *Best Match* (Mejor Pareo): clasifica en los primeros lugares, los resultados que presentan las mejores coincidencias en base a los términos introducidos.

3. *Publication Date* (Fecha de Publicación): ordena los resultados en base a la fecha de publicación, desde la más reciente hasta la más antigua.

4. *First Author* (Primer Autor): clasifica las publicaciones en orden alfabético del apellido del primer autor.

5. *Last Author* (Último Autor): clasifica las publicaciones en orden alfabético del apellido del último autor.

6. *Journal* (Revista): los resultados son acomodados en base al orden alfabético de los nombres de las revistas.

7. *Title* (Título): se ordenan en base al orden alfabético del título de la publicación.

8. *Per page* (Por página): Permite distribuir el total de los resultados en páginas, tomando como divisor un número determinado (ver Figura 10). Por defecto PubMed muestra los resultados en divisiones de 20.

Figura 10 Opciones disponibles en la interfaz de búsqueda de PubMed para organizar los resultados

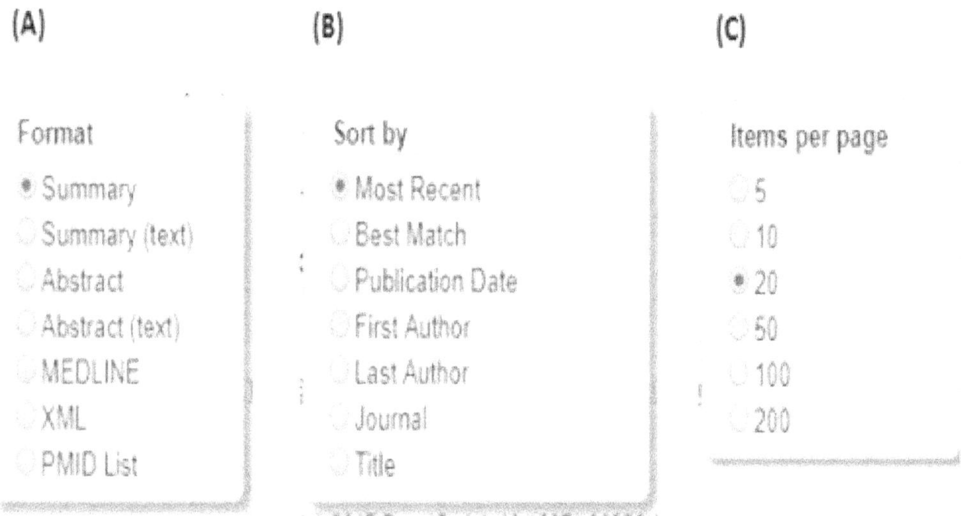

<u>NOTA:</u> La figura A representa la opción desplegable para elegir un formato para la búsqueda. La figura B, despliega las maneras en la cual se pueden ordenar los resultados y la figura C el número de resultados que se pueden mostrar por páginas.

En la parte izquierda de la interfaz de resultados se muestran los filtros de búsqueda. Los filtros permiten reducir los resultados haciendo uso de distintas agrupaciones. Cuando el filtro es seleccionado, aparece un símbolo de gancho en la opción, indicando así que la búsqueda fue realizada bajo ese filtro. Para eliminar el filtro marcado, sólo hay que hacer click en la opción *Clear All*, ubicada en la parte inferior de la columna de filtros. Las agrupaciones que por defecto muestra PubMed son:

a) *Articles Types* (Tipos de Artículos): se encuentran los Ensayos Clínicos (*Clinical Trial*), Revisiones (*Review*), Reporte de Casos (*Case Reports*), Meta-Análisis (*Meta-Analysis*), entre otros. Para abrir totas las opciones que se muestran en este grupo se debe hacer click en *Customize,* seleccionar el tipo de artículo de interés y luego dar click en *Show* (ver Figura 11).

Figura 11 Extensión del Filtro *Articles Types* en la interfaz de resultados de PubMed

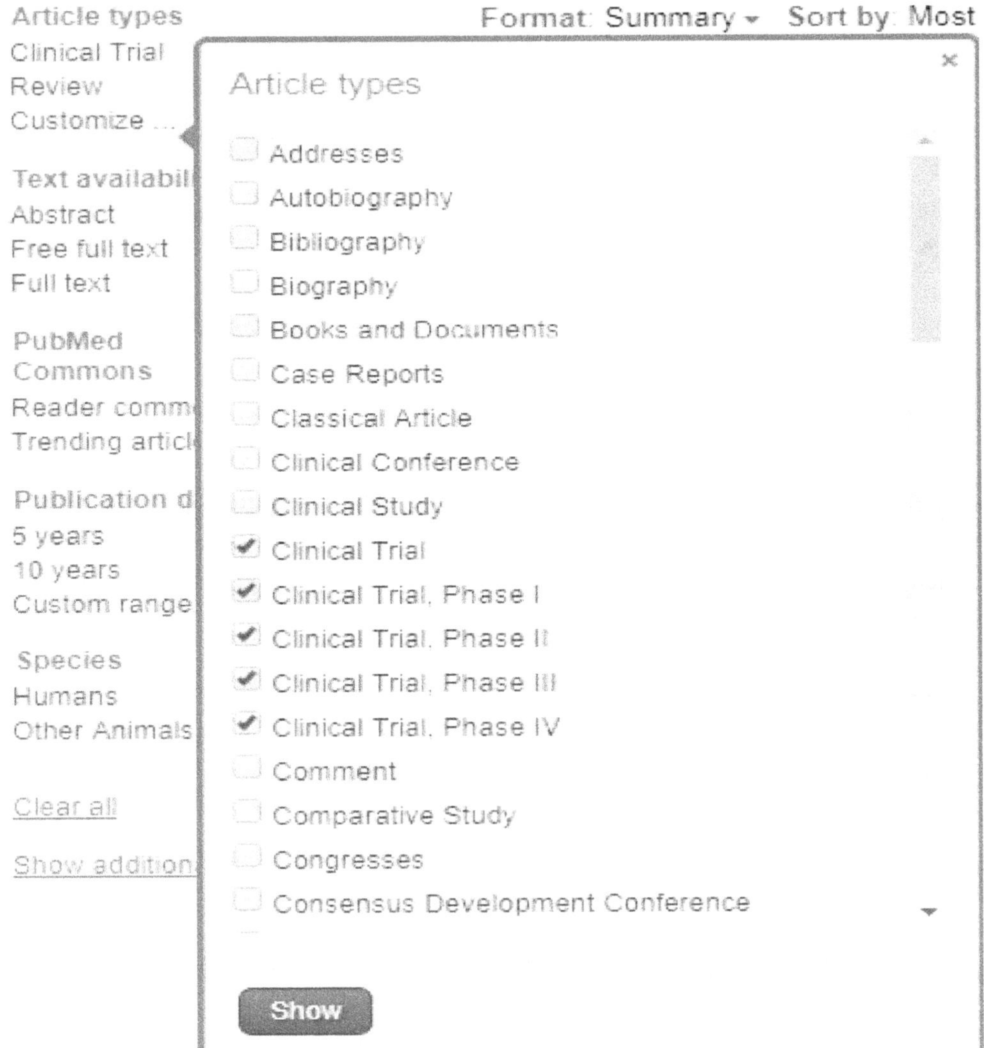

B) *Text Availability* (Textos Disponibles): en esta opción se presentan los Resumen (Abstract), Texto Completamente Gratis (Free Full Text) o documentos que contengan solamente los textos completos (Full Text), independientemente de si son gratuitos o no.

c) *PubMed Commons:* podemos encontrar en el *PubMed Commons* (un sistema donde los autores pueden compartir opiniones o información en una especie de foro). Estos están el *Reader Comments* (se refiere a algún comentario realizado por los lectores) y el *Trending Articles* (donde se muestran los artículos más populares en ese momento de búsqueda).

d) *Publication Dates* (Fecha de Publicación): filtra los documentos según la antigüedad con la que fue publicado. Entre las opciones están 5 años, 10 años y una opción para individualizar el rango de búsqueda.

e) *Species* (Especies): se refiere a la población utilizada para realizar el estudio, como lo pueden ser humanos u otra especie animal.

f) *Show Additional Filters* (Mostrar Filtros Adicionales): donde aparecen el resto de los filtros que PubMed ofrece al investigador. Entre alguna de ellas: *Languages* (Lenguaje), *Sex* (Sexo), *Ages* (Edad), entre otras.

Del total de documentos encontrados por el motor de busqueda de PubMed, es posible organizar ciertos tipos de documentos de preferencia, haciendo uso de las opciones mencionadas anteriormente (filtros, formatos, ordenadores, número por páginas) y la pequeña caja de selección ubicada a la izquierda de cada documento enumerado (ver Figura 12). Cuando tengamos la lista de artículos a utilizar, para abrir el resumen (en caso tal la búsqueda haya sido realizada en formato *Summary*), se debe hacer click sobre el título e inmediatamente aparecerá el resumen.

En la parte derecha también aparece el *Search Details* (Detalles de Búsqueda), donde se muestra como PubMed traduce los términos introducidos en la caja de búsqueda al lenguaje del operador lógico (ver Figura 13). En la Figura 14 se muestra la interfaz de una cuenta en el Centro Nacional para la Información Biotecnológica (*National Center for Biotechnology Information, NCBI*). Esta cuenta permite conservar información relacionada a las búsquedas previas que se hayan ejecutado.

Figura 12 Selección de un artículo en específico en PubMed para luego organizarlo.

RESUMEN

PubMed es una herramienta informática desarrollada por la Biblioteca Nacional de Medicina (BNM) de los Estados Unidos.[1] Es uno de los sitios más utilizados para la búsqueda de documentos científicos relacionados a las ciencias de la salud. Ejerce función como motor de búsqueda y el de una gran base de datos.[4]

Respecto a la búsqueda de información es importante utilizar términos MeSH o palabras claves (*Keywords*) que estén dirigidos hacia el tema en cuestión, haciendo uso de las herramientas desarrolladas en el capítulo. El uso de un sistema lógico (booleano) permitirá búsquedas más precisas.[4,10]

Emplear los filtros de PubMed reducirá el total de documentos que se hayan generado, facilitando así la selección de los artículos.

Para ahorrar tiempo y tener mayor organización se recomienda el uso de los formatos de PubMed. En este sitio web existen diversas herramientas que permiten al usuario compartir un ambiente cómodo al momento de realizar una búsqueda, compartir comentarios con otros autores y emplear recursos de programación, no obstante, al no ser competencias de este capítulo, recomendamos remitirse al sitio web de PubMed.

Recomendamos emplear las herramientas desarrolladas en este capítulo para explotar los beneficios que ofrece PubMed en la búsqueda de literatura científica. Notará que a mayor concurrencia de este motor de búsqueda, más sencillo será su uso.

REFERENCIAS BIBLIOGRÁFICAS

1. Lu Z. PubMed and beyond: a survey of web tools for searching biomedical literature. Database (Oxford). 2011;2011:baq036. doi:10.1093/database/baq036.

2. Ali Z, Bhaskar SB. Basic statistical tools in research and data analysis. Indian Journal of Anaesthesia. 2016;60(9):662-669.

3. Samadzadeh GR, Rigi T, Ganjali AR. Comparison of Four Search Engines and their efficacy With Emphasis on Literature Research in Addiction (Prevention and Treatment). International Journal of High Risk Behaviors & Addiction. 2013;1(4):166-171.

4. Ebbert JO, Dupras DM, Erwin PJ. Searching the medical literature using PubMed: a tutorial. Mayo Clin Proc. 2003;78(1):87-91. doi:10.4065/78.1.87.

5. De Leo G, LeRouge C, Ceriani C, Niederman F. Websites Most Frequently Used by Physician for Gathering Medical Information. AMIA Annual Symposium Proceedings. 2006;2006:902-902.

6. Moncada-Hernández SG. Cómo realizar una búsqueda de información eficiente. Foco en estudiantes, profesores e investigadores en el área educativa. Investigación en Educación Médica. 2014;3(10):106-115. doi:10.1016/S2007-5057(14)72734-6.

7. Falagas ME, Pitsouni EI, Malietzis GA, Pappas G. Comparison of PubMed, Scopus, Web of Science, and Google Scholar: strengths and weaknesses. FASEB J. 2008;22(2):338-342. doi:10.1096/fj.07-9492LSF.

8. Ecker ED, Skelly AC. Conducting a winning literature search. Evidence-Based Spine-Care Journal. 2010;1(1):9-14.

9. Dhammi IK, Kumar S. Medical subject headings (MeSH) terms. Indian Journal of Orthopaedics. 48(5):443-444.

10. Raich AL, Skelly AC. Asking the Right Question: Specifying Your Study Question. Evidence-Based Spine-Care Journal. 2013;4(2):68-71.

CAPÍTULO 12

PÁGINAS WEB Y BIBLIOTECAS VIRTUALES DE INTERÉS MÉDICO

JOSÉ MANUEL RIOS YUIL

INTRODUCCIÓN

En el siglo XXI, el avance de la ciencia es cada vez más rápido. La información científica evoluciona de forma tan acelerada que lo que hoy es cierto, puede que mañana deje de serlo, debido a los hallazgos aportados por nuevos estudios. Esto ha puesto una enorme presión sobre los sistemas de bibliotecas físicas tradicionales, a los que les es más difícil seguir este ritmo. Por esta razón, cada vez utilizamos con mayor frecuencia los sistemas virtuales de información.

Los sistemas virtuales de información tienen la ventaja de poder ser actualizados de una forma más dinámica que los sistemas que manejan material impreso; sin embargo, con la mayor capacidad de tener la información disponible y actualizada, también surgen dificultades, debido a que tanta información puede ser imposible de manejar por los usuarios, produciendo la denominada "infoxicación" o intoxicación por la información.[1] En esta "infoxicación", los usuarios pueden perderse en una vorágine de artículos que tal vez no sean los más útiles para resolver las interrogantes que tienen; pero cuya lectura le dificulta llegar a los que realmente necesita. Por ejemplo, *MEDLINE*, la base de datos más consultada en el mundo, maneja más de 20 millones de artículos, agregando en promedio 4000 nuevos artículos científicos cada año.[1] Es por estas razones que escribimos este capítulo, para tratar de ayudar al lector a dirigirse a los sitios en la web que más le ayudarán en su búsqueda de literatura médica con alta calidad científica.

CONTENIDO

1. Búsqueda de datos según los tipos de fuentes de información:

Antes de hacer la descripción de los principales sitios web de interés, es importante recordar que no todos proporcionan el mismo tipo de información. Las fuentes de información se clasifican en primarias, secundarias y terciarias según el grado de procesamiento de la información. Las fuentes primarias contienen la información original que se genera sobre el tema (artículos de revista médicas, noticias, algunos libros, fotografías, videos); las fuentes secundarias recopilan la información contenida en las fuentes primarias (bases de datos y catálogos de bibliotecas); las fuentes terciarias sintetizan las información presente en las secundarias (guías, revisiones, informes, entre otros).[1]

Al momento de buscar la información que necesitamos, el uso de un motor de búsqueda web como primera herramienta no es lo más apropiado debido a que generará como resultado un enorme número de páginas web. Muchas de estas páginas pueden no ser tan útiles y tal vez no incluya ciertas páginas web que podrían ser de mayor valor; por lo que terminaríamos perdiéndonos en esta búsqueda.

Lo más apropiado es iniciar por las fuentes terciarias para conocer más el tema y a partir de allí pasar a las secundarias, desde donde nos dirigiremos a las primarias. Sólo entonces podríamos hacer una búsqueda utilizando los motores de búsqueda de internet para evitar perdernos en ese gran mar de información.[1]

2. La Biblioteca Cochrane Plus:

La biblioteca Cochrane Plus (http://www.bibliotecacochrane.com) es la versión en castellano de la base de datos *Cochrane Database of Systematic Reviews*, que es la principal base de datos de la revista electrónica *The Cochrane Library*.[2] La versión inglesa es la líder mundial en revisiones sistemáticas sobre el cuidado de la salud y tuvo un factor de impacto de 6.264 en el año 2016.[3] La información está disponible en una serie de bases de datos que se pueden consultar desde un único buscador.[2]

La biblioteca Cochrane Plus contiene en castellano la información de:[2]

a) Base de datos Cochrane de revisiones sistemáticas.

b) Informes de las agencias de evaluación de tecnologías sanitarias españolas.

c) Gestión clínica y sanitaria: artículos de la revista editada por la Fundación Instituto de Investigación en Servicios de Salud (IISS).

d) Registro de Ensayos clínicos iberoamericanos.

e) Evidencia. Actualización en la práctica ambulatoria: con artículos de la revista editada por la Fundación para el Desarrollo de la Medicina Familiar y la Atención Primaria de la Salud de Argentina.

f) Evidencias en Pediatría: con artículos de la revista de la Asociación Española de Pediatría.

g) Web temática de la espalda de la Fundación Kovacs: con estudios científicos sobre la espalda.

En inglés contiene:[2]

h) *CENTRAL*: con ensayos clínicos recopilados.

i) Otras revisiones sistemáticas publicadas.

j) *Health Technology Assessment Database – HTA:* con informes de evaluación de tecnologías sanitarias.

k) *NHS Economic Evaluation Database – NHS EED:* con informes de evaluaciones económicas.

l) *Cochrane Methodology Register – CMR*: con referencias sobre estudios metodológicos.

3. MEDLINE, PubMed y PubMed Central:

La base de datos MEDLINE es producida por la *National Library of Medicine* (NLM) y es la más utilizada a nivel mundial. Abarca más de 4500 revistas de más de 70 países y con más de 20 millones de registros.[1]

El portal PubMed (https://www.ncbi.nlm.nih.gov/pubmed/) es un sitio web que contiene más de 27 millones de citaciones y es un recurso gratuito que permite el acceso a la base de datos MEDLINE, a revistas sobre las ciencias de la vida y a libros en línea, ver el capítulo anterior. PubMed abarca citaciones y resúmenes de los campos de salud y biomedicina, cubriendo las ciencias de la vida, del comportamiento, químicas y de bioingeniería. Es producido por el *National Center for Biotechnology Information* (NCBI) de la NLM de los *National Institutes of Health* (NIH). Las revistas médicas le dan sus citaciones al NCBI para que aparezcan en PubMed y le dan acceso al texto completo de los artículos en la página web de cada revista a través de la herramienta LinkOut.[4] Cabe señalar que este acceso al texto completo no siempre es gratuito.

El PubMed Central (https://www.ncbi.nlm.nih.gov/pmc/) es un archivo web de la NLM del NIH que permite el acceso gratuito al texto completo de revistas biomédicas y de las ciencias de la vida.[5]

4. Índice Bibliográfico Español en Ciencias de la Salud (IBECS):

El IBECS (http://ibecs.isciii.es[1]) es una base de datos que contiene referencias de artículos de más de 200 revistas editadas en España, de las áreas de medicina, medicina veterinaria, odontología, farmacia, enfermería y psicología. La mayoría de estas referencias tiene resumen y habrá un enlace al texto completo del artículo si el mismo está disponible en la colección SciELO.[6]

5. Embase:

La base de datos Embase (https://www.elsevier.com/solutions/embase-biomedical-research) es una base de datos de suscripción producida por Elsevier y abarca revistas médicas desde 1947 hasta la actualidad. Tiene más de 32 millones de registros y más de 8500 revistas de más de 95 países, incluyendo títulos de MEDLINE. Cada día se añaden en promedio 6000 registros a la base de datos. Además cuenta con más de 2.3 millones de resúmenes de conferencias indexados desde 2009.[7]

6. *Web of Science*:

La *Web of Science* de Thomson Reuters es una plataforma web de suscripción que nos permite tener acceso a través de la web a más de 12000 revistas científicas, conferencias, patentes, libros y capítulos de libros. Su versión nuclear (*Web of Science - core collection*) incluye el acceso a bases de datos como el *Science citation index* (1900 hasta el presente), *Social Sciences Citation Index* (1956 hasta el presente), *Arts & Humanities Citation Index* (1975 hasta el presente), Conferences

---

1.   http://ibecs.isciii.es/

Proceedings Citation Index/Science (1990 hasta el presente) y Conferences Proceedings Citation Index/Social Science and Humanities (1990 hasta el presente).[8]

7. Scopus:

Scopus (https://www.scopus.com/), una base de datos de suscripción producida por Elsevier, es la base de datos más grande de resúmenes y citaciones de literatura revisada por pares, incluyendo revistas científicas, libros y conferencias. Abarca los resultados de la investigación en los campos de la medicina, ciencia, tecnología, ciencias sociales, arte y humanidades.[9]

8. Índice Latinoamericano de Revistas Biomédicas (Imbiomed):

Imbiomed (www.imbiomed.com[2]) es una base de datos privada que permite el acceso gratuito al texto completo de los artículos de múltiples revistas médicas, primordialmente de Iberoamérica. En Panamá tenemos actualmente dos revistas dentro de este Índice: Revista Médica de la Caja de Seguro Social y Revista Médico Científica.[10]

9. Medscape eMedicine:

eMedicine (https://emedicine.medscape.com/) es una base de datos con énfasis clínico que proporciona artículos médicos actualizados, revisados por pares, que se encuentran organizados en libros de cada una de las especialidades de la medicina. Los mismos son actualizados continuamente para incluir cualquier información nueva que aparezca en la literatura sobre el tema en cuestión. Es una base de datos muy útil para obtener rápidamente información concisa y actualizada sobre temas médicos que pueden aplicarse a la práctica diaria. Algunos de estos artículos están disponibles en castellano.[11]

10. *ClinicalKey*, Google Académico y otros buscadores biomédicos:

ClinicalKey (https://www.clinicalkey.es/#!/) es un motor de búsqueda inteligente de suscripción, en inglés y castellano, de Elsevier Clinical Solutions. Nos permite encontrar de forma rápida respuestas relevantes para la toma de decisiones clínicas cuando el tiempo es limitado; así como hacer búsquedas más profundas y especializadas. Es capaz de buscar en más 1100 libros de referencia, más de 600 revistas científicas, en las clínicas médicas y quirúrgicas de Norteamérica, en la base de datos MEDLINE, entre otros.[12]

Google Académico (https://scholar.google.es/) es la versión del buscador Google que se enfoca en la búsqueda de la información solicitada en páginas de interés científico (estudios revisados por especialistas, tesis, libros, resúmenes y artículos de editoriales científicas, entre otros) y muestra los resultados ordenados según un *ranking* de relevancia que toma en cuenta los autores, la fuente y la cantidad de citas recibidas.[1]

---

2.   http://www.imbiomed.com

Existen muchos buscadores de información biomédica entre los que destacan: *Health on net, Galenicom, NHS Evidence, Search Medica, HealthLine, GopubMed, ATPediatrics*, entre otros.[1]

11. Amedeo:

Amedeo (http://www.amedeo.com/) es un sistema gratuito que nos permite mantenernos al día con las nuevas informaciones científicas de nuestro interés. Al suscribirse a las alertas bibliográficas de Amedeo, se reciben correos electrónicos semanales sobre las nuevas publicaciones que nos interesan en las ciencias de la salud. También nos proporciona un compendio de la información científica publicada en las revistas médicas en los últimos 12 a 24 meses.[1,13]

12. Atlas:

Están también disponibles en el internet, múltiples atlas, algunos de acceso gratuito y otros de pago que nos permiten estudiar imágenes clínicas o histopatológicas de las enfermedades de interés. Por ejemplo, el sitio Atlases – Pathology Images (https://atlases.muni.cz/en/index.html) es un sitio web de acceso gratuito que contiene una gran variedad de imágenes histopatológicas agrupadas en diferentes altas de las distintas subespecialidades de la Patología.[14]

La página *Dermatology Information System* (DermIS) (http://www.dermis.net/dermisroot/en/home/indexp.htm) proporciona acceso gratuito a atlas de imágenes de dermatología (DOIA y PeDOIA) junto a sus diagnósticos y diagnósticos diferenciales.[15]

RESUMEN

En la actualidad, la mayor parte de la información biomédica se busca y encuentra a través de mecanismos electrónicos, debido a que estos son accesibles desde cualquier parte del mundo y a que son más fáciles de mantener actualizados. Hay tanta información disponible en la web que puede llegar a provocar la intoxicación informativa o infoxicación del lector. Es por esto que la búsqueda debe realizarse de forma secuencial desde las fuentes terciarias a las secundarias, de allí a las primarias, posteriormente a los buscadores web y finalmente a las herramientas colaborativas de la Web 2.0. Entre los instrumentos web más destacados tenemos: Biblioteca Cochrane Plus, MEDLINE, PubMed, PubMed Central, IBECS, Embase, Web of Science, Scopus, Imbiomed, Medscape eMedicine, Clinical Key, Google Scholar, Amedeo, entre otros.

REFERENCIAS BIBLIOGRÁFICAS

1. Aleixandre-Benavent R. Fuentes de información en ciencias de la salud en internet. Panace@. 2011;12:112-20.

2. Cochrane Iberoamérica [Internet]. [Citado 4 feb 2018]. Disponible en: http://es.cochrane.org/es/la-biblioteca-cochrane-plus

3. Cochrane Library [Internet]. Wiley Online Library. [Citado 4 feb 2018]. Disponible en: http://www.cochranelibrary.com/cochrane-database-of-systematic-reviews/index.html

4. PubMed Help [Internet]. Bethesda (MD): National Center for Biotechnology Information (US); 2005-. PubMed Help. [Actualizado 27 Nov 2017; citado 4 feb 2018]. Disponible en: https://www.ncbi.nlm.nih.gov/books/NBK3827/

5. PMC Overview [Internet]. National Center for Biotechnology Information (US). [Actualizado 14 Nov 2011; citado 4 feb 2018]. Disponible en: https://www.ncbi.nlm.nih.gov/pmc/about/intro/

6. IBECS – Índice Bibliográfico Español en Ciencias de la Salud. Instituto de Salud Carlos III. [Citado 4 feb 2018]. Disponible en: http://www.isciii.es/ISCIII/es/contenidos/fd-el-instituto/fd-organizacion/fd-estructura-directiva/fd-subdireccion-general-redes-centros-investigacion2/fd-centros-unidades2/fd-biblioteca-nacional-ciencias-salud/fd-buscar-informacion-biblioteca-cs/acceso_a_bases_de_datos/IBECS.shtml

7. Embase [Internet]. Elsevier. [Citado 4 feb 2018]. Disponible en: https://www.elsevier.com/solutions/embase-biomedical-research

8. Web of Science: About Web of Science [Internet]. DTU Library. Technical Information Center of Denmark. [Actualizado 12 Jul 2017; citado 4 feb 2018]. Disponible en: http://libguides.dtu.dk/c.php?g=654844

9. Scopus [Internet]. Elsevier. [Citado 4 feb 2018]. Disponible en: https://www.elsevier.com/solutions/scopus

10. Imbiomed [Internet]. [Actualizado 4 Feb 2018; citado 4 feb 2018]. Disponible en: http://www.imbiomed.com.mx/1/1/catalogo.html

11. Medscape eMedicine [Internet]. [Citado 4 feb 2018]. Disponible en: https://emedicine.medscape.com/

12. ClinicalKey [Internet]. Elsevier. [Citado 4 feb 2018]. Disponible en: https://www.clinicalkey.com/info/es/

13. Amedeo. The Medical Literature Guide [Internet]. [Citado 4 feb 2018]. Disponible en: http://www.amedeo.com/

14. Atlases – Pathology Images. Masarykova Universita. [Citado 4 feb 2018]. Disponible en: https://atlases.muni.cz/en/index.html

15. DermIS. [Citado 4 feb 2018]. Disponible en: http://www.dermis.net/dermisroot/en/home/indexp.htm

MÓDULO 3:

DESARROLLO DE UN PROTOCOLO DE INVESTIGACIÓN

CAPÍTULO 13

Protocolo de investigación: autores, título, planteamiento del problema y justificación de la investigación

PAULINO VIGIL-DE GRACIA

Introducción

Entramos ahora en un nuevo módulo, el de ¿cómo desarrollar un protocolo de investigación? Este módulo se desarrollará en 8 capítulos, cada uno pretende llevarte a la mejor comprensión de cada una de esas partes que integran un protocolo de investigación. Este módulo lleva una mejor comprensión si lees cada capítulo según el orden ofrecido, debido a que existe una relación entre ellos, aunque el aporte es independiente por capítulo.

Necesitamos saber la importancia para la investigación, para el investigador y para la ciencia médica del desarrollo adecuado de un protocolo de investigación [1]. Debemos conocer sus fortalezas y debilidades. Además, cada parte del protocolo lleva un mensaje muy claro al que desea investigar y obvio a quien revisa dicho protocolo. Es lo ideal para los que van a iniciar o los que tienen poca experiencia en investigación. Sabemos que existen muchos co-investigadores y colaboradores que nunca se han involucrado a cabalidad en la confección de un protocolo, solo se han dedicado a la revisión y aprobación. Por eso aquí aportaremos lo necesario para que se involucre en la elaboración de protocolos de investigación y de hecho en un líder en investigación.

La adecuada y responsable colocación del orden de los autores tiene una importancia y se debe conocer. El título tiene requisitos y no conocerlo nos lleva a grandes errores. Algunos pretenden hacer un protocolo de investigación y desconocen el valor del planteamiento del problema o de la pregunta central de la investigación la cual es un elemento valioso a redactar en el protocolo, como además lo es la justificación de esa investigación. En fin, cada parte del protocolo lleva un contenido muy específico y orientador y es responsabilidad del investigador y sus colaboradores cumplir con dichos requisitos [1].

En este capítulo desarrollaremos temas específicos como la importancia de un protocolo de investigación, el orden y necesidad de los autores, el título y la pregunta de investigación o planteamiento del problema más la justificación de la investigación.

Protocolo de investigación

Un protocolo de investigación es una guía, una agenda, un plan o planificación a futuro que escriben los investigadores respecto a lo que desean investigar. Es el documento que sustenta con claridad todo lo relacionado y lo que se pretende lograr con la investigación. Se redacta de manera lógica, ordenada e integral con el fin de que estén todas las reglas necesarias para evitar los errores al ejecutar la investigación. Los protocolos no deben ser tan rígidos y pueden tener variaciones de acuerdo a las opciones o intereses de cada investigador. De hecho, existen algunas variaciones entre las reglas que vamos a presentar en este libro que son las seguidas por OMS/OPS y las de otros grupos o asociaciones [1-6]. Podemos leer todo lo necesario para escribir o redactar un protocolo o guía de investigación, pero la verdad es que hasta que no hagamos varios no vamos a comprender su importancia. Los protocolos pueden variar según tipo de investigación. De hecho, serán más exigentes aquellos que involucren estudios aleatorizados como por ejemplo donde se prueba una nueva droga o una técnica quirúrgica versus un estudio meramente descriptivo sobre la incidencia o prevalencia de una enfermedad o condición clínica.

Según la guía de OPS/OMS [1], de cómo escribir un protocolo de investigación, el contenido mínimo necesario para un protocolo de investigación lo integran: El planteamiento del problema y la justificación de la investigación, el objetivo general y específicos, la metodología y el plan de análisis, y el cronograma y presupuesto. Además, describen que la cantidad de páginas de un protocolo de investigación no debe exceder las 20 páginas tamaño carta. En este capítulo y los siguientes describiremos paso a paso todo lo necesario para que usted pueda redactar un protocolo de investigación.

Autores

La definición de la autoría de un protocolo de investigación es algo fundamental pero no claramente definido y en ocasiones se llenan en forma muy subjetiva. Si nos ajustamos a criterios de autorías nos encontraremos con múltiples definiciones. La mayoría de los aportes en la literatura se enfocan en definir autorías para artículos de publicación [5]. Consideramos que los autores de un protocolo de investigación son aquellos involucrados en la génesis de la idea, los que buscaron información científica existente, los que se involucraron en la elaboración de cada una de las partes del protocolo, los que finalmente lo aprueban y se involucran en el desarrollo de la investigación y toman la responsabilidad de la fiel ejecución de la investigación. Todos los autores deben conocer a la perfección el protocolo de investigación. Al momento de culminar un protocolo de investigación debe existir un acuerdo en relación al orden en que aparecen los autores. El autor principal de un protocolo de investigación debe ser el que concibió o generó la idea de la investigación. Pueda que la desarrollaron en conjunto, pero alguien fue el primero en llamar a la idea y ese debe ser el primer autor. El resto de autores deben ir en ese orden de importancia y discutido en conjunto. Usualmente los autores que aparecen de último deben ser los que avalan o refrendan y además son parte del protocolo y por su puesto lo conocen a la perfección.

Como autores del protocolo pueden existir otro tipo de autores, como lo son el asesor experto y el asesor metodológico. Se pueden señalar inmediatamente después de la autoría con subtítulos o añadirlos al final de los autores. Un asesor experto es aquel autor con un nivel de conocimiento tan bueno que puede sugerir y hacer cambios sobre el tema investigado; usualmente son autores o investigadores de ese tema. Un asesor metodológico es quien sugiere y participa en lo relacionado con la metodología y análisis del estudio. Tanto el asesor experto como el asesor metodológico son opcionales en un protocolo de investigación.

Un error común, especialmente cometido por investigadores novatos o inexpertos, es poner como autores a profesionales que no han participado en el desarrollo del protocolo. No deben colocarse autoridades ni jefes como autores de un protocolo excepto hayan participado en la confección del protocolo. Es decir, las autoridades administrativas no tienen nada que ver con la autoría de un protocolo de investigación, pero obvio pueden ser investigadores y sumarse a la investigación.

Otro aspecto importante es la autoría multidisciplinaria, es decir pueden ser autores de un protocolo de investigación clínica: médicos, enfermeras, técnicos en enfermería, técnicos en radiología, farmacéuticos, odontólogos, nutricionista, psicólogos y otros.

No olvidar que todos los autores de un protocolo de investigación deben tener talento para investigar, observación cuidadosa de lo que acontece en su medio de trabajo, honestidad y una buena dosis de tenacidad y perseverancia.

Título

Todo protocolo de investigación debe tener un título, el cual en la mayoría de las veces no es igual al título del manuscrito a publicar cuando termine la investigación y analice los resultados. Según la guía de la OPS/OMS [1] un buen título debe ser corto, preciso y conciso. No se limita a palabras ni caracteres. El título debe dejar muy claro qué se va a investigar y dónde se hará la investigación. Con frecuencia nos referimos a que un buen título debe tener inmerso 3 condiciones. Primero lo que en términos generales se quiere investigar; segundo en dónde (lugar) se hará la investigación y tercero en qué tiempo se hará. Esta tercera variable puede no estar en el título, en especial si es un estudio clínico aleatorio o un estudio de casos y controles donde no se tiene con precisión el tiempo que durará la investigación. Veamos dos ejemplos de títulos de protocolo de investigación. **1- Tratamiento del infarto agudo de miocardio en menores de 50 años de edad en el hospital general de Calovébora durante los años 2019 y 2020.** Con este título al revisor o lector le queda muy claro que se quiere saber cuál es el tratamiento que se efectuará a los pacientes con infarto agudo de miocardio si el paciente tiene menos de 50 años, sabe además que sólo en un hospital y conoce cuál es el hospital. La otra información que se obtiene es que es un estudio prospectivo (futuro ya que estamos en el año 2018) y que se realizará en dos años. **2- Tratamiento con antibióticos por vía oral o intravenosa en pacientes con ruptura prematura de membranas entre 34 y 37 semanas de**

gestación en 5 maternidades de Panamá. Estudio clínico aleatorizado. Con este título podemos logar mucha información de ese protocolo de investigación. Es un estudio de obstetricia, se desea saber cuál vía de administración de antibióticos es mejor, se probarán al menos dos antibióticos, es en pacientes con ruptura prematura de membranas y se define la edad gestacional en pretérmino tardío, nos dice que participarán 5 hospitales que se encuentran en la república de Panamá. Finalmente, nos dicen que es un ensayo clínico aleatorizado. Por ende, el estudio culminará al concluir con el tamaño de muestra, que como es obvio impide tener una fecha exacta de culminación.

Planteamiento del problema

En este parte del protocolo lo que se espera es que usted describa cual es la pregunta central o inquietud específica que le motiva a investigar. Es decir: ¿cual es la justificación de su investigación; ¿por que se debe hacer?; ¿Por que es necesario hacer esa investigación? Aquí se requiere que usted explique los vaciós existentes en ese tópico o tema, las controversias o inconsistencias existentes. En esta parte del protocolo el investigador da a conocer en un orden lógico las preguntas que orientan hacia el porqué de la investigación [6,7]. Ese orden debe ser: a-Magnitud frecuencia y distribución (áreas o grupos afectados por el problema); b-Causas probables del problema a investigar (hay causas, dudas, controversias); c-Posibles soluciones (como se trata, que ha fallado, las dudas al respecto); d-Interrogantes sin respuestas (que sigue pendiente por conocer). Todos estos cuestionamientos a su pregunta central o de investigación se desarrollan en ese orden como subtítulos o en forma continua, pero siguiendo ese orden [1].

Atrévase a generar una investigación con su pregunta central, pero eso sí, investigue todo lo posible al respecto. No se puede ser serio en investigación generando un planteamiento del problema sin haber leído. Muchas veces el gran problema es nuestro desconocimiento y no la falta de investigación. Por eso al generar un planteamiento (una pregunta de investigación) con la lectura profunda del tema [6-10] nos quedarán dos conclusiones: 1- Existía un desconocimiento de mi parte el cual se resolvió con la lectura o, 2- Iniciamos el camino hacía una investigación sobre un problema que lo amerita.

Justificación de la investigación

En esta sección del protocolo debemos señalar porqué es necesario hacer esta investigación [6,7]. ¿Qué vamos a lograr? ¿Qué pretendemos hacer con los resultados que obtendremos?[9,10] Explique con claridad:

1. ¿Qué prioridades tiene ese tipo de investigación en su hospital, país o región? En esta sección justifique la necesidad de esta investigación, no su necesidad como investigador.

2. ¿Qué aporte o conocimiento le puede generar esa investigación? Explique qué aspira a lograr como conocimiento y de que le sirve a la ciencia.

3. ¿Cómo se diseminarán los resultados? Sus resultados deben ser conocidos por el resto de sus compañeros, en el hospital o institución de salud, en la Uuiversidad, en la asociación médica, en el país, debe procurar publicarlos en una revista indexada.

4. ¿Quiénes se beneficiarán con su investigación? Por supuesto se justifica si su investigación beneficia a un grupo de la población o a toda la población. Si beneficia al hospital, al país. Explique todos los que se benefician si se hace esa investigación.

Resumen

Un protocolo de investigación bien desarrollado se convierte en la mejor herramienta para cumplir con una investigación. Es necesario para beneficios del investigador y de la población a investigarse que se cumplan con los parámetros mínimos a desarrollarse. Debemos definir con claridad y prioridad los nombres de los investigadores, no debemos añadir gente que no trabajó en la confección del protocolo o que no trabajará en la investigación. El autor principal debe ser el creador de la idea o de la pregunta central de la investigación. El título debe definir el enfoque de la investigación, en que sitio se investigará y que tipo de investigación es o en qué tiempo se pretender hacer. El planteamiento del problema o de la pregunta central es vital en el protocolo, la descripción de esta sección nos permitirá ver lo profundo de su lectura y debe quedar clara la justificación de su investigación.

REFERENCIAS BIBLIOGRÁFICAS

1- Guía para escribir un protocolo / una propuesta de investigación. OMS/OPS. Febrero 2014.

2- Baena, G. Manual para elaborar trabajos de investigación documental. Edit. Mexicanos 1ª edic. 1993.

3- Vásquez Hidalgo A. Protocolo de investigación. 2005. https://es.scribd.com/doc/27139157/GUIA-PROTOCOLO-de-investigacion.

4- Amezcua M. El Protocolo de Investigación. En Antonio Frías Osuna, Salud Pública y educación para la salud. Barcelona: Masson, 2000:189-199.

5- Acosta A. Como definir autoría y orden de autoría en artículos científicos usando criterios cuantitativos. Universitas Scientiarum 2007:12(1):67-81.

6- Hernández, R., Fernández, C., Baptista, P. Metodología de la investigación (4ª edición). 2006. México: Mc Graw Hill.

7- Hernández Sampieri, R, Fernández Collado C, Baptista Lucio P. Metodología de la investigación. 2003. México: Mc Graw Hill.

8- Polit DF. Investigación científica en ciencias de la salud, Ed. Mc Graw-Hill Interamericana, 5ta edición, 1997. Cap. Contextos conceptual y teórico, pp. 95-117.

9- Gómez S. Metodología de la investigación, México. 2012. Red Tercer Milenio. www.aliat.org.mx/.../Axiologicas/Metodologia_de_la_investigacion.pdf[1]

---

1.   http://www.aliat.org.mx/.../Axiologicas/Metodologia_de_la_investigacion.pdf

10- PAHO Protocolo SPA. Guía para inscribir un protocolo de investigación. Programa de subvenciones para la investigación. 2002. http://www.paho.org/spanish/HDP/HDR/RPG/Protocolo-SPA-2002.doc

CAPÍTULO 14

PROTOCOLO DE INVESTIGACIÓN: MARCO TEÓRICO, HIPÓTESIS Y OBJETIVOS

AURELIO IVÁN NUÑEZ

INTRODUCCIÓN

Este capítulo describe tres partes fundamentales del protocolo de investigación: el marco teórico, la hipótesis y los objetivos, abordaremos como confeccionar un marco teórico adecuado, donde obtener información, su función, los diferentes tipos, su relación con la hipótesis, la cual es requisito para estudios cuantitativos, los tipos de hipótesis, y la forma en que se dirigirá el estudio a través de los objetivos, los cuales tienen como meta confirmar o rechazar una hipótesis.

Marco Teórico

El marco teórico, nace de la pregunta central de la investigación, es decir del planteamiento del problema [1-3], consiste en la revisión bibliográfica específica, extensa, actualizada y comprensiva del tema de estudio, brindando al investigador conceptos útiles para ordenar y orientar la investigación [2]. Llevar a cabo una revisión sistemática es un primer gran paso, este establece un expertise sólido en el área de estudio [4], esta debe ser coherente y original, siendo un trabajo crítico y analítico de la literatura. El fundamento teórico, sugiere la forma en que se realizará la investigación, considerando los antecedentes que han tratado nuestro objeto de estudio, analiza los aspectos teóricos y metodológicos del tema [5], correlacionando estos con nuestro entorno y realidad a investigar; revela evidencias previas empíricas, es la matriz donde nace la hipótesis de trabajo. Brinda información sobre la relación que existe entre el problema planteado y la información existente. Está regido y relacionado con los objetivos [6]. El marco teórico nace del problema que se plantea, y a su vez demuestra que el objeto a estudiar tiene piso o soporte para la confección de Hipótesis o probables respuestas [1,2].

Reconocidas editoriales han citado que, entre las razones más frecuentes para no publicar un manuscrito, es la carencia del marco teórico, a menudo el autor falla en justificar su investigación con un marco teórico adecuado [3]. El marco teórico se considera la base que da soporte a la pregunta principal del estudio, dando argumentos al investigador en su búsqueda de respuestas a su hipótesis de trabajo [1], esta sección de la investigación es tan importante que puede llegar a cuestionar y hacernos reflexionar sobre la pregunta del estudio, inclusive llevando a reformularla [7].

La revisión de material bibliográfico debe estar directamente relacionado con el tema de estudio, incluyendo aspectos históricos, conceptuales y planteamientos teóricos; debe permitir analizar y evaluar investigaciones relacionadas con el tema. No se debe desviar la atención del tema específico a estudiar en material general, ya que confunde y enlentece al investigador [2].

El marco teórico debe [2,7]:

1. Establecer la Hipótesis
2. Delimitar el área de la investigación
3. Indicar guías y rutas de investigación
4. Dar información y marco de referencia para interpretar los resultados del estudio
5. Detectar errores cometidos en estudios previos
6. Recopilar conocimientos existentes

El marco teórico debe incluir una introducción, seguido de los antecedentes científicos de la investigación, debe tener un estilo de redacción impersonal, con un orden claro y lógico que permita al lector comprender la meta del estudio, el contenido debe exponer de forma cronológica el desarrollo histórico del problema, relacionarlo con la información que se maneja en la actualidad, junto con otros datos técnicos y científicos que fundamenten la investigación, recordando que esta información es la que da el origen a la hipótesis del trabajo [8]. Al término del marco teórico se plantea el problema que ha motivado el estudio y se debe describir de forma clara lo que se desea realizar [8].

En una investigación se pueden encontrar cuatro tipos de marcos [5]:

1- Teórico; 2- Referencial; 3- Conceptual y 4-Situacional

Generalmente los tres primeros se unen y conforman un Marco Teórico-conceptual-Referencial.

Teórico: Refiriéndonos al marco teórico de manera estricta, podríamos indicar que se trata de aquella parte en donde tomamos la información de textos, artículos, que nos den enfoques y teorías previas a nuestra investigación, ayudaran a dar una primera propuesta teórica.

Referencial: En el sentido referencial, es aquella parte en donde se revisan los resultados previos de estudios previos y que utilizaremos a forma de orientación. Aquí durante la revisión bibliográfica podemos conocer si nuestro objeto de investigación ya ha sido estudiado a profundidad, evitando así repeticiones. Si el tema que nos interesa ya ha sido estudiado, debemos orientarlo y darle características diferentes a fin identificar factores que no se han estudiado. Estos aspectos, nos permiten tener un amplio conocimiento de la información actualizada del tema de estudio seleccionado.

Conceptual: Nuestro marco, debe tener información delimitada hacia nuestro objeto de estudio, para enfatizar nuestro tema central de investigación [5].

Situacional: En este sentido nos referimos al lugar, tiempo. Por ejemplo, una sala de hospitalización, salón de operaciones, comunidad, etc. Se debe especificar el periodo durante el cual se desarrollará.

La fuente disponible de información se puede encontrar hoy en día con facilidad, buscadores como Pubmed y Google académico, están entre los más utilizados, sin embargo, bibliotecas, archivos, hemerotecas etc. están también a la disposición en algunos centros [7].

Si no hay antecedentes del problema, este debe ser aclarado [6].

En esta sección del estudio (figura 1), la información nace de la literatura previa, por lo tanto, cada párrafo, debe tener al menos una cita bibliográfica [6].

Figura 1.

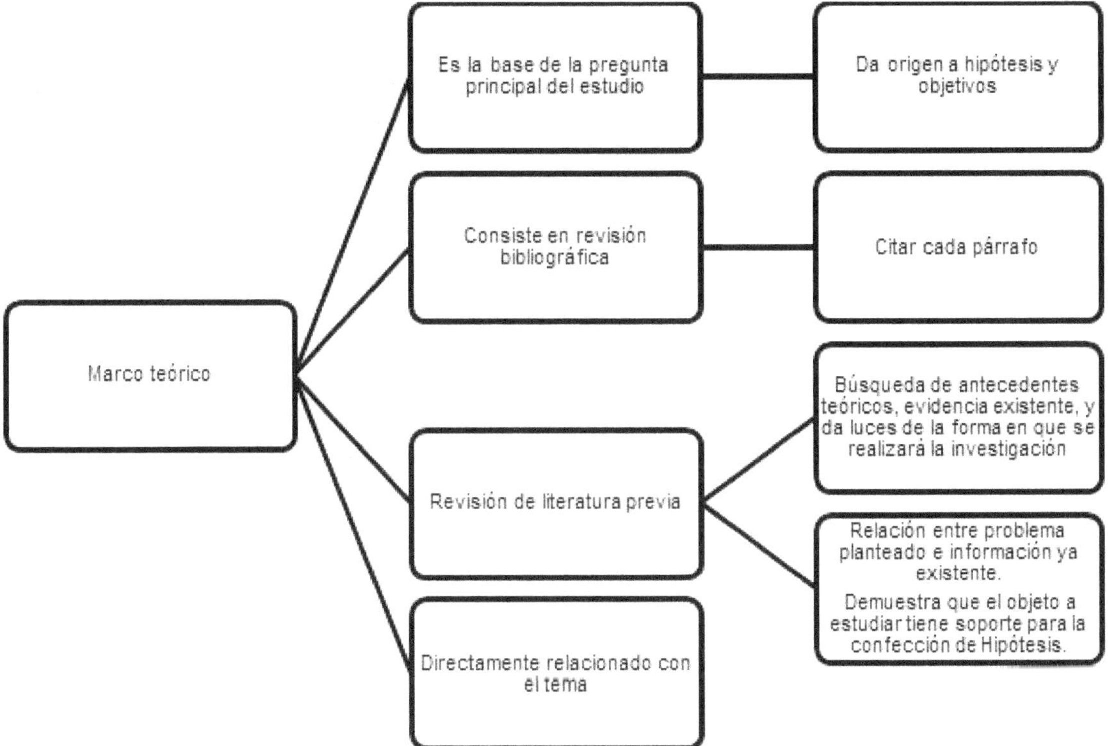

HIPÓTESIS

Se puede considerar la hipótesis, los objetivos y el marco teórico como elementos de una misma unidad; la hipótesis emerge del planteamiento del problema [9] y de la deducción de la información obtenida del marco teórico, y a su vez esta sirve para el diseño de los objetivos [2]. Se define como explicaciones tentativas del fenómeno estudiado, que sirven de guías para una investigación [9].

La hipótesis es un requisito para todos los estudios cuantitativos-experimentales, en aquellas donde se requerirá pruebas de significancia estadística [4] y se puede prescindir en las investigaciones descriptivas, aunque en estudios exploratorios descriptivos novedosos, que intenten pronosticar una cifra o un hecho es conveniente enunciar al menos una hipótesis [2,9]. Debe formularse en aquellos casos que contengan algunas de las siguientes frases en la pregunta de la investigación: mayor que, menos que, causa tal cosa, lleva a, comparado con, asociado con, lleva a, similar a [4]. Pueden o no ser verdaderas, se comprobará o no con los hechos [9,10]. No siempre los datos apoyaran una hipótesis, pero estos datos aumentaran el entendimiento del investigador.

La hipótesis de un estudio puede ser única o múltiple [9,12] y aunque está escrita al inicio del estudio, surgen del marco teórico y de la experiencia del investigador, son presunciones, sugerencias o especulaciones que se tienen como respuesta a la pregunta de la investigación, debe ser sencilla, especifica y comunicar la naturaleza del estudio [8]. Debe armonizar con el planteamiento, los objetivos, el diseño y análisis de la información propuesta [9]. Es indispensable que se trate de una situación real, que las variables sean compresibles, lógicas, medibles, observables y precisas,

Las hipótesis pueden ser simples o complejas [4], deben incluir las unidades de análisis y las variables del estudio [6]. Las complejas no son fácilmente probadas con una prueba estadística única y aunque en algunas ocasiones se use, se prefiere utilizar varias hipótesis simples.

Simples: Es aquella que contiene un predictor y un resultado.

Ejemplo: La Enfermedad inflamatoria intestinal está asociada con aumento en riesgo de presentar sangre oculta en las heces.

Complejas: Estas pueden tener más de un predictor

Ejemplo: La enfermedad inflamatoria intestinal y los pólipos, están asociadas a un mayor riesgo de presentar sangre oculta en las heces.

O más de un resultado.

Ejemplo: La enfermedad inflamatoria intestinal, esta asociada a un mayor riesgo de presentar sangre oculta en heces y cáncer de colon.

Tipos de hipótesis [12]

1. Hipótesis de Investigación (Hi)
a) Inductivas
b) Deductivas

2. Hipótesis estadística

a) Nula (Ho)

b) Alterna (Ha)

Un estudio puede presentar una hipótesis de investigación o una hipótesis nula, pero esto no quiere decir que no puedan estar ambas en un mismo estudio, inclusive pueden estar la Hi, Ho y una Ha en la misma investigación, aunque en un estudio solo se presente una Hi, se debe tener presentes las otras posibilidades [9].

1. La hipótesis de investigación resume los principales elementos que responden la pregunta de investigación, tales como la muestra, el predictor y el resultado de las variables [4], debe estar enunciada en forma lógica, siendo recomendable redactarla utilizando el modo condicional o proposición.

Ejemplo: Si (están estos factores) entonces (otros factores deberán ocurrir).

Las inductivas nacen a partir de la observación y de la experiencia.

Las deductivas nacen del marco teórico, por tanto, de un conocimiento más amplio.

2. Con el objetivo de probar la significancia estadística, la hipótesis de investigación debe ser reformulada en formas que categoricen la diferencia esperada entre los grupos de estudio [4].

La hipótesis nula enuncia que no hay asociación entre la variable de predicción y la de resultados en una determinada población. La hipótesis nula es la base formal para determinar significancia estadística. En cierto modo es el reverso de la hipótesis de investigación, por lo tanto, hay tanta variedad de tipología de hipótesis nulas como las hay de investigación [9].

La hipótesis alterna, como su nombre lo indica, son aquellas que brindan posibilidades alternas ante la hipótesis de investigación y la nula, se enuncian de forma tal que describen una asociación diferente entre las variables [9], este tipo de hipótesis no puede ser probada estadísticamente de forma directa, se acepta en los casos en donde las pruebas de significancia estadísticas rechazan la hipótesis nula. Es la afirmación operacional de la hipótesis de investigación [5].

Esta a su vez puede ser direccional (one sided) o de no direccional (two sided).

Por lo general se utiliza la de dos lados, probablemente se deba a que los encargados de revisar los manuscritos esperan que así sea. La hipótesis direccional (one sided) tiene utilidad en ciertos casos, por ejemplo, en aquellos casos donde hay una evidencia muy fuerte de asociación en estudios previos y las probabilidades de que ocurra en el sentido opuesto es casi nula. Se diferencia en este sentido de la hipótesis de investigación en que esta por lo general es unidireccional y la hipótesis alterna se utiliza cuando se plantea el tamaño de la muestra y esto por lo general es no direccional [4].

Por otro lado, las Hipótesis también pueden clasificarse en [11,12].

1. Hipótesis descriptivas

2. Hipótesis correlacional

3. Hipótesis diferencial

4. Hipótesis causal

a) Bivariado

b) Multivariada

Un estudio puede contener un tipo de estudio o puede tener todos los tipos generales de hipótesis.

1. Hipótesis descriptiva: Es aquella en donde se busca establecer una característica de la población estudiada a partir de los valores obtenidos de las variables de interés. Se utilizan en estudios descriptivos, buscando predecir un valor de una variable [9].

2. Hipótesis correlacional: Es aquella en donde se busca determinar asociaciones entre dos o más variables de una población de interés. Se utilizan en estudios correlacionales, y llegan alcanzar un nivel predictivo y parcialmente explicativo [9], sin embargo, no implican una relación causal, en este tipo de hipótesis el orden de los factores no altera el producto.

3. Hipótesis diferencial o de la diferencia entre grupos: Se utilizan en estudios que tienen la finalidad de comparar grupos [9]. Hay dos tipos, las direccionales (¿una cola??) aquellas en donde se especifica magnitud y dirección, por ejemplo, si hay efecto y si este es mayor o menor, en este caso son hipótesis que se derivan de teorías o estudios previos [9]. Las no direccionales o simples (¿dos colas??) se diferencia de la anterior porque no se plantea la dirección o magnitud, solo se plantea que hay diferencia entre los grupos.

4. Hipótesis causal: En donde se busca establecer una relación causal entre dos fenómenos. Es decir, una situación de causa y efecto [9]. La correlación y la causalidad guardan estrecha relación, sin embargo, son distintos. La correlación por si misma no implica que una variable cause efecto sobre otra. En este sentido a la causa se le conoce como variable independiente y al efecto, variable dependiente, la causa siempre debe ocurrir antes del efecto.

Bivariados: En los casos en donde existe relación entre una variable independiente y una dependiente.

Multivariadas: Cuando las relaciones son diversas, es decir en aquellos casos en donde existe una variable independiente y múltiples dependientes o viceversa, o cuando hay diversas variables tanto independientes como dependientes.

En la figura 2 se resume el concepto de hipótesis.

Figura 2.

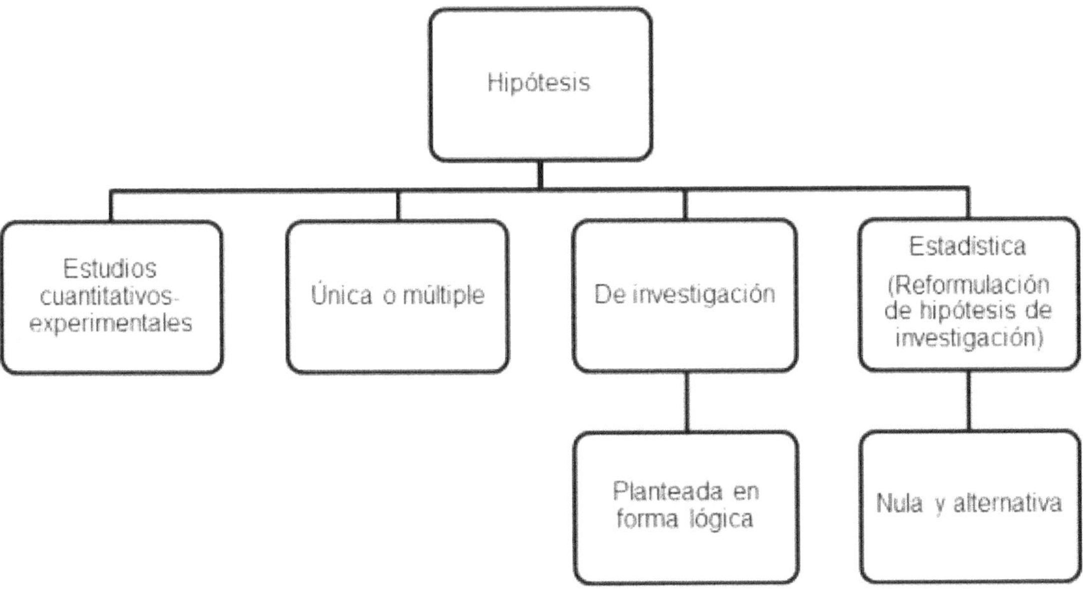

OBJETIVOS

Los objetivos, son la descripción de las actividades del estudio, cuya finalidad es demostrar y expresar en forma operacionalizada la meta o hipótesis sugerida por el investigador [1,2,6,8].

Los objetivos deben ser congruentes entre sí, asequibles por el investigador y relacionados con el planteamiento del problema [8,11], se van confeccionando a medida en que se avanza o define el marco teórico e hipótesis [6]. Son la referencia y dirigen todo el desarrollo del estudio [6].

Los objetivos deben responder [11]:

¿Qué se va hacer?

¿En quiénes se va realizar?

¿Dónde se va efectuar?

¿Cuándo y cuánto tiempo va demorar?

La redacción de estos debe ser en infinitivo y en orden de importancia, deben ser breves, claros, medibles u observables y por supuesto orientados al problema [6].

Los objetivos se dividen en:

1. Generales: Debe describir de forma cabal y precisa la meta que se pretende alcanzar. Puede ser más de uno, pero es usual y mejor sólo desarrollar uno. Debe brindar una noción clara de lo que se pretende determinar, describir o comprobar. Engloban dos o más objetivos específicos [1].

Específicos: Son el resultado del desglose en forma de secuencia lógica del objetivo general, deben estar conectadas y más detalladas. Son un adelanto del diseño de la investigación [1].

Resumen

En un protocolo de investigación hay tres componentes ligados y de una importancia interna elemental: el marco teórico, la hipótesis y los objetivos, partes fundamentales para la realización de un estudio. El marco teórico, consistiendo en la revisión de material bibliográfico es fundamental para la formulación de la hipótesis, y esta para dar explicaciones tentativas al fenómeno estudiado, para poder demostrar o rechazar la hipótesis se necesitan trazar los objetivos, los cuales describen las actividades del estudio.

REFERENCIAS BIBLIOGRÁFICAS

1. Hernández, R., Fernández, C., Baptista, P. Metodología de la investigación (4ª edición). 2006. México: Mc Graw Hill.

2. Izcara Palacios SP. Manual de investigación cualitativa. Fontamara, Perú. 2014.

3. Lederman NG, Lederman JS. What is a theoretical framework? A practical answer. J Sci Teach Educ 2015;26(7):593-7.

4. Hulley SB, Cummings SR, Browner WS, Grady DG, Newman TB. *Designing clinical research*. Lippincott Williams & Wilkins. 2013.

5. Ortiz-García JM. Guía descriptiva para la elaboración de protocolos de investigación. Salud en Tabasco, 2006;12(3), 530-540.

6. PAHO Protocolo SPA. Guía para inscribir un protocolo de investigación. Programa de subvenciones para la investigación. 2002. http://www.paho.org/spanish/HDP/HDR/RPG/Protocolo-SPA-2002.doc

7. Gómez Bastar S. Metodología de la Investigación. Red tercer milenio SC México. 2012.

8. Herrera GAC, Bonilla R. Cómo redactar y diseñar un proyecto de tesis. Rev. Esp Med Quir. 2014;1: 134-139.

9. Hernández Sampieri, R, Fernández Collado C, Baptista Lucio P. Metodología de la investigación. 2003. México: Mc Graw Hill.

10. Méndez I, Namihira D, Moreno L, Sosa C. El protocolo de investigación. México DF, Trillas. 1996, pag 33-71.

11. Mejia-Arangure JM, Grijalva-Otero I, Majluf-Cruz A, Cruz-López M, Núñez-Enríquez JC, Salamanca-Gómez FA. Guía para evaluar protocolos de investigación clínica. Cirugía Cirujanos, 2013;4:81-4.

12. Meneses PE. Guía para la elaboración del protocolo de investigación. México, 2011.

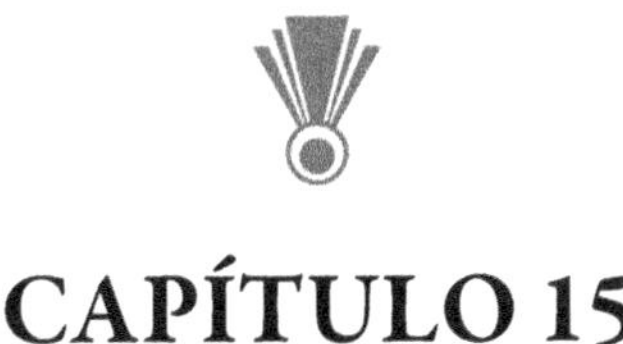

CAPÍTULO 15

Protocolo de investigación: tipos de estudios

ROBERTO LEWIS BARRIOS

PAULINO VIGIL-DE GRACIA

Introducción

La elección del diseño del estudio es una de las etapas más complejas y cruciales en el proceso de investigación; pues se debe tomar en consideración una serie de hechos como son: la información preexistente en la literatura, los diseños utilizados con anterioridad, la factibilidad de conducir dicha investigación, la experiencia del investigador, el tamaño de la muestra, las consideraciones éticas, los costos, y más.[1]

Lo primero que se debe considerar es si el investigador realizará un análisis sin asignar una exposición o intervención (solo observando la práctica clínica usual), o si investigador realizará una intervención. En el primer caso, se trata de estudios observacionales, los cuales son los que más predominan en la literatura médica y el segundo caso se trata de los estudios de tipo experimental.[1,2]

Debido a que algunas de las preguntas de investigación pueden ser respondidas por más de un tipo de diseño de investigación, la elección del mismo depende de una variedad de consideraciones, incluido el contexto clínico (por ejemplo, si la enfermedad o es rara o común), el costo y la disponibilidad de los datos.[3] Se usan diferentes tipos de estudios clínicos en diferentes circunstancias. Dependiendo de lo que se sepa y lo que no, los científicos pueden incluso estudiar la misma pregunta de investigación usando diferentes tipos de estudios y en diferentes grupos de personas.[4]

Estudios Observacionales

Si se decide realizar un estudio observacional, se tiene que definir si la medición será única (estudio transversal) o, a lo largo del tiempo (longitudinal). Debemos definir si se centrará en hechos pasados (estudio retrospectivo), o si se seguirán los individuos en estudio a través del tiempo, hacia el futuro (estudio prospectivo).[1]

Por otra parte, los estudios observacionales se pueden subdividir en descriptivos y analíticos. Los primeros tienen como objetivo describir variables en un grupo de sujetos por un periodo de tiempo sin incluir grupos de control. Y los analíticos destinados a analizar comparativamente grupos de sujetos.

Los estudios clínicos observacionales son estudios en donde el conocimiento sobre determinado tratamiento en personas con ciertas drogas es analizado utilizando métodos epidemiológicos. En estos estudios, el diagnóstico, tratamiento y monitorización son exclusivamente realizado siguiendo la práctica médica y no siguiendo un protocolo de estudio específico [5]. Comúnmente los estudios no experimentales son puramente observacionales y la intención de los resultados es únicamente de tipo descriptiva y son los más propensos a presentar sesgos. [6]

Los estudios descriptivos permiten describir la frecuencia, historia natural, y los posibles determinantes de la condición a investigar [2]. Sin embargo, este tipo de estudio, no determina la causalidad, independientemente de cuán lógica o plausible pueda parecer una asociación [4]. Juegan un rol importante en la generación de nuevas hipótesis, para ser probado por un diseño de estudio experimental más formal.

Reporte de Casos y Series de Casos

Estos tipos de estudios son los menos robustos metodológicamente hablando. Los reportes de casos describen entidades nuevas o raras en medicina y ofrecen una oportunidad para describir las características sobre determinada enfermedad, permitiendo la postulación de hipótesis sobre su fisiopatología. Además, describen eventos adversos poco frecuentes asociados a medicamentos o drogas. Constituyen el 70-80% de los artículos originales publicados en la literatura biomédica [1]. En los reportes de casos, se describe la patología de un solo paciente de forma completa, en tiempo, lugar y espacio. En la serie de casos, se reúne un grupo de pacientes y se les describe la patología de manera conjunta.

Un clásico ejemplo fue descrito en 1981, en donde investigadores observaron que hombres homosexuales jóvenes previamente sanos presentaban, de manera inusual la presencia de Sarcoma de Kaposi e infecciones oportunistas. Posteriormente se demostró que presentaban un déficit significativo del sistema inmune con disminución de los linfocitos T CD4+. La principal limitación es falta de grupo de comparación, lo cual no permite obtener conclusiones clínicas ni determinar la asociación entre variables que intervienen, a diferencia de los estudios analíticos y los experimentales [2,4]. Pueden constituir el punto de partida para estudios de casos y controles y utilizarse para evidenciar las causas de la enfermedad.

La serie de casos es un estudio descriptivo que identifica casos con diagnósticos similares y contribuye con información que genera nuevas hipótesis enmarcado en el momento actual, de lo que se conoce, el estado mórbido que se está dando a conocer y que surge de la revisión de la literatura. [7]

Estudios poblacionales y correlacionales

En estos estudios se miden dos o más variables, y se pretende establecer si éstas están o no relacionadas, además de medir el grado de relación que existe entre ellas. Estos, utilizan datos de la población general para comparar frecuencias de enfermedad o eventos de interés entre diferentes grupos durante un mismo periodo de tiempo, o en una misma población en diferentes periodos de tiempo. [1]

Estudios de Corte Transversales

En un estudio transversal, también llamado cross- sectional, todas las mediciones se realizan aproximadamente al mismo tiempo, sin un periodo de seguimiento. Son adecuados para describir variables y sus patrones de distribución [8]. Este estudio observacional es realizado para examinar la presencia o ausencia de una enfermedad y simultáneamente se investiga la presencia o ausencia de una exposición, en el mismo momento del tiempo. [2]

Examinan la relación entre la exposición y los resultados de interés en una población definida y un punto determinado del tiempo. En otras palabras, son estudios de prevalencia. No pueden determinar la incidencia o el número de casos nuevos en una población en un determinado tiempo. Este tipo de estudios pueden resaltar posibles asociaciones que merecen una evaluación adicional, pero no pueden determinar causalidad [4,7,8]. Debido a que los estudios transversales solo miden la prevalencia, en lugar de la incidencia, es importante ser cautelosos al hacer inferencias sobre las causas, el pronóstico o la historia natural de la enfermedad [8]. El número de eventos, así como la proporción de participantes con la exposición están determinados por la frecuencia con que ocurren estos en la población elegible y por lo tanto queda fuera del control del investigador. [7]

Tienen como ventajas ser estudios muy eficientes. Ya que generan conclusiones en el mismo momento de la recolección de la data. No hay q esperar que los resultados se produzcan. Esto los hace rápidos y económicos, y evita el problema de pérdida durante el seguimiento. Otra ventaja que presentan es la simplicidad para su realización, al mismo tiempo que proporciona una mejor calidad de los datos que los estudios retrospectivos. Son muy útiles para recopilar datos preliminares para apoyar posteriores estudios más extensos, y ser el primer paso en un estudio de cohorte o ensayo clínico con un costo agregado pequeño o nulo [2,4,8]. Sin embargo, tienen la desventaja de no poder determinar una incidencia, asociación verdadera o causalidad. El sesgo del recuerdo se convierte en problema cuando como parte del diseño del estudio se requiere de encuestas. A menudo los pacientes informan de forma inexacta con respectos a ciertas exposiciones o eventos.

Estudios de Cohorte

Es un estudio observacional en el cual los sujetos con la exposición de interés (por ejemplo, hipertensión) y los sujetos sin la exposición (sin hipertensión), son identificados y seguidos en el tiempo hasta que ocurra el desenlace (ejemplo accidente cerebrovascular). Los estudios de cohorte, proceden de la secuencia lógica de la exposición hacia el evento, son prospectivos. Si el grupo expuesto desarrolla una incidencia de eventos mayor al grupo no expuestos, se podría decir que la exposición está asociada con el aumento de riesgo de eventos en el grupo expuesto [2]. Los estudios de cohorte son bastantes útiles en la investigación de múltiples desenlaces que podrían producirse después de exponerse a un factor de exposición único.

En los estudios prospectivos de cohortes un grupo de personas son escogidas por no tener la condición de interés. El investigador mide una cantidad de variables que son relevantes para la aparición de la condición en estudio. Durante un periodo de tiempo se observan a las personas que se encuentran incluidas en la muestra para ver si desarrollan la condición de interés. [7]

En los estudios retrospectivos de cohortes se utilizan datos que han sido recolectados para otros propósitos. El método es el mismo, pero el estudio es realizado posthoc (expresión latina que significa posterior al hecho). El periodo de investigación es de varios años, pero el tiempo para completar el estudio es el que se requiere para recolectar y analizar los datos. [7]

Una de las fortalezas de los estudios de cohorte es la posibilidad de evaluar varios resultados diferentes a través del tiempo, incluso calcular tasas de incidencia, riesgos relativos y riesgos atribuibles. En los estudios de cohorte, la incidencia puede ser calculada para la población como un todo, pero generalmente se calcula para poblaciones con y sin factor de riesgo identificable. El riesgo relativo (RR), o la relación de riesgo, puede ser calculado a partir de estas tasas de incidencia. El RR debe ser pensado como una simple relación. [4]

Tienen como desventaja que consumen mucho tiempo, pudiendo tardar años en ser completados, lo cual los hace costosos. Dada la duración prolongada de estos estudios, es posible que parte de los participantes puedan perderse durante el seguimiento.

Estudio de Casos y Controles

Debido a que muchas enfermedades son relativamente poco comunes, tanto los estudios de cohorte y los estudios transversales en la población general son diseños costosos y requieren de miles de sujetos para identificar factores de riesgo para enfermedades raras [8]. En este tipo de estudio primero se identifica un grupo de sujetos con cierto tipo de enfermedad y otro grupo control sin el desenlace o enfermedad, y después se evalúa en forma retrospectiva en el tiempo, a fin de encontrar si fueron sometidos a una exposición o al factor de riesgo asociado con la enfermedad en estudio. La dirección del estudio es hacia atrás, es decir que se parte del evento final, y se mira hacia atrás buscando el factor de exposición que pudo desencadenar el evento. El investigador utiliza una serie de herramientas entre las que destacan, las historias clínicas, entrevistas u otro medio, para así determinar la prevalencia o frecuencia de exposición del factor de riesgo. Si la prevalencia de exposición es más alta entre los casos que entre los controles, la exposición está asociada con un aumento del desenlace o evento.

Debido a que los estudios de casos- control se seleccionan sujetos basados en la variable dependiente, el diseño es ideal para situaciones en donde el evento que se investiga es relativamente raro [6]. Algunas condiciones médicas son tan raras que nunca sería realístico investigarlo de forma prospectiva.

La escogencia de los controles debe ser similar a los casos en todos los aspectos, excepto en el desenlace, la escogencia de su grupo control de manera inapropiada corre el riesgo de arruinar este tipo de estudio.

Este tipo de estudio es efectivo y eficiente en aquellas enfermedades que tienen un periodo de latencia largo, es decir que requerirían muchos años de seguimiento si se utilizara un estudio de cohorte. Los estudios de cohorte pudieran ser más eficiente cuando la tasa de exposición es bastante baja, ya que, en los estudios de casos y controles, los investigadores necesitarían examinar muchos casos y controles para poder encontrar uno que haya sido expuesto al factor de riesgo o exposición. En los estudios de casos y controles los participantes podrían no recordar con exactitud la exposición ocurrida, sobre todo si esta aconteció muchos años atrás; además es frecuente que los "Casos" recuerden más la exposición en comparación con los controles, esta diferencia es la que llamamos sesgo de información, de re-llamado o Recall [2]. Un factor de confusión ocurre cuando el investigador concluye erróneamente que una exposición en particular es la causa o está relacionada con la enfermedad, sin haber realizado ningún ajuste para los otros factores que están interviniendo y que son también conocidos como factores de riesgo para la enfermedad.

Estudios experimentales

La característica principal de los diseños experimentales es que el investigador asigna en forma aleatoria a la exposición, intervención o tratamiento en cuestión, de acuerdo a su planteamiento del problema. A diferencia de los estudios observacionales, los diseños incluyen poblaciones homogéneas que pueden ser comparables en cuanto a su condición de enfermedad y características biológicas y sociodemográficas. En los diseños experimentales el investigador determina los criterios de inclusión y exclusión de los participantes o casos que integrará el estudio, incluyendo el o los grupos de control. [7]

Estudios no aleatorizados o diseños Cuasi- Experimentales

Son estudios de evaluación o de intervención sin asignación aleatoria. A veces no se escoge la muestra en forma aleatorizada en relación a su exposición. La ventaja de estos estudios es que incluyen grupo de controles recurrentes y tienen la precisión en catalogar los desenlaces para ambos grupos, sin embargo, no están exentos de sesgo ya que no fueron aleatorios. El equipo de investigación es el que decide quienes recibirán la intervención y quienes el estándar o placebo [7]. Un ejemplo de este estudio es en el uso de vacunas en una población expuesta a un agente tóxico, así como el estudio de componentes nutricionales en personas expuestas al riesgo de déficit nutricional. [2]

Tienen como ventaja ser más simples y económicos que los ensayos clínicos aleatorizados y se realizan cuando existen barreras considerables o imposibilidad de aleatorización [7]. Como desventajas se encuentran que son susceptibles sesgos, especialmente de selección y de confusión.

Ensayos controlados aleatorizados

Los ensayos controlados aleatorizados o Randomized controlled trials (RCTs) son considerados el estándar de oro en relación a los diseños de estudios clínicos. A diferencia de los estudios de cohorte en donde los pacientes controlan la exposición al factor de interés, en los RCTs, es el investigador quien controla el factor de interés. Son diseñados para establecer asociaciones causales. Se caracterizan por una asignación prospectiva de los participantes del estudio al grupo de estudio (el cual recibe el factor de interés, usualmente un nuevo medicamento) o placebo, no tratamiento, o manejo estándar. Estos grupos son seguidos a través del tiempo para evaluar diferencias en los resultados. Los resultados de interés pueden ser incluidos en prácticas para la prevención o cura de una enfermedad, reducción de la severidad de una condición, o diferencias en costos, calidad de vida, o comparación de los efectos adversos entre los diferentes tratamientos. Una de las principales fortalezas de que estos estudios sean aleatorizados es que eliminan el sesgo de selección y permiten un mejor control de los factores de confusión conocidos y desconocidos. [4]

La aleatorización evita en gran medida la confusión porque, en un estudio suficientemente grande, los pacientes asignados para cada grupo de tratamiento muy probablemente serán muy similar con respecto a los factores no relacionados con el tratamiento que podrían influir el resultado. Las tendencias de la aleatorización para igualar las asignaciones entre los grupos de tratamiento mejoran a medida que el tamaño de la muestra aumenta y se aplica a factores conocidos y desconocidos, por lo tanto, la aleatorización es una herramienta excepcionalmente poderosa [9]. Los factores de confusión también pueden ser controlados con criterios estrictos de elegibilidad, eliminando así la interferencia de cualquier factor contribuyente. Esto también es conocido como validación interna, o la capacidad de controlar los factores de confusión para demostrar una verdadera asociación causal.

A pesar de la superioridad teórica de los diseños de los RCT, estos estudios proveen la mejor evidencia solo si el estudio ha sido cuidadosamente diseñado, implementado, analizado y reportado. Tanto las consideraciones éticas, como las consideraciones prácticas pueden limitar a los RCT a responder las preguntas clínicas. Es obvio que no sería ético exponer a los pacientes a factores causantes de enfermedades, solo por aprender los efectos negativos en un resultado particular de interés. Si un tratamiento efectivo existe actualmente, no es ético la utilización de un grupo placebo control, causando daño, conociéndose ya un tratamiento efectivo. En muchos RCTs, ambos grupos están constituidos por medicamentos con efectividad comprobada. Y con estos estudios se busca encontrar si existe alguna ventaja de uno sobre otro.[4]

Son ideales para estudiar resultados en cortos periodos de tiempo. Los RCTs que intentan estudiar resultados a largo plazo o resultados poco comunes son muchos más difíciles de llevar. Los investigadores pueden también reportar resultados secundarios o análisis de subgrupos, con un RCT. Estos resultados pueden o no tener validez como los resultados primarios. A menudo, los resultados secundarios no fueron considerados en el diseño del estudio, por lo tanto, no se controlaron los factores de confusión, los cuales pueden afectar estos resultados. Muchos investigadores sugieren que los resultados secundarios deben ser interpretados con precaución y ser utilizados como generadores de hipótesis, al menos que el diseño original de estudio tuviera validez interna con respecto a estos subgrupos [4]. Esto es cierto particularmente, cuando se incorporan los resultados secundarios y análisis de subgrupos en un meta-análisis.

En algunas ocasiones no se puede generalizar los resultados a otras poblaciones que son diferentes a las del estudio. Si los RCT son apropiadamente realizados tienen una buena validez interna, ya que miden lo que realmente se quiere medir, pero no gozan de validez externa que se asocia con la extensión que tiene un resultado obtenido y su generalización a otras poblaciones.[2]

Es ideal en este tipo de diseño que la asignación a cada uno de los grupos no sea conocida por los investigadores del estudio, y de ser posible, tampoco por los sujetos participantes. Cuando esta condición ocurre, el estudio se denomina "ciego", y puede ser doble ciego (si tanto investigadores como pacientes desconocen el grupo al que fueron asignados estos últimos) o simple ciego si al menos uno de los dos conoce el grupo de asignación.[10]

Metanálisis

En los metanálisis se realiza un análisis estadístico de los resultados de dos o más estudios independientes con el fin de integrar sus hallazgos y desarrollar conclusiones generales. Tiene como objetivo acumular evidencia para recomendar un tratamiento o manejo. Cada estudio puede ser individualmente pequeño para encontrar significación estadística, sin embargo, el metanálisis al agrupar los resultados nos puede proporcionar una mejor conclusión general.[6]

Es un análisis estadístico cuantitativo de los resultados de estudios separados, que han sido obtenidos y examinados de orígenes diferentes y han conducido a un resumen cuantitativo estadístico de sus resultados. Los metanálisis fueron desarrollados en respuesta a la problemática de resultados conflictivos e inconclusos de muchos estudios individuales.[2]

Aquellas enfermedades o condiciones muy raras son difíciles de estudiar debido al reducido número de pacientes, lo cual hace que estos estudios tengan poco poder para reportar resultados significativos. En los metanálisis, el investigador combina los resultados de múltiples estudios, aumentando así el número de pacientes estudiados. La meta de esto es producir resultados lo más precisos posible con un intervalo de confianza estrecho. Lo ideal es realizar metanálisis de múltiples RCTs bien estructurados. Los metanálisis de estudios observacionales deben ser interpretados con suma precaución. La problemática reside en que cada estudio, varía en las características de la población, criterios de inclusión, definición de caso, definición de exposición, resultando en una problemática al momento de combinar los estudios. Esto es particularmente cierto si el análisis combina datos de tablas publicadas en lugar de combinar los datos brutos de los estudios originales.

El metanálisis de ensayos clínicos aleatorizados no es una herramienta infalible. Ningún estudio individual, ya sea meta-analítico o no, lo hará proporcionar la comprensión definitiva de las respuestas al tratamiento, pruebas diagnósticas o factores de riesgo que influyen en la enfermedad. A pesar de esta limitación los enfoques meta-analíticos tienen beneficios demostrables al abordar las limitaciones del tamaño del estudio, puede incluir poblaciones diversas, proporcionar la oportunidad de evaluar nuevas hipótesis, y son más valiosos que cualquier estudio individual que contribuya al análisis.[11]

Revisiones sistemáticas

Una revisión sistemática es una revisión de una pregunta claramente formulada que usa sistemáticamente métodos explícitos para identificar, seleccionar y evaluar críticamente investigaciones relevantes, y para recopilar y analizar datos de los estudios que están incluidos en la revisión. Las revisiones sistemáticas se reportan utilizando un formato estandarizado que debe incluir una descripción detallada de la estrategia de búsqueda utilizada para identificar la literatura relevante y los resultados de la búsqueda. Deben llevar a cabo una evaluación crítica de los estudios que evaluar. Emplea una evaluación estandarizada rígida de la relevancia y calidad de cada estudio. El objetivo es examinar la literatura con respecto a una pregunta específica y utilizar un enfoque que minimizará el sesgo y el error aleatorio. A menudo se realizan en conjunción con un metanálisis.

The Cochrane Collaboration es la mayor fuente de revisiones. Esta organización internacional tiene como objetivo ayudar a tomar decisiones bien informadas, manteniendo y promoviendo la accesibilidad de revisiones sistemáticas de los efectos de las intervenciones de atención en salud.

Una revisión sistemática se puede presentar en forma de texto o gráfico. En forma gráfica, los datos de los diferentes ensayos pueden ser trazado con el punto de estimación y el intervalo de confianza del 95% para cada estudio, presentando en una línea individual. Una revisión sistemática realizada adecuadamente presenta la mejor evidencia de investigación disponible para una pregunta clínica. El equipo de revisión puede obtener información no disponible en los informes originales, de los autores primarios. Esto asegura que los hallazgos sean consistentes y generalizables a través de las poblaciones, el medio ambiente, terapias y grupos.

Una revisión sistemática intenta reducir los sesgos utilizando una estrategia de búsqueda integral y especificando los criterios de inclusión. La fuerza de una revisión sistemática radica en la transparencia de cada una de las fases, destacando los méritos de cada decisión que se ha tomado, mientras compila la información. [5]

Resumen

Los estudios de investigación podrían dividirse en dos grandes grupos: Observacionales y Experimentales. En los estudios observacionales, los investigadores simplemente observan grupos de participantes del estudio para aprender sobre los posibles efectos de un tratamiento o factor de riesgo; la asignación de los participantes a un grupo de tratamiento o un grupo de control permanece fuera del control de los investigadores.

Solo los que tengan grupos de comparación permitirán evaluar una posible asociación causal y de aquí surgen los estudios analíticos como lo son los estudios de casos y controles y los estudios de cohorte.

En los estudios de cohortes, un grupo de sujetos identificados al principio se sigue a lo largo del tiempo para describir la incidencia o la historia natural de una enfermedad y descubrir predictores (factores de riesgo).

En los estudios descriptivos-observacionales se incluyen los cortes transversales, y series de casos, los cuales ayudan a generar hipótesis y caracterizar el contexto de la enfermedad. No determinan causalidad.

Los estudios transversales son valiosos para proporcionar información descriptiva sobre la prevalencia y tiene la ventaja de evitar los problemas de tiempo, gasto y abandono del diseño de seguimiento; a menudo son útiles como el primer paso de un estudio de cohortes o experimento y pueden vincularse en encuestas seriadas independientes para revelar los cambios de la población.

En un estudio de diseño experimental el investigador tiene más control sobre la asignación de participantes, a menudo colocándolos en grupos de tratamiento y control (por ejemplo, mediante el uso de un método de aleatorización antes del inicio de cualquier tratamiento). Los RCT se consideran el gold standard de los diseños experimentales de estudio clínico.

REFERENCIAS BIBLIOGRÁFICAS

1. Manterola C, Otzen T. Estudios Observacionales. Los diseños utilizados con Mayor Frecuencia en Investigación Clínica. Int J Morphol. 2014;32(2):634-645.

2. Donis J. Tipos de diseños de los estudios clínicos y epidemiológicos. Avanc Biom. 2013;2(2):76-99.

3. Katz D. Jekel's Epidemiology, Biostatistics, Preventive Medicine and Public Health. 4th ed. Philadelphia: El Servier; 2014.

4. Lobo R, Gershenson D, Lentz G, Valea F. Comprehensive Gynecology. 7th ed. Philadelphia: Gretchen M. Lentz; 2017.

5. Kapoor M. Types of studies and research design. Ind J Anaest. 2016;60(9):626.

6. Bagley C. Research Study Designs: Non- Experimental. Air Med J. 2007;26(1):18-22.

7. Romero Andrade M, Hernandez R, Garay I. Manual de Investigación Epidemiológica. 1st ed. Ciudad de Mexico: McGraw-Hill Interamericana; 2016..

8. Hulley S, Cummings S, Brownen W, Grady D, Newman T. Designing Clinical Research. 4th ed. Philadelphia: LIPPINCOTT WILLIAMS & WILKINS; 2013.

9. Sessler D, Imrey P. Clinical Research Methodology 3. Anesth Analg. 2015;121(4):1052-1064.

10. Bottaro F. Diseño de los estudios de investigación. Hematología. 2014;18(1):74-83.

11. Haidich A. Meta-analysis in medical research. HIPPOKRATIA. 2010;14(1):29-37.

CAPÍTULO 16

PROTOCOLO DE INVESTIGACIÓN: METODOLOGÍA DEL ESTUDIO
PAULINO VIGIL-DE GRACIA

Introducción

El proyecto de investigación clínico surge de una duda razonable de la práctica diaria. Cuando usted tiene esa duda revisa profundamente la literatura y se percata de que usted no lo tenía claro o que en verdad es algo que amerita investigarse. Iniciamos el camino hacia la confección correcta de un protocolo de investigación como se ha venido explicando en los capítulos previos. Llegamos a la metodología que es la parte del protocolo donde explicaremos todos los procedimientos técnicos para alcanzar nuestros objetivos plasmados con la investigación. Debemos definir y entender nuestras variables operacionales y saber cómo medirlas [1-2]. Es aquí donde nos enfocaremos en la explicación del diseño de estudio, explicar el por qué este tipo de estudio se ajusta mejor a nuestros objetivos; de dónde saldrá la población a investigar y cómo se calcula el tamaño de muestra. En la metodología de un estudio se debe explicar muy bien cómo se escoge la cohorte, es decir cuáles son los criterios para incluir pacientes o muestras y cuáles son los criterios que impiden a un paciente o a una muestra X entrar al estudio. La metodología es el núcleo de la investigación, es la parte técnica y estratégica para lograr probar la hipótesis de investigación o la hipótesis nula [3-4].

Dentro de la metodología de un proyecto o protocolo de investigación existen diferentes subtítulos que se deben desarrollar para entender mejor el protocolo, en este capítulo discutiremos cada una de esas partes que integran la metodología.

Metodología

¿Que es metodología? Es un concepto ligado a la ciencia, pero se puede asociar a otras áreas como la educativa. Se define como un grupo de procedimientos relacionados para lograr un objetivo o los objetivos de la investigación científica. La metodología científica ha sido desarrollada a través de la cuidadosa observación, de la medición, experimentación, análisis y cambios en los conocimientos. La metodología está sustentada en dos bases fundamentales que no debemos perder de vista: 1- La reproducción y 2- La refutación.

La reproducción se refiere a la capacidad de repetición del experimento en cualquier lugar y diferentes pacientes y que dichos resultados deben ser dados a conocer. La refutación se refiere a que toda propuesta científica puede ser falsa y por ende puede ser rechazada.

La metodología es un plan de investigación para lograr unos objetivos en el marco de la ciencia [4-6]. La metodología debe ser disciplinada y sistemática para poder permitir el análisis adecuado de un problema o cuestionamiento. Ese plan de investigación sigue pasos, cada uno de los cuales nos va a permitir el cumplimiento de los objetivos y así llegar a tener unos resultados que finalmente prueban o no una hipótesis [6].

Tipo y diseño del estudio

El diseño de un estudio de investigación se refiere al conjunto de procedimientos y técnicas empleadas en la selección de sujetos, obtención de la información, análisis y demás detalles en base a los objetivos propuestos y la disponibilidad de recursos y aspectos éticos. En términos generales podemos hablar de 4 orientaciones general de un estudio.

1. Según finalidad u objetivo: A- Analítico (permiten contrastar hipótesis) donde se evalúa una relación causa efecto; B-Descriptivo (simplemente hacen observaciones, describir una enfermedad o generar hipótesis) donde no se busca una relación causa efecto. Ejemplos son prevalencia, incidencia y series de casos.

2. Según secuencia temporal u orientación de los hechos: A- Transversales: se estudia la exposición y desenlace al mismo tiempo. Por ejemplo, estudiar la presencia hipercolesterolemia en una población obesa y no obesa mayor de 40 años en un momento determinado. B- Longitudinales: Analizan la exposición y desenlace a lo largo del tiempo. Por ejemplo, estudiar por varios años seguidos una población obesa y no obesa mayor de 40 años por la presencia de hipercolesterolemia.

3. Inicio del estudio en base a la cronología de los hechos, es decir según el tiempo. A- Retrospectivos, en este caso ya el hecho ocurrió, típico revisar expedientes por un hecho dado. B- Prospectivos, los hechos a estudiar no han tenido lugar aun y se vigilará por la aparición de x hallazgo.

4. Control de la asignación del factor de estudio o de intervención: A- Observacionales, cuando el investigador no interviene directamente en la intervención. Por ejemplo, analizar todos los pacientes tratados con Y antibióticos por infección de vías urinarias. Son los típicos estudios de cohorte y de casos y controles. B- Experimentales, cuando la asignación al factor de estudio lo realiza el investigador. Los ejemplos son los ensayos clínicos aleatorios. Se da tratamiento a una infección de vías urinaria, pero a un grupo se le da el tratamiento usual que es el Y, y a otro grupo se le da el X que es el que el investigador está investigando.

Un estudio clínico aleatorio es de intervención, prospectivo, longitudinal y analítico [8]. No es necesario mencionar todas esas orientaciones pues con solo decir estudio o ensayo aleatorizado se entiende todo. En el capítulo 15 se discute en más detalles los tipos de estudios.

Definición operacional de las variables

Una variable es una característica, cualidad o propiedad de un hecho o fenómeno que tiende a variar y que es susceptible de ser medida o evaluada. Las variables pueden ser cualitativas (no se miden numéricamente), como lo es el sexo (hombre o mujer) y cuantitativas (se expresan con números), como ejemplo esta la edad.

La definición conceptual permite la comprensión del fenómeno y la definición operacional establece las normas y procedimientos que seguirá el investigador para medir las variables (operacionalización) [7]. Las variables deben claramente definidas y no deja la menor duda de malas interpretaciones o subjetividad [1]. Es decir, definición conceptual se refiere a lo que dice el diccionario y definición operacional a como se mide. Usted puede hacer un cuadro donde ponga la variable, las dos definiciones y la escala usada o indicadores en la definición operacional.

Universo del estudio

El universo del estudio es el conjunto de elementos como lo son personas, objetos, sistemas, sucesos, y más con determinación finitos e infinitos, que pertenecen a una población y la muestra de estudio está en estrecha relación con las variables y el fragmento problemático de la realidad, que es materia de investigación [9] y se extrae de ese universo. Veamos un ejemplo, supongamos que queremos estudiar las pacientes con ruptura prematura de membranas que ingresan a la maternidad de un hospital de la capital de una república. La muestra por supuesto son las pacientes con ruptura prematura de membranas pero el universo son todas las embarazadas que ingresan en ese periodo definido al hospital.

Selección y tamaño de muestra

Con el tamaño de la muestra nos referimos al número de sujetos, muestras, individuos que integran la muestra extraída del universo y que son representativos de la población para poder llegar a conclusiones que se acerquen a la verdad de esa población o universo [1,7,8]. Tomar una muestra y no toda la población tiene el objetivo de disminuir los costos del estudio y aumentar la rapidez con que se obtendrán los resultados. Los tamaños de las muestran pueden variar según el tipo de estudio, en especial para los estudios/ensayos aleatorios donde influye mucho la variable primaria a estudiar. En términos generales para el cálculo del tamaño de muestra necesitamos conocer el tamaño de la población, el intervalo de confianza o margen de error, el nivel de confianza y la desviación estándar. En el capítulo 17 se discutirá en más detalles sobre el cálculo del tamaño de muestra.

Criterios de inclusión y exclusión

Los criterios de inclusión son las características necesarias que deben tener los sujetos, pacientes o muestras para entrar al estudio y estos criterios son claramente definidos pos los investigadores. Obviamente si un sujeto o muestra no lo tiene no puede entrar al estudio. Hay sujetos o pacientes que cumplen los criterios de inclusión pero se le suman algunos detalles que los hacen excluir de la muestra y esos son los llamados criterios de exclusión.

Veamos un ejemplo: Supongamos que deseamos hacer un estudio con pacientes en labor de parto prematuro y uso de corticoides en pre-término tardío. Para ellos definimos que los criterios de inclusión pacientes con embarazo de 34 semanas hasta 36 semanas y 6 días, que debe ser embarazo simple, producto vivo, que debe tener una dilatación entre 2-4 cm, no haber recibido corticoides, sin fiebre y sin comorbilidades. Los criterios de exclusión serían embarazo múltiple, diabetes mellitus o gestacional, hipertensión, corioamnionitis, enfermedad del colágeno, óbito. Es decir, la paciente puede tener los criterios de inclusión mencionados, pero ante la presencia de unos de esos criterios de exclusión no entra al estudio o a la muestra. La razón de los criterios de exclusión es que su presencia puede alterar los resultados primarios o secundarios del estudio o generar dudas en los resultados y por ende es preferible excluirlos del estudio [7-10].

Intervención propuesta (estudios experimentales)

Se requiere describir en esta sección todo lo que se hará durante el estudio con el grupo control (lo que se hace de rutina) y todo lo que se hará en el grupo experimental. Todos los pasos que involucran el manejo de cada grupo deben ser descritos en esta sección [1]. Como los resultados se enfocan a que sean producto de la intervención, no podemos dejar de señalar en toda la fase de investigación lo que se hará con los pacientes o la muestra. Por un lado, por qué si los resultados son como esperados, la reproducción del estudio dependerá de lo descrito en esta sección y, por otro lado, de existir complicaciones o resultados adversos, éstos pueden ser analizados en base a la descripción de la intervención.

Procedimientos para la recolección de información e instrumentos a utilizar

Obtener la información o datos del estudio es clave para poder llegar a conclusiones luego del análisis de dichos resultados. Por ende, se debe ser muy riguroso en la obtención de dichos datos y en los instrumentos a utilizar para el análisis. Se debe describir muy bien los instrumentos a utilizar como lo son encuestas a la población o entrevistas, cuestionarios, libros de registros, hojas de datos o de registro de observaciones. En esos instrumentos el investigador o investigadores deben tener muy claro la recolección de los resultados primarios o variables primarias y los resultados secundarios o variables secundarias ¿Dónde, cuándo y quién recogerá la información? ¿Dónde se guardará o archivará dicha información y quienes tendrán acceso a esa información?

En fin, la recolección de datos se refiere al uso de una gran variedad de técnicas y herramientas que pueden ser usadas por quien analiza para llegar a conclusiones sobre el estudio o investigación. Se puede hacer con entrevistas, encuestas, cuestionarios o registro de hallazgos.

Se debe anexar en el protocolo los cuestionarios, la guía de entrevista, las hojas de registro de información incluyendo toda la información que se pretende recopilar. Estos cuestionarios deben llevar en cada hoja el título del estudio y deben estar enumerados para evitar confusiones o pérdida de información.

Resumen

La metodología que es la parte del protocolo donde explicamos todos los procedimientos técnicos para alcanzar nuestros objetivos plasmados con la investigación. En esta sección plasmaremos el tipo de estudio a realizar y explicaremos y definiremos sus variables. Es una metodología que debe encajarse a nuestra hipótesis y objetivo general. Cada variable debe llevar una definición operacional y la forma correcta de su interpretación o medición. Explicaremos el universo donde se realizará el estudio y como se obtendrá la muestra. Se debe ser claro en cómo se calcula el tamaño de muestra. Esta es la sección donde definiremos y expondremos nuestros criterios de inclusión y de exclusión.

Si es un estudio experimental o de intervención debemos ser detallistas en todos los pasos que se harán en cada grupo, en especial con el grupo experimental con el objetivo de lograr se siga estrictamente el estudio y evitar confusiones o que se hagan variaciones al protocolo de estudio que podrían llevar a resultados inexplicables.

Finalmente debemos explicar cómo y donde se obtendrá la información pertinente al estudio; si es encuesta o hoja o libros de datos. Debes explicar quiénes serán los encargados de recoger esa información y donde se almacenará.

Un buen estudio requiere una buena metodología y usted debe redactar eso en forma adecuada y propicia en el protocolo de investigación.

REFERENCIAS BIBLIOGRÁFICAS

1- Guía para escribir un protocolo / una propuesta de investigación. OMS/OPS. Febrero 2014.

2- Pineda EB, Alvarado EL, Canales FH. Metodología de la investigación. Manuel para el desarrollo del personal de salud. 2ª Whashington DC: OPS 1994.

3- Guía 1. Formulación y presentación del proyecto de investigación. Disponible en URL: http://www.ut.edu.co/investigacion/seriados/3/guia1.htm

4- Henriquez E , Zepeda MI. Preparación de un proyecto de investigación. Cienc Enferm 2003;9:23- 8.

5- Guía para la elaboración de un protocolo de investigación. Disponible en URL:http://www.segg.es/segg/pdf/loUltimo/unidadSEGGAApoyo/guiaElaboracionProtocoloInvestigacion.pdf

6- Velázquez M. Metodológico para elaborar un proyecto de investigación. Parte I. Rev Mex Neurocien 2000;1(3):43-5.

7- Ávila, H. *Introducción a la metodología de la investigación*. 2006. (Documento en línea) disponible en: http://www.eumed.net/libros/2006c/203/1u.htm

8- Vigil-De Gracia P, Ramirez R, Durán Y, Quintero A. Magnesium sulfate for 6 vs 24 hours post delivery in patients who received magnesium sulfate for less than 8 hours before birth: a randomized clinical trial. BMC Pregnancy and Childbirth 2017;17:241. DOI 10.1186/s12884-017-1424-3

9- Carrasco S. *Metodología de investigación científica: Pautas metodológicas para diseñar y elaborar el proyecto de investigación*. 2009. Lima: Ed. San Marcos.

10- Lolas F, Quezada A, Rodríguez E, (eds.) *Investigación en Salud. Dimensión Ética*. 2006. Santiago de Chile: CIEB Universidad de Chile.

CAPÍTULO 17

PROTOCOLO DE INVESTIGACIÓN: CÁLCULO DEL TAMAÑO DE UNA MUESTRA DE ACUERDO AL TIPO DE ESTUDIO

JOSÉ LUIS GONZALEZ F.

INTRODUCCIÓN

La elección de una población o de la muestra en los estudios de investigación es importante, ya que a partir de ella se calcularán los resultados de la variable principal (o de resultado) de la investigación, lo cual permite aplicar diversas pruebas de hipótesis que permitan responder a la pregunta general de la investigación.

Es importante destacar que es preferible trabajar con la población que con una muestra [1]. No obstante, debido a limitantes de recursos humanos, financieros, materiales o de tiempo lo anterior no siempre es posible [2]. En estos casos es importante seleccionar una muestra que sea representativa de la población de la cual procede, de tal manera que los resultados obtenidos de la variable en la muestra (estimador) puedan extrapolarse a la población, y se pueda tener un valor, confiable y válido, de la variable poblacional (parámetro) [2,3]. De esta manera el estudio garantiza que los resultados tengan validez externa.

Una muestra es un subconjunto de casos o individuos de una población. Las muestras se obtienen con la intención de inferir propiedades de la totalidad de la población, para lo cual deben ser representativas de la misma. Para cumplir esta característica la inclusión de sujetos en la muestra debe seguir una técnica de muestreo probabilístico [3,4].

En el presente capítulo abordaremos los criterios a tener en cuenta para calcular una muestra de estudio de acuerdo al tipo de diseño de estudio de investigación y de la naturaleza de la variable de estudio.

Población y muestra de estudio

La población es el conjunto de unidades de análisis con alguna característica de interés o atributos especialmente cuantificables en un periodo y en un lugar determinado. El número de unidades que la forman es el tamaño de la población y se represente con la letra **N**. Ejemplos: trabajadores de la salud que padecen obesidad en una provincia en los últimos 5 años, pacientes con infecciones de sitio operatorio en un hospital determinado durante un año, niños menores de 14 años que acuden con crisis de asma al cuarto de urgencias de un hospital determinado durante un año.

La muestra de estudio es una parte de la población y se le representa con la letra **n**. Las características de la población y la muestra de estudio se definen con base a las variables que se establecen en la sección del planteamiento del problema de investigación, de la cual deriva en la pregunta de investigación que se pretende contestar [5]. Los atributos de la población son las variables, cualitativas o cuantitativas, que son expresadas por medio de diversas medidas de resumen: razones, proporciones (porcentajes) o tasas, en el caso de variables cualitativas; y medidas de tendencia central y de dispersión (media y desviación estándar) en el caso de variables cuantitativas [6,7].

Las principales ventajas de trabajar con muestras son: la reducción de costos, por la menor utilización de recursos humanos, financieros y de insumos; y la obtención de resultados en un tiempo menor [5].

a) <u>Muestreo probabilístico</u>

Los muestreos probabilísticos son aquellos en los que cada elemento de la población tiene la misma probabilidad para ser incluida en la muestra. Solo una muestra probabilística permite determinar los estimadores con un cálculo de su precisión o error muestral. Esto permite que la muestra sea representativa de la población. Para ello se utilizan procedimientos de aleatorización, generados por tablas o por computadoras, de manera que los individuos sean seleccionados al azar; disminuyendo así el riesgo de sesgo de selección que pudiese invalidar los resultados de un estudio de investigación [4].

b) <u>Muestreo estratificado</u>

Se aplica cuando sabemos que hay ciertos factores (variables, subpoblaciones o estratos) que pueden influir en el estudio y queremos asegurarnos de tener cierta cantidad mínima de individuos de cada tipo. Ejemplo: edad, sexo, comorbilidades.

Al extrapolar los resultados a la población hay que tener en cuenta el tamaño relativo del estrato con respecto al total de la población. Por ejemplo, sin en la población la proporción de mujeres es 55%, entonces la muestra seleccionada debe mantener la misma proporción de mujeres [8]. Luego de calcular la cantidad de mujeres requeridas en la muestra, se procede a realizar un muestro aleatorio simple en la población femenina hasta completar la cantidad necesaria para que éstas representen el 55% de la muestra.

Parámetros para el cálculo del tamaño de una muestra representativa

El importante que se realice un cálculo adecuado del tamaño de la muestra, porque de esta manera garantizamos la no ocurrencia del error tipo II o tipo beta, que ocurre cuando trabajamos con una muestra inferior al mínimo requerido; lo que ocasiona que si existen diferencias estadísticamente significativas entre los grupos de estudio con relación a la variable resultado o principal, el estudio no las demuestre, debido a que el poder del estudio es inferior al 80%[5].

Cabe resaltar que el número de muestra calculado, es el mínimo que debemos de utilizar en un estudio. Si se utiliza un número menor se tiene el riesgo de un error tipo II o beta en el estudio; por el contrario, la utilización de un número de muestra excesivamente mayor implica mayor gasto innecesario de recursos y de tiempo.

Conviene recordar que la utilización de un tamaño de muestra adecuado disminuye el riesgo de error tipo II y permite la generalización de los resultados a la población (validez externa); sin embargo, el tamaño de muestra adecuado no guarda relación con la posible presencia u ocurrencia de uno o más sesgos en un estudio de investigación, los cuales pueden comprometer la validez interna de un estudio, que se refiere a la veracidad de los resultados [5].

A continuación se explican los cuatro parámetros que se utilizan para el cálculo del tamaño de la muestra de estudio.

a) El tipo de variable a estimar y su variabilidad

Como regla general tenemos que a mayor homogeneidad de la población, el tamaño muestral requerido será menor; y cuando es mayor la heterogeneidad, se requerirá una muestra mayor [9].

Si el parámetro a calcular es de naturaleza cualitativa; es decir, que trabajamos con proporción (o porcentaje), la proporción de pacientes que se estima poseen la enfermedad o condición de interés se representa por la letra p, mientras que la proporción de individuos que no posee la enfermedad o condición se expresa por la letra q. La variabilidad está dada por el producto p por q.

Si el parámetro a calcular es de naturaleza cuantitativa; es decir, que trabajamos con una media (x), la variabilidad corresponde al valor de la varianza (s^2). Debe recordarse que la varianza (s^2) es el cuadrado de la desviación estándar (s).

El conocimiento del valor de la proporción (p), para las variables cualitativas; y de la varianza (s^2), para las variables cuantitativas, es importante ya que estos valores se requieren para introducirlos en las diversas fórmulas que permiten el cálculo del número de la muestra (n)[9,10]. Dichos cálculos se pueden realizar de forma manual, o mediante el uso de diversos programas informáticos, como el programa Epi Info[TM] versión 7, del Center for Disease Control (CDC, por sus siglas en inglés)[11] de Atlanta, EE.UU., el cual es de descarga gratuita, y que utilizamos para ilustrar dos ejemplos en el presente capítulo.

Es importante destacar que los valores estimados de proporción (p) y de varianza (s^2) se obtienen, por parte del investigador, mediante revisión de los diversos tipos de estudios de investigación (de corte, clínicos, casos y controles, cohorte, metaanálisis) disponibles en la literatura científica. Si no existen valores de proporción o varianza en la literatura, se recomienda, en el caso de trabajar con proporción (p), asignar a la p el valor de 0.5, lo que asigna la máxima variabilidad y permite el cálculo de un tamaño muestral suficiente. En el caso de trabajar con varianza(s^2), se recomienda realizar un estudio piloto para obtener una aproximación del valor de misma.

b) El margen de confiabilidad que se desea obtener en la estimación

El grado de confiabilidad que se utiliza normalmente en los estudios de investigación es de 95%. Esto se refiere que el valor calculado se encuentra, dentro de un 95% de probabilidad, en el intervalo de dos valores que definen el intervalo de confianza (CI) [6,7]. Lo anterior indica que existe una probabilidad de 5% de que el verdadero valor se encuentre por fuera de dichos límites.

El valor de Z es de 1.96 cuando el CI es de 95%, con base al modelo de la curva normal. En caso que se requiera una mayor confiabilidad, por ejemplo de 99%, se utilizaría en la fórmula un valor de Z de 2.58, lo que incrementaría el valor del tamaño de la muestra requerida en el estudio de investigación.

c) La precisión de los resultados

El error estándar (o de muestreo) se refiere a la variabilidad producto del azar de los resultados, y que por convención en los estudios de investigación se acepta que no debe ser mayor al 5% (error alfa). En general, cuanto mayor sea la precisión requerida de los resultados (menor error alfa), se requiere trabajar con un mayor tamaño de la muestra de estudio [6-7].

d) El tipo de diseño de estudio

d.1 Estudios de corte

De acuerdo a los parámetros arriba expuestos la fórmula para el cálculo del tamaño de muestra para variables cualitativas en un estudio de corte es:

$$\mathbf{n} = \frac{(Z)^2 pq}{EE^2}$$

donde **n** es el número de la muestra, **Z** es el coeficiente de confianza, que es 1.96 por convención, **p** es la proporción de pacientes con la condición, **q** es la proporción de individuos sin la condición, y **EE** es el error estándar o muestral, que por convención es 5%.

Ejemplo 1. Supongamos que se desea realizar un estudio de corte para estimar la proporción de pacientes no satisfechos de la atención recibida en el servicio de emergencia de un hospital. Al revisar la bibliografía se encontró una p =80%. Si se asume un error absoluto de 5%.

$$n = (1{,}96)^2\,(0{,}8)(0{,}2) / (0.05)^2 = 245{,}9 = 246$$

Para estimar la proporción de pacientes no satisfechos en emergencia, con un 95% de confianza y un error de 5%, se debe evaluar 246 pacientes.

La fórmula para el cálculo de muestra para variables cuantitativas en un estudio de corte es:

$$\mathbf{n} = \frac{(Z)^2\,(s^2)}{EE^2}$$

donde **n** es el número de la muestra, **Z** es el coeficiente de confianza, **s** es la desviación estándar, y **EE** es el error estándar o muestral.

Ejemplo 2. Se desea realizar un estudio de corte para estimar el promedio de hemoglobina en los 500 pacientes del Servicio de Nefrología de un hospital. Supongamos que un estudio previo demostró una media de hemoglobina (x = 8.2), con una s = 4.2. Se desea calcular el tamaño muestra asumiendo un error estándar (EE) de 1,5 gr/dl. Reemplazamos dichos valores en la fórmula:

$$n = (1.96)^2 (8,2)^2 / (1.5)^2 = 114.8 = 115$$

El número mínimo necesario de pacientes que requiere estudio es de 115, si se desea estimar el nivel promedio de hemoglobina en los pacientes del Servicio de Nefrología, con una precisión de 1,5 µg/dl.

d.2 Estudios analíticos

En los estudios analíticos, en los cuales se comparan dos o más proporciones o medias para establecer diferencias estadísticamente significativas, es importante conocer, mediante revisión de la literatura, el valor del riesgo relativo (RR) para estudios de cohorte y clínicos, y el valor de la desigualdad relativa (OR, por sus siglas en inglés) para los estudios de casos y controles [9,10].

Ejemplo 3. Se desea realizar un estudio de casos y controles en un hospital que tiene como objetivo determinar si la obesidad se asocia a mayor riesgo de infecciones del sitio operatorio en pacientes a quienes se les realiza histerectomía electiva. Supongamos que un estudio previo demostró un OR = 2.25, que el 60% de las pacientes que se infectaron tenían obesidad, y que el 40% de las pacientes sin infección tenían obesidad. Utilizamos el programa Epi Info, en el menú StatCalc, seleccionamos casos y controles e introducimos la información. Utilizamos un poder de 80% en el estudio y un intervalo de confianza de 95%. Los resultados se muestran en la Figura 1.

Figura 1. Cálculo de la muestra para un estudio de casos y controles. Programa Epi Info 7.

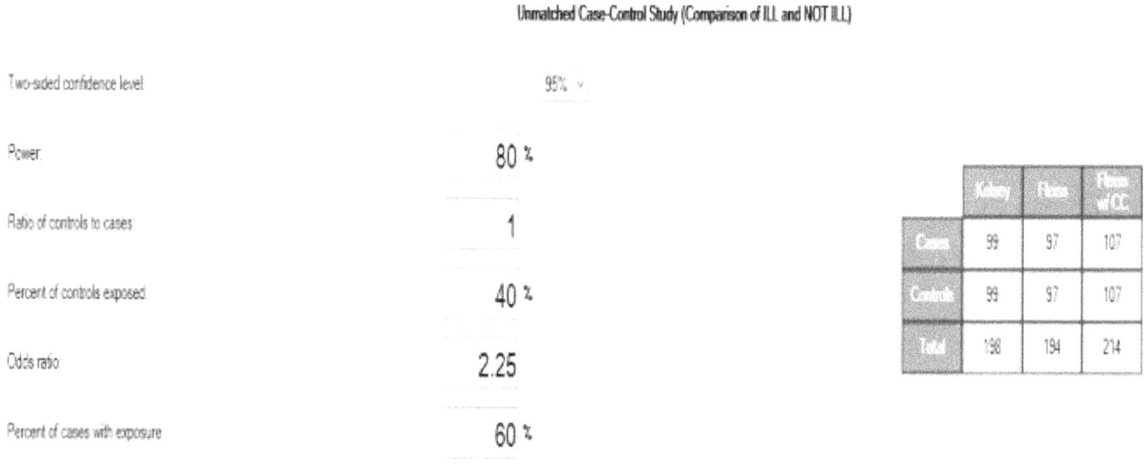

Unmatched Case-Control Study (Comparison of ILL and NOT ILL)

		Kidney	Kness	Kness w/CC
Two-sided confidence level	95%			
Power	80 %			
Ratio of controls to cases	1	Cases	99	97	107
Percent of controls exposed	40 %	Controls	99	97	107
Odds ratio	2.25	Total	198	194	214
Percent of cases with exposure	60 %			

DE ACUERDO A LOS RESULTADOS, se requiere entonces una muestra mínima de 198 pacientes (99 casos y 99 controles) para garantizar un poder del estudio de 80% con un error alfa de 5%.

Ejemplo 4. Se desea realizar un estudio clínico en el cual se comparan la eficacia terapéutica de dos antibióticos para el manejo ambulatorio de infección de vías urinarias. Supongamos que en la revisión de la literatura se encuentra que un antibiótico A tiene una tasa de curación de 85% en 5 días y que la tasa de curación del antibiótico B es de 65% en el mismo tiempo. Para un poder de estudio de 80% y un intervalo de confianza de 95%, calculamos el tamaño muestral en el programa Epi Info versión 7. En el menú Statcalc seleccionamos estudios de cohorte e introducimos la información. Los resultados se muestran en la Figura 2.

Figura 2. Cálculo de la muestra para un estudio clínico. Programa Epi Info 7.

Unmatched Cohort and Cross-Sectional Studies (Exposed and Nonexposed)

Two-sided confidence level:	95%
Power	80 %
Ratio (Unexposed : Exposed):	1
% outcome in unexposed group:	65 %
Risk ratio:	1.30769
Odds ratio:	3.05125
% outcome in exposed group	85 %

	Kelsey	Fleiss	Fleiss w/CC
Exposed	74	73	83
Unexposed	74	73	83
Total	148	146	166

DE ACUERDO A LOS RESULTADOS, se requiere una muestra mínima de 148 pacientes (74 pacientes para cada uno de los dos grupos) para garantizar un poder del estudio de 80% con un error alfa de 5%.

Resumen

La muestra de estudio se utiliza para calcular los estimadores y realizar pruebas de contraste de hipótesis, cuando por diversos motivos (limitantes de recursos humanos, financieros, materiales y tiempo) no es posible trabajar con la población.

El muestreo probabilístico garantiza que todos los individuos de una población tengan la misma probabilidad de ser seleccionados en la muestra de estudio, lo que garantiza que la muestra sea representativa de la población.

Los parámetros que se tienen en cuenta para el cálculo de la muestra de estudio son: el tipo de variable a estimar (cualitativa o cuantitativa) y su variabilidad, el margen de confiabilidad de los resultados, la precisión de los resultados, y el tipo de diseño de estudio de investigación (estudio de corte, estudio de casos y controles, cohorte o estudio clínico).

REFERENCIAS BIBLIOGRÁFICAS

1. Ardila M, Rodríguez M, Gil L. Población y muestreo. En: Epidemiología clínica. Investigación clínica aplicada. Editorial Médica Panamericana. Colombia. p. 129-139. 2004.

2. Dennis V, Pérez M. Cálculo del tamaño de muestra. En: Epidemiología clínica. Investigación clínica aplicada. Editorial Médica Panamericana. Colombia. p. 141-162. 2004.

3. García, J. Muestro y cálculo del tamaño de muestra. En: Moreno L, autor. Epidemiología Clínica. 3ª. Edición. México: McGraw Hill. p. 292-308. 2013.

4. Hulley S, Newman T, Cummings S. Elección de los participantes en el estudio: especificación, muestreo y reclutamiento. En: Hulley S, Cummings S, Browner W, Grady D, Newman T. Diseño de investigación clínica, 3a ed. Lippincott Williams & Wilkins. EE.UU. p. 31-42. 2008.

5. Hernández S, Fernández-Collado C, Baptista L. Metodología de la investigación. 4a. ed. McGraw Hill. México. 2008.

6. Dawson B, Trapp R. Bioestadística médica. 3a. ed. El Manual Moderno. México. p. 75-80. 2002.

7. Pagano M, Gauvreau K. Fundamentos de bioestadística. 2a. ed. Thompson Learning, México. p. 514-525. 2001.

8. Browner W, Newman T, Hulley S. Preparación para el cálculo del tamaño de la muestra: hipótesis y principios subyacentes. En: Hulley S, Cummings S, Browner W, Grady D, Newman T. Diseño de investigación clínica. 3a. ed. Lippincott Williams & Wilkins, EE.UU. p. 57-96. 2008.

9. Martínez-González M, Bes-Rastrollo A. Estimación del tamaño muestral. En: Martínez-González M (ed.). Bioestadística amigable. 2a ed. Ediciones Díaz de Santos. España. p. 373-417. 2006.

10. Marrugat J, Vila J, Pavesi J, Sanz F. Estimación del tamaño de muestra en la investigación clínica y epidemiológica. Med Clin (Barc) 1998; 111: 267-276.

11. Center for Disease Control. Epi info™. Enlace en internet: http://www.cdc.gov/epiinfo.

CAPÍTULO 18

PROTOCOLO DE INVESTIGACIÓN: PLAN DE ANÁLISIS, CRONOGRAMA Y PRESUPUESTO

MIRIAM DAQUIN MAURE
CARLOS ESPINOSA GARCÍA
PAULINO VIGIL-DE GRACIA

Introducción

El plan de análisis de datos constituye el conjunto de herramientas que utilizamos para responder a las preguntas de la investigación [1].

El plan debe definirse antes de recolectar los datos, ya que éste nos permite evaluar qué información será recolectada, de dónde será obtenida, cómo será utilizada y analizada (qué tipo de análisis estadístico aplicaremos y qué herramientas estadísticas utilizaremos) [2]. Además, es importante para asegurarnos de que todos los datos necesarios serán recogidos; así evitaremos, que luego de haber recolectado nuestra muestra, descubramos que hay datos importantes que no fueron obtenidos y tengamos que realizar este trabajo nuevamente.

También incluye la elaboración de las tablas de los datos principales (en este momento sin resultados) que nos servirán como guía para el análisis futuro de las variables del estudio, cálculo de medidas de asociación y evaluación por factores de confusión y modificadores del efecto [3].

Una ventaja importante de establecer un plan de análisis de datos es que minimiza la posibilidad de que el investigador altere el análisis de datos para favorecer un resultado [3]; por lo que, el plan de análisis de datos mejora la credibilidad del estudio.

Continuando con la planeación de nuestra investigación, un auxiliar en la organización es el cronograma de actividades, en el que predecimos el tiempo y los recursos necesarios en cada fase de nuestro estudio, la relación temporal entre las distintas fases, y las actividades que se tienen que completar en cada fase para lograr los objetivos [4].

El cronograma de actividades nos ayudará a determinar nuestro presupuesto. El presupuesto es una predicción de los gastos futuros que se tendrán [5] y determinará si realizarlo es costo efectivo. Todos los estudios requieren una inversión monetaria o financiamiento y es necesario tomar en cuenta varios aspectos que tal vez no hemos considerado.

Plan de Análisis de Datos

Existen distintas formas de un plan de análisis de datos. La que vamos a utilizar va a depender de las características de nuestro estudio; esto quiere decir, qué variables estamos utilizando, el diseño de nuestro estudio, el tipo de muestreo, el software disponible para el análisis y lo más importante, las preguntas que queremos responder con nuestro estudio [6].

Por esto es necesario conocer los tipos de variables de nuestra investigación para realizar un buen plan de análisis de datos, por lo que realizaremos un repaso de conceptos. Existen las variables nominales, en las que las categorías (opciones que puede tener la variable) determinan la ausencia o presencia de una característica, y no pueden ser medidas numéricamente, por ejemplo, para la variable estado civil, las opciones incluyen soltero, casado, viudo entre otras. Las variables nominales pueden ser dicotómicas cuando sólo hay dos categorías para su clasificación, como es el caso de la variable sexo (categorías femenino y masculino) y esto significa que la variable puede ser dividida sólo en dos grupos [7].

En una variable ordinal, las categorías admiten un criterio de orden, como es el caso de la variable estado socioeconómico que puede dividirse en bajo, medio y alto, sin realmente ser posible determinar una distancia entre las categorías, sólo se sabe que una es mayor o menor como en el caso presentado [3].

Otras son las variables de intervalo, en las que podemos precisar la distancia entre las categorías; son medidas numéricamente y carecen de origen o cero absoluto [7]. Un ejemplo es la temperatura en la escala Celsius.

En las variables de proporción podemos precisar la distancia entre las categorías, son medidas numéricamente también, pero en estas variables existe el cero o ausencia de la característica. Ejemplos pueden ser la edad en años o el ingreso económico mensual [3]. Las variables de intervalo y de proporción son variables de tipo continuas [7].

Analizando los datos.

Métodos estadísticos y Software disponible.

El análisis estadístico puede ser de tipo descriptivo o inferencial. La estadística descriptiva es usada cuando queremos describir nuestra muestra. La estadística inferencial busca hallazgos que se puedan generalizar de la muestra a la población de estudio. También la usamos para comparar poblaciones de dos estudios diferentes, y nos puede ayudar a encontrar ciertas características de nuestra muestra que alteren los resultados y conclusiones del estudio [8].

Estadística descriptiva

Primero debemos organizar todas las preguntas de nuestra investigación, para cada una de ellas, colocar las variables que son relevantes y, a continuación, qué herramienta estadística se va a utilizar en el análisis. Esto nos ayuda a recolectar toda la información necesaria en el tiempo apropiado [3].

Luego debemos describir nuestra muestra, señalando características demográficas importantes como la edad y el sexo. Esto recibe el nombre de distribución de frecuencias. Esta distribución puede realizarse con 1 variable (lo más común), 2 variables a la vez o incluso más de 2 variables a la vez. La distribución de frecuencias es útil al describir variables nominales y ordinales y puede representarse mediante una tabla o un gráfico [2].

A continuación, describiremos las medidas de tendencia central y de dispersión de las variables de nuestro estudio.

a) La moda

b) La mediana

c) La media

d) El rango

e) La desviación estándar.

Estas son medidas que nos dan una idea de donde se concentran la mayoría de los sujetos en cuanto a una variable. Cada medida tiene ventajas y desventajas que debemos conocer a la hora de interpretar los resultados [6].

La moda es la frecuencia que más se repite de la variable. Puede usarse con todo tipo de variables y es la medida de tendencia central utilizada en casos de variables nominales. Cuando hay muchas categorías en una variable no es de ayuda [7].

La mediana es el punto medio de la muestra. Sobre y debajo de ésta se encuentra el 50% de los individuos. Se utiliza para variables continuas [3].

La media es la medida de tendencia central más utilizada. Se obtiene al sumar todas las frecuencias o mediciones de los sujetos y dividiendo este resultado entre el número total de sujetos. Es muy sensible a valores extremos y a la distribución de las frecuencias. Es utilizada para variables de intervalo o de proporción [3].

El rango, se obtiene de restar el mayor valor del menor y nos da una idea de la variabilidad de nuestra muestra al ser comparada con otra. Esta medida de variabilidad es muy sensible a los valores extremos. Evidentemente sólo se utiliza para variables continuas [6].

La desviación estándar es una medida de dispersión que, a diferencia del rango, reduce la influencia derivada de los valores extremos. Es una medida que se calcula obteniendo las variaciones de todas las medidas de una muestra [7]. Y nos da la idea de que tan distante está cada valor de medida de la media de la muestra.

Estadística inferencial

Al introducirnos en la estadística inferencial, buscamos encontrar diferencias entre dos o más grupos y poder extrapolar nuestros hallazgos obtenidos con una muestra hasta una población de estudio y esto requiere que hayamos realizado un muestreo apropiado [8].

La estadística inferencial se basa en herramientas para probar la significancia estadística de los datos, y los resultados de estas herramientas los podemos utilizar para hacer inferencias a partir de los datos de nuestra muestra [9].

El investigador debe escoger las herramientas estadísticas más apropiadas y para ello debemos conocer dos cosas:

1. Las preguntas de la Investigación

2. Nivel de medición de las variables [6].

El nivel de medición se refiere a la cantidad de información contenida en los datos obtenidos. Los datos se miden a nivel nominal (nivel inferior), ordinal, intervalo o proporción (mayor nivel) [4].

La estadística inferencial puede ser paramétrica, en donde se acepta una distribución gaussiana de las medidas (generalmente utilizada para variables de intervalo y de proporción) y la no paramétrica, en donde se acepta una distribución no gaussiana, (generalmente utilizada para variables nominales y ordinales) [6].

Se dispone de múltiples paquetes de software que facilitan el análisis de la base de datos. Algunos ejemplos son: Epi Info, SPSS (*Paquete estadístico para las ciencias sociales*), Stata (Análisis de datos y software estadístico), SAS (sistema de análisis estadístico) [9].

A continuación, se presentan las herramientas estadísticas más utilizadas según la distribución de la variable de estudio.

Tabla 1. Test estadísticos disponibles para variables con distribución paramétrica.

Variable Independiente	Dicotómica	Nominal	Nominal	Intervalo/Radio	Intervalo/Radio	Intervalo/Radio	Intervalo/Radio
Variable Dependiente	Intervalo/Radio	Intervalo/Radio	Intervalo/Radio	Intervalo/Radio	Intervalo/Radio	Intervalo/Radio	Intervalo/Radio
Test estadístico	t-Test[a]	ANOVA	MANOVA[b]	Pearson's r	Regresión simple[c]	Regresión múltiple[d]	Canónica[e]

ABREVIATURAS: ANOVA (Analysis Of Variance), MANOVA (Multivariate Analysis Of Variance)
a-Si hay > 5 sujetos por celda
b-Múltiples variables dependientes
c-Variable independiente simple
d-Múltiples variables independientes
e-Múltiples variables dependientes e independientes
Tabla 2. Test estadísticos disponibles para variables con distribución no paramétrica.

Variable Independiente	Nominal	Nominal	Dicotómica	Nominal	Ordinal
Variable Dependiente	Nominal	Nominal	Ordinal	Ordinal	Ordinal
Test estadístico	Chi Cuadrado [a]	Test Exacto de Fischer	Mann-Whitney U	Kruskal-Wallis[b]	Spearman Rho

A-SI HAY > 5 SUJETOS por celda

b-3 o más valores de variable independiente

Escoger el test estadístico apropiado, dependerá de nuestro propósito de estudio: evaluar diferencias, examinar relaciones o hacer predicciones [6].

Se utilizan test estadísticos para evaluar las diferencias de una variable dependiente (de intervalo o radio) de interés entre dos o más grupos: Cuando la diferencia se evalúa entre dos grupos, se utiliza el t-Test. Cuando se trate de tres o más grupos, se recomienda el uso de pruebas más complejas como el ANOVA (Análisis de varianza)[9].

Se pueden utilizar las herramientas estadísticas para determinar correlación entre dos variables; sin embargo, no permiten determinar cuál variable influye en la otra. Aquí son muy útiles el Spearman rho (variables ordinales), chi cuadrado (variables ordinales) y Pearson´s r (variables de intervalo o de proporción) [8].

Existen otras herramientas que permiten determinar qué variable influye sobre otra. Este es el caso de las regresiones simples (una variable dependiente y una independiente), regresión múltiple (2 o más variables independientes) [6,8].

Cronograma

El cronograma consiste en una representación en forma de diagrama de las metas que hay que lograr y el tiempo que se dispone para cumplirlas desde su inicio hasta el final [10].

Al realizar el cronograma de actividades de un protocolo de investigación, tratamos de organizar los pasos que vamos a desarrollar para cumplir los objetivos de la investigación. Debemos planearlo de forma realista, ya que un error frecuente de principiantes es asignar menor tiempo a cada tarea del que verdaderamente se necesitará [4]. Sin embargo, esto no significa que el tiempo disponible para cada una de ellas no pueda ser modificado.

Un tipo de cronograma muy utilizado es el Diagrama de Gantt (diagrama de barras), el cual se utiliza en trabajos sencillos, hay otras opciones para trabajos de mayor complejidad [11].

Este es un ejemplo de un cronograma sencillo y fácil de realizar para el investigador:

Tabla 3. Ejemplo de un cronograma de actividades.

Mes	1	2	3	4	5	6	7	8	9	10	11	12
Actividades												
Revisión de la literatura	X	X	X									
Confección del protocolo de investigación			X	X								
Validación del instrumento de recolección					X							
Recolección de datos					X	X						
Procesamiento de datos							X					
Análisis de datos							X					
Discusión de resultados								X				
Elaboración del trabajo final									X	X	X	
Presentación del trabajo final												X

LA SIGUIENTE FIGURA representa el cronograma anterior utilizando el diagrama de Gantt.

Figura 1.

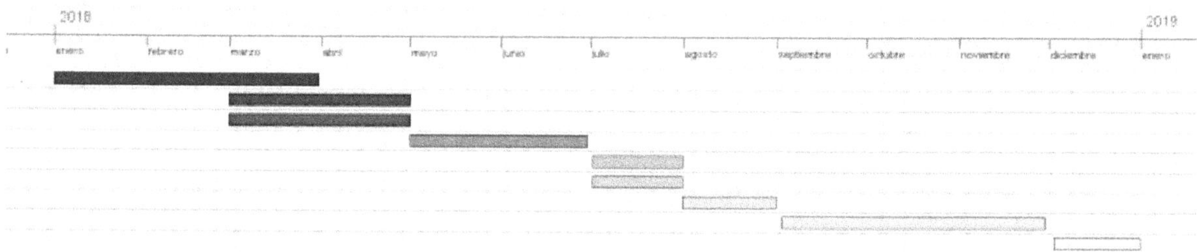

En esta figura se representa un cronograma de actividades utilizando el diagrama de Gantt. Las diversas tareas del trabajo de investigación se representan con barras que se extienden en función de los meses en que se planea ejecutarlas. En este caso, las diversas tareas son representadas con distintos colores.

UN DIAGRAMA DE GANTT puede ser realizado con ayuda de programas como Excel y también hay disponibles softwares en internet que facilitan la elaboración de los mismos como es el caso de Gantt Project.

Además, el cronograma nos ayuda a determinar los recursos que vamos a utilizar en cada fase de la investigación, por lo que nos ayuda a confeccionar el presupuesto de la investigación [4].

Presupuesto

En esta sección del protocolo de investigación, se toman en cuenta la totalidad de costos que conlleva la misma. Generalmente se presenta en una tabla y su contenido varía según la institución a la que se presentará para su financiación [10].

Se deben incluir gastos directos e indirectos. Los gastos directos están asociados directamente al desarrollo de la investigación e incluyen los honorarios del investigador y de sus ayudantes, equipos necesarios, materiales, servicios técnicos y viáticos [5]. Hay que tomar en cuenta que algunos de estos gastos son recurrentes y así deben ser representados en el presupuesto.

Los gastos indirectos no están relacionados específicamente con el desarrollo de la investigación, pero son necesarios e incluyen luz eléctrica, suministro de agua, alquiler de lugares para desarrollar el trabajo entre otros, generalmente estos gastos representan del 5-15% del costo total de la investigación [5].

Resumen

Hemos abordado 3 aspectos importantes de la planeación de nuestro trabajo de investigación: El plan de análisis de datos, el cronograma de actividades y el presupuesto.

El plan de análisis de datos nos ayuda a responder a la pregunta de la investigación y debe elaborarse previo a la recolección de datos. Este plan guiará el futuro proceso de análisis de los resultados y mejora la calidad de los mismos. En el momento de recolectar los datos, sabremos de antemano que tipo de análisis estadístico aplicaremos y que herramientas estadísticas utilizaremos. Para tomar estas decisiones es aconsejable siempre realizar un consenso entre los investigadores, las recomendaciones mostradas en este capítulo y consejeros con mayor experiencia en el análisis estadístico.

El cronograma de actividades nos permite estructurar organizadamente las actividades que vamos a realizar, tomando en cuenta los recursos y el tiempo necesarios y es una herramienta indispensable para elaborar el presupuesto de nuestro estudio. El presupuesto nos permite prepararnos económicamente para los gastos que afrontaremos al realizar el estudio o a solicitar financiamiento por parte de terceros.

REFERENCIAS BIBLIOGRÁFICAS

1- Centers for Disease Control and Prevention. CDC. Creating an Analysis Plan. 2013. [Internet]. [Consultado Nov 2017]. Disponible en: https://www.cdc.gov/globalhealth/healthprotection/fetp/training_modules/9/creating-analysis-plan_pw_final_09242013.pdf

2- World Health Organization. WHO: Data, Analysis and Presentation, 2014. [Internet]. [Consultado Nov 2017]. Disponible en: http://www.who.int/tdr/publications/year/2014/participant-workbook4_030414.pdf

3- Thompson CB. Descriptive Data Analysis. Air Med J. 2009; 28(2): 52-9.

4- Bauer W, Bleck-Neuhaus, J, Dombois R. Desarrollo de proyectos de investigación [Internet]. Bremen, Alemania: Universidad de Bremen, Servicio Alemán de Intercambio Académico (DAAD). 2010. [Consultado Dic 2017]. Disponible en: http://centroamerica.daad.de/imperia/md/content/informationszentren/icsanjose/desarrollo_de_proyectos_de_investigacion.pdf .

5- Patil SG. How to plan and write a budget for research grant proposal? J Ayurveda Integr Med. 2017; 1-4.

6- Simpson SH. Creating a Data Analysis Plan:What to Consider When Choosing Statistics for a Study. Can J Hosp Pharm. 2015; 68(4): 311-17.

7- Plichta SB, Kelvin E. Munro´s statistical Methods for health care research. 6th edition. New York: Lippincott Williams & Wilkins; 2013.

8- Allua S, Thompson SB. Inferential Statistics. Air Med J. 2009; 28(4): 168-71.

9- Ali Z, Bhaskar SB. Basic statistical tools in research and data analysis. Indian J Anaesth. 2016; 60(9): 662-69.

10- Ramirez J. Cómo diseñar una investigación académica.1ra ed. Heredia, Costa Rica: Montes de María; 2011.

11- Terrazas R. Planificación y programación de operaciones. Perspectivas. 2011; 14 (28):7-32.

CAPÍTULO 19

É TICA EN INVESTIGACIÓN PARA LA SALUD
RITA INÉS TRUJILLO-SAGEL

INTRODUCCIÓN

La medicina es la "ciencia que tiene por objeto la conservación y el restablecimiento de la salud" o también, "el arte de prevenir, cuidar y asistir en la curación de la enfermedad" [1]. Para el filósofo griego Aristóteles, la ciencia saber especulativo, buscaba el conocimiento, mientras que el arte buscaba la utilidad, el saber práctico, de ese nuevo conocimiento [2]. Esa incertidumbre, que nos lleva a la búsqueda de respuestas no resueltas, es lo que llamamos investigación. Y para lograrlo de una forma correcta y adecuada debemos respetar los derechos de los pacientes y de los sujetos que participan en la generación de ese nuevo conocimiento [3].

Sin embargo, la medicina no es solo ciencia y arte, es ver al ser humano como un ser integral y desde su aspecto biopsicosocial espiritual [4]. El arte de la medicina tiene que ver con relación médico paciente y con la manera individual con que cada médico integra sus conocimiento y competencias con el hacer bien al paciente, viéndolo como un todo, pero tratándolo como un ser humano, independiente del problema de salud que se aborde [4].

Y esto es igual en la investigación con seres humanos. Antes, el médico decidía por los pacientes, pero ahora se le da al paciente la posibilidad de decidir [5]. Desde 1973, con la Declaración de los derechos de los pacientes en EUA, se establece el derecho del paciente a conocer y decidir sobre todo lo referente a su enfermedad y a la confidencialidad [6].

La historia está llena de abusos en investigaciones con humanos lo que ha llevado a diferentes países y sus instituciones a la creación e implementación de criterios éticos para guiar las investigaciones. Casos históricos relevantes serían las investigaciones que desencadenaron el juicio de Nuremberg luego de la segunda guerra mundial, que como resultado produjo el Código de Nuremberg; así como el caso de Tuskegee en EUA, estudio de Sífilis del cual nace el Informe de Belmont [7,8]. Otros casos como estos, han ido y siguen impulsado la creación y actualización de pautas, guías, códigos y normas internacionales para hacer investigación ética [9]. Lamentablemente, se siguen realizando investigaciones sin cumplir con los requisitos éticos mínimos requeridos. Sin embargo, se observa como cada vez más países, incluyendo a Panamá, buscan la manera de integrar y hacer respetar los requisitos éticos, creando sus propias leyes y reglamentos para investigaciones con seres humanos.

En este capítulo, abordaremos algunos conceptos de ética y bioética de la investigación a través de la revisión de aspectos históricos puntuales, aspectos básicos de las regulaciones internacionales y nacionales, y los principios éticos que deben cumplirse para que una investigación sea considerada ética.

1. Ética y moral. Bioética de la investigación

Los términos: moral, ética y bioética han sido definidos y utilizados por muchos autores, algunos como términos diferentes, otros como similares[1o]. A pesar de esto, podemos encontrarle características específicas.

La moral es un sistema normativo de carácter histórico y social que establece los ideales del ser humano de bondad y felicidad, y que pretende regular su comportamiento en relación con el bien y el mal [11]. Es algo complejo, que trata de máximos, generalizando ese sistema normativo a lo colectivo o poblacional.

La ética es una disciplina filosófica que crítica las teorías y las acciones morales de los seres humanos, evaluando si son buenas o malas [11], buscando llegar a un consenso. Trata de mínimos, se va a la persona misma, al individuo. Es una reflexión de lo moral.

Bioética es un término introducido por el bioquímico estadounidense Van R. Potter refiriéndose a la ética de la vida y del ser humano [11]. Para Potter la bioética es "global" al ser un saber transdiciplinario y un "puente entre las humanidades y las ciencias que ayudaría a la humanidad a sobrevivir y sostener, y mejorar el mundo civilizado" [1o,12].

La bioética trata con principios, valores, normas y conductas que han sido aceptadas socialmente, y que luego de reflexiones y deliberaciones, se busca llegar a un consenso sobre lo que es aceptable [13]. Se divide en: la bioética clínica, que tiene que ver con decisiones sobre normas y conductas en el cuidado de la salud de las personas y la bioética de las investigaciones científicas que evalúa primordialmente la protección de los participantes o comunidades donde se realicen los estudios, justificados en su valor social y científico, por lo tanto, trata sobre la revisión de protocolos de investigación [14].

En Panamá, se decidió cambiar el término de ética bioética para nombrar al Comité Nacional de Bioética de investigación (CNBI) [15].

2. Códigos y Pautas: Estándares éticos internacionales en investigación y su historia.

La ética de la investigación con seres humanos se encuentra regulada por los códigos y normas internacionales, y por las regulaciones locales del país donde se realiza el estudio, que establecen sus normas éticas como su estructura legal [14].

A través de la historia hemos visto como la mayoría de estas normas, códigos, pautas o lineamientos han aparecido después de un evento histórico donde el abuso de los derechos y dignidad de seres humanos está presente [5].

El Código de Nuremberg que surgió después de la segunda guerra mundial luego del Juicio en Alemania en 1947, donde 23 médicos nazis fueron encontrados culpables por los abusos y crímenes que se llevaron a cabo en los experimentos realizados en humanos [8,16]. La disposición más importante que surgió de este código fue que "es absolutamente esencial el consentimiento informado voluntario del sujeto humano",[17] sin olvidar que el participante debe tener la capacidad para dar su consentimiento, sin ningún tipo de coerción[5].

La Declaración de Helsinki promulgada por la Asociación Médica Mundial en 1964, como propuesta de principios éticos para orientar, guiar y actualizar las normas éticas de investigación en seres humanos. Su última revisión y actualización fue en el 2013, y establece que el médico debe siempre velar por lo mejor para su paciente en cuanto a su salud, bienestar y derechos [17].

El informe Belmont fue elaborado por el congreso de EUA, en 1978, como una guía de los criterios éticos para la investigación en humanos [17], luego del escándalo por el estudio de Tuskegee. En este estudio sobre sífilis, a pesar del descubrimiento de la penicilina, se mantuvo a un grupo de participantes sin ofrecerles el beneficio del nuevo tratamiento, con la finalidad de conocer la evolución de la enfermedad produciéndose en muchos casos la muerte de los sujetos. Fue suspendido en 1975 cuando la prensa lo hizo público [8]. El informe promulgó 3 principios básicos de la ética: Respeto, beneficencia y justicia, principios que hoy siguen siendo base de la ética médica y de investigación con seres humanos [8,17]. Los podemos describir de la siguiente manera:

a) Respeto a decidir como ser humano de una forma libre e independiente tomando en cuenta sus limitaciones (principio de autonomía) [8].

b) Beneficencia al asegurarse que el beneficio sea mayor al riesgo en la decisión del sujeto y esforzándose por su bienestar. El derecho positivo a la beneficencia y el negativo de no hacer daño (no maleficencia) [19].

c) Justicia en asegurar la misma oportunidad de ser parte del estudio y de distribuir las cargas y beneficios entre los participantes[17,18].

El *Consejo de Organizaciones Internacionales de Ciencias Médicas (CIOMS)*, promulgó en 1982, la primera versión de Las Pautas Éticas Internacionales para las Investigaciones Biomédicas en Sujetos Humanos con el propósito de señalar la manera en que se debe interpretar la Declaración de Helsinki en los países en desarrollo haciendo énfasis en aplicar los principios éticos fundamentales a poblaciones de bajos recursos[8,14]. En la última revisión en el 2016, habiéndose antes fusionado las pautas de ética biomédica con las epidemiológicas, se amplió el alcance de las pautas para que involucrara la investigación con datos de salud. Así, se transforma de solo lo Biomédico a la "Investigación relacionada con la salud", que incluye investigación de observación, ensayos clínicos, los biobancos y los estudios epidemiológicos[6,14].

En mayo de 1996, en la Conferencia Internacional de Armonización de los requerimientos técnicos para el registro de productos farmacéuticos para uso en humanos, crearon lo que conocemos como las normas de las **Buenas Prácticas Clínicas** [8]. Estos lineamientos se realizaron con la intención de facilitar la aceptación mutua de los datos clínicos por las entidades regulatorias de Europa, Japón y EUA, pero se desarrollaron con la presencia y observaciones de otros países: Australia, Canadá, los países Nórdicos, además de la OMS.

Las Buenas Prácticas clínicas se definen como "Estándar internacional ético y de calidad científica para diseñar, conducir, registrar y reportar estudios que involucran la participación de humanos" [19].

En el 2005, debido a que muchos países no forman parte de la conferencia Internacional de Armonización, la OPS elaboró el ***Documento de la Américas*** con la intención de describir criterios armonizados en nuestro continente para que pudiéramos contar con normas que aseguren la solidez científica y ética del estudio [8].

Desde 1948, fue promulgada la ***Declaración Universal de los Derechos Humanos*** por las Naciones Unidas, donde ya se planteaba el hecho de que todos nacemos libres e iguales, y sobre el derecho, la justicia, la paz y la dignidad humana desde un aspecto general[9],[21]. Si se cumplieran con los derechos humanos universales se garantizaría que muchos de estos lineamientos éticos fuesen considerados.

3. Ética en Investigación clínica y en Investigación epidemiológica

La investigación clínica busca descubrir mejores maneras de tratar, prevenir, diagnosticar y comprender las enfermedades humanas a través de estudios con seres humanos [3]. Los estudios o ensayos clínicos son investigaciones donde se estudian la farmacocinética y/o la eficacia y seguridad de los medicamentos o de los dispositivos médicos en los humanos [18].

La investigación epidemiológica estudia lo relacionado a salud y sus determinantes en poblaciones especificas a través de la observación [3]. Durante años, se han dado discusiones sobre si este tipo de estudio conlleva un riesgo potencial en los participantes. A pesar de que hubiese un mínimo riesgo, no podemos obviar situaciones particulares que pueden presentar los sujetos sometidos a este tipo de investigación [9]. El estrés emocional, la molestia o morbilidad producida por los procedimientos de laboratorio, la invasión de su privacidad que en ocasiones los lleva a sentir desconfianza y culpabilidad, entre otros; deben ser tomados en cuenta para evitar producirles un daño grave [6].

Aunque la epidemiologia estudie comunidades o poblaciones y no estudie individuos aislados, debemos considerar los principios éticos que son aplicables a este tipo de investigación [3]. La confidencialidad de los datos y la protección a la intimidad, el consentimiento informado, la selección equitativa, la vulnerabilidad de los grupos y su protección, así como el respeto a las creencias y diferencias culturales deben tomarse en cuenta [9].

4. Principios y lineamientos éticos en investigación

Existen principios y lineamientos que se utilizan para evaluar una investigación como ética y es un deber del investigador conocerlos, revisarlos y asegurarse de su cumplimiento cuando realiza un protocolo de investigación [7]. Sin embargo, el patrocinador, los comités de ética o bioética de la investigación y las autoridades reguladoras de salud también deben velar porque se cumplan [9].

Valor. Toda investigación con seres humanos debe estar basada y justificada en su valor social y científico, incluyendo los estudios con muestras de tejidos o datos humanos [7,14]. Un estudio en seres humanos debe producir alguna información importante social y científica que no pudiera obtenerse de otra manera, pero que la calidad y pertinencia de esta información contribuyan de manera directa o indirectamente en mejorar la salud individual o pública [9]. El valor social implica evitar la explotación de los participantes, y que los recursos limitados no se desvían a investigaciones que no produzcan resultados útiles a las necesidades reales de la población [7,17], sobre todo si son poblaciones con otras necesidades prioritarias [14].

El Valor Científico tiene que ver con la calidad del estudio y lograr los objetivos que se propone para generar conocimiento valido y confiable [7]. Estudios que dupliquen o repitan parte o totalmente un resultado no generalizable, es considerado sin valor científico ni social, a menos que estén confirmando resultados bien aceptados de otro estudio en áreas polémicas [7].

Validez Científica. Una investigación no puede ser considerada como ética sino hay calidad en la información que se produce [7]. Esto implica que, aunque la información que se quiere obtener puede ser valiosa, sin una base científica en el diseño y metodología [17] que se utilizará durante toda la investigación, los resultados no podrían ser tomados para decisiones clínicas, políticas de salud, distribución de recursos o como base para futuras investigaciones. Los estudios que no cuentan con un rigor metodológico adecuado para contestar la pregunta de investigación o hipótesis de trabajo pueden llevar a poner en riesgo a pacientes sin justificación y hacer gastos de recursos que podrían ser utilizados en otras necesidades de salud de la población o del mismo individuo [7,18].

Selección equitativa del participante. Se refiere al principio de justicia, donde todas las personas deben tener la misma oportunidad de participar en un estudio y ser elegidos de acuerdo con los objetivos y requisitos del estudio, a menos que existan razones científicas o de riesgo para que deba ser eliminado como sujeto potencial del estudio [7]. La selección de participantes, comunidades y poblaciones vulnerables debe ser considerada cuando hay un posible beneficio, y debe ser vigilada para que la carga y riesgos de estos sujetos sea razonable [7,9].

Riesgo-beneficio. El investigador tiene la obligación de considerar el riesgo versus el beneficio del estudio desde que está realizando su protocolo de investigación [7]. El beneficio del sujeto que participa en el estudio (principio de beneficencia) contra el riesgo o daño que su participación le pueda ocasionar (principio de no maleficencia), debe ser balanceado minimizando los posibles daños y maximizando los potenciales beneficios individuales y sociales [17].

Respeto a los sujetos. Es darles libertad y autonomía individual, reconocer su racionalidad y autonomía, respetar su ideal de felicidad o de vida buena, su elección del fin de la vida, su educación, su sexualidad, entre otras [8,19]. Un sujeto de investigación debe tener la oportunidad de ser respetado, de escoger, hasta donde sea capaz de hacerlo porque si su autonomía esta disminuida, se debe velar por su protección [17].

Como bien lo expresa el Código de Nuremberg, el derecho a la autonomía de los sujetos debe ir por encima del interés de la ciencia y la sociedad [16]. Necesitamos investigadores honestos para que se pueda preservar la integridad de los sujetos que participan en sus investigaciones [20].

Un sujeto puede cambiar de opinión luego de haber aceptado su participación en un estudio y esto debe ser respetado. Informarles sobre resultados o sobre información nueva que aparezca durante el estudio, y mantener la confidencialidad, son otras maneras de respetar a los participantes [7].

El Consentimiento Informado (CI) es un proceso que debe ser voluntario e individual donde el participante mentalmente capaz, comprende y sin influencia ni coerción toma una decisión, haciéndolo un proceso esencial en estudios con seres humanos [5,7]. El CI se utiliza para explicarle al sujeto todos los aspectos del estudio y para documentar su deseo de participación. Es importante insistir en que el consentimiento es un proceso y no solo un documento que se firma, y que debe tener presente como mínimo los requisitos de:

a) Capacidad suficiente para que el participante comprenda y pueda discernir sobre la información que contiene [5,17].

b) Información adecuada y suficiente para que el participante pueda comprender el protocolo y todos los conceptos de investigación que en él se manejan [5].

c) Ausencia de coerción. El CI se considera valido cuando el proceso se realiza sin amenazas, y sin que la participación del sujeto sea forzada bajo influencias de ningún tipo [5,18].

El investigador tiene la responsabilidad de tener muy claro todo lo referente al protocolo del estudio [6], y en el caso de que ser un ensayo clínico, incluso lo referente al medicamento o dispositivo que se estudia. Debe estar preparado para contestar cualquier pregunta o duda tanto al paciente al que le presenta el CI como al Comité de Bioética de Investigación (CBI) al cual sometió el estudio para su revisión y aprobación.

Es importante recordar que la comprensión del CI, tiene que ver con el nivel de educación del sujeto y la extensión y complejidad del mismo consentimiento [5]. El proceso de consentir a un sujeto para participar en un estudio de investigación deber ser un proceso individual, donde el paciente pueda aclarar con el investigador sus dudas, sus riesgos y beneficios, si los hay, y al final, decida si desea firmar el documento de consentimiento. Este proceso no tiene un tiempo prestablecido, ni limitado y dependerá de la complejidad del estudio y la necesidad de cada paciente.

Existes casos en que puede eximirse el CI, pero esta decisión debe darla un CBI [8,14] sobre todo cuando el investigador no tiene la experiencia para decidir si debe o no cumplir con este requisito. Generalmente se incluye en este grupo a los estudios que no implican riesgo para los sujetos que participan, en aquellos donde no participan seres humanos, o en los que no se usan su información o datos personales [9]. Le corresponde al CBI emitir un certificado de exención, si así lo considera.

La Confidencialidad y privacidad. Mantener la confidencialidad de la data de los sujetos que participan en la investigación se basa en el principio de *respeto* al individuo [14]. Siempre existe el riesgo de que la privacidad de la información se pierda y no se cumpla con este principio. Es deber del investigador y de su equipo de investigación buscar la forma de evitar que esto suceda [9].

La información obtenida de un participante nunca debe ser divulgada a terceros que no estén autorizados. Aunque en algunos estudios pueda ser menos visible y explícito que exista el riesgo de producirse daño en los sujetos, se debe proteger la privacidad y confidencialidad de los participantes [9], lo que asegura también una mejor calidad de los datos. Los involucrados en el proceso deberán capacitarse y se les deberá asignar claves de acceso restringidas por funciones, y de ser posible contar con un documento firmado por el equipo del estudio, donde se garantice la protección de la privacidad de los participantes [6].

No es factible realizar estudios futuros de especímenes y datos de personas sin consentirlos previamente, y mucho menos sino se sabe que estudios podrían hacérse a lo recolectado [14]. Sin embargo, se podría aplicar un CI a los sujetos para que sus datos y especímenes puedan utilizarse en el futuro solamente para estudios previamente evaluados y aprobados por algún CBI certificado. En estos casos se deberá esclarecer la manera como se mantendrá la privacidad y confidencialidad de la data, y las condiciones y duración del almacenamiento [14]. En los casos en que, por motivos clínicos, los datos o especímenes ya estén recolectados, podría solicitarse exención del CI al CBI donde se someta el estudio para que evalúen y decidan si la investigación tiene valor social importante, si esta no sería posible realizarse sin la información o material ya recolectado, y si el riesgo que involucra es mínimo para el sujeto o grupo al que pertenece [14]. Igualmente sucede con el uso de datos los registros de salud o de expedientes de pacientes que contengan información que de otra manera no puedan obtenerse, el investigador deberá solicitar el CI individualmente a los participantes para el uso de la información [3] o solicitar una exención del CI bajo los mismos preceptos antes mencionados, y será el CBI certificado el que decida si se justifica la exención y realización del estudio [14]. La solicitud previa del CI también aplica en los casos que se planee el uso o publicación de fotografías de los participantes [9].

Estudios con registros de salud por orden de autoridades de salud pública normalmente no requieren revisión ética ni CI, mientras no se combine la data con nuevas actividades [9]. Esto se debe a la importancia de tener información de toda la población referente a salud pública, fundamentado en el principio ético de que "las cargas y beneficios deben distribuirse equitativamente en la población" [14].

Vulnerabilidad. La vulnerabilidad de una persona se refiere a la inhabilidad de protegerse a sí mismo [8]. Aunque todos los seres humanos tienen los mismos derechos, no son iguales en cuanto a las capacidades mentales o físicas, ni por situaciones individuales y grupales que los puede convertir en vulnerables [9]. Existe vulnerabilidad por discapacidad mental, por ser anciano, niño o adolescente, mujer, embarazadas, por ser empleado, privado de libertad, estudiante, perteneciente a grupo social de bajos recursos, entre otros [8].

En los ensayos clínicos, donde hay intervenciones en los sujetos, "La responsabilidad de los seres humanos debe recaer siempre en una persona con capacitación médica, y nunca en los participantes de la investigación, aunque hayan otorgado su consentimiento" como lo expresa la Declaración de Helsinki [8]. El reclutar sujetos vulnerables para participar en investigación debe estar bien sustentado, al igual que la forma en que se protegerán sus derechos y su bienestar [5].

Evaluación independiente Todo proyecto de investigación que involucre seres humanos o que influyan en su salud y bienestar, deben ser evaluados por un Comité independiente certificado para realizar estas evaluaciones [7]. En Panamá, le corresponde a los CBI previamente certificados por el Comité Nacional de Bioética de la investigación (CNBI) la revisión, evaluación, aprobación, asesoría y supervisión de todos los aspectos relacionados con los principios éticos de las investigaciones de los proyectos que le son presentados [15].

Los CBI luego de ser certificados por el CNBI son independientes en sus decisiones, pero deben estar bajo la estructura administrativa de Instituciones [8]. El respeto a los aspectos éticos en sus funciones y la confidencialidad de los documentos que manejan y revisan es primordial [6]. Deben realizar reuniones periódicas, llevar las actas de estas reuniones, guardar toda la documentación propia y de los protocolos que evalúan, su seguimiento, sus resultados y cualquier incidente relacionado con la salud de los sujetos y del consentimiento informado de los participantes [6,8]. Es necesario que sus miembros se capaciten continuamente, sean multidisciplinarios [21], y que sean cambiados periódicamente para evitar influencias frente a otros investigadores [6]; según lo estipulen sus procedimientos operativos. Existen otros comités llamados comités científicos o Comités de Investigaciones Científicas (CIC) los cuales tiene como función revisar el valor científico y los aspectos técnicos y metodológicos del protocolo de investigación. Sin embargo, estas revisiones se realizan generalmente en instituciones docentes donde se necesita mucha asesoría en el protocolo, su diseño, metodología, o porque la institución quiere asegurarse de producir investigaciones de buena calidad. El tener una evaluación previa por un CIC no exime al CBI de hacer también la revisión de la parte científica como parte de las evaluaciones de las dimensiones éticas del protocolo.

Existen las llamadas revisiones de tipo expedito que realizan los CBI cuando los protocolos son considerados de riesgo mínimo [14].

Los CBI deben continuar la supervisión de los estudios hasta que reciban el informe de finalización del estudio [14]. Durante y después de un estudio los CBI pueden realizar auditorías con el fin de evaluar el cumplimiento de los principios éticos, de los procedimientos operativos adecuados y de los requerimientos regulatorios aplicables[8].

5. Monitoreo de estudios. Control de calidad.

Es necesario y considerado una obligación ética, tanto de los investigadores y patrocinadores como de los CBI, el salvaguardar la seguridad de los sujetos de estudio [8], por lo tanto, se deben reportar los eventos adversos, así como las desviaciones que ocurran en una investigación. Un seguimiento adecuado requiere que cuando se realicen estudios con intervención en seres humanos, los centros de investigación cuenten con personas debidamente capacitadas y obligatoriamente independientes del sitio de investigación, llamados monitores de estudios [20]. Estos se deben encargar de hacer revisiones y seguimientos de los estudios y sus participantes para evaluar la calidad de la data y la seguridad de los pacientes que participan, sobre todo en los ensayos clínicos. La intención es mejorar el reporte, revisión, seguimiento y manejo de los eventos adversos y del cumplimiento de las buenas prácticas clínicas en investigación por parte del centro y sus patrocinadores para el resguardo de la seguridad del paciente y de la validez de la data que se obtiene en el estudio [20,21].

6. Conductas inadecuadas en investigación

La honestidad, eficiencia, confiabilidad y objetividad son valores comunes para una conducta responsable en la investigación [20,21].

Según la Oficina de Integridad en la Investigación (Office of Research Integrity), ORI, la mala conducta en la investigación científica consiste en la "fabricación, falsificación o plagio al proponer, realizar o revisar investigación, o al reportar resultados de una investigación" no incluye el error honesto o las diferencias de opinión [22]. Si existe plagio, fabricación o falsificación intencional de datos, de algún procedimiento de investigación o análisis de datos u otras representaciones que deliberadamente sean falseadas para proponer, conducir, informar o revisar investigaciones se habla de fraude en investigación [21-22].

Las formas que se consideran más severas de fraude o mala conducta en la actividad científica son la fabricación que es inventar datos o resultados y registrarlos o publicarlos, la falsificación que es manipular datos o resultados de investigación, equipos o procesos, cambiar u omitir resultados de manera tal que la investigación queda bien ajustada a lo que se desea, y *el plagio* que sería apropiarse de las ideas, procesos, resultados o palabras de otra persona sin otorgar los correspondientes créditos de autoría [21].

Sin embargo, existen otras faltas de ética en el proceso de publicación o conductas tendenciosas que debemos tener en cuenta.

El Manejo de datos. Se requiere de prácticas adecuados para su manejo. Para la *colección de la data* se deben utilizar métodos apropiados de acuerdo con el diseño y análisis estadístico, y adherirse al protocolo [14]. Es necesario solicitar autorización administrativa antes de obtener la data, ya que la data puede ser *propiedad* de instituciones o patrocinadores, y de la misma fuente de los datos. En cuanto a la Protección de la data deben existir procedimientos de almacenamiento, disponibilidad, manejo de la integridad, de la confidencialidad y para dejar claro el periodo de retención y procedimientos que se utilizaran si se compartirá la misma [14].

Reporte de los resultados. Durante el proceso de reportar resultados de una investigación pueden surgir desafíos éticos que debemos tener en cuenta, como la falta de tutoría formal o malos ejemplos de otros investigadores o tutores, la falta de las habilidades metodológicas, la Integridad de la información, conflictos de interés existentes, autoría, entre otras [14].

Autoría. Para considerar que se es autor o coautor de un escrito, deben cumplirse estos 3 criterios [21].

a) Participación en la concepción y diseño, adquisición de datos o su análisis e interpretación.

b) Escribir el artículo o revisarlo críticamente en su contenido intelectual.

c) Aprobar la versión final para publicación y estar en capacidad de defender el contenido del artículo

La coautoría no se justifica si se participa solo en la recolección de datos (encuestadores) o realizando solo análisis rutinarios (estadistas), en la adquisición de fondos, en la supervisión de las actividades del equipo, la revisión o traducción del manuscrito.

Conflicto de interés. El conflicto de intereses puede ser de diferentes tipos [14,22].

a) Conflictos financieros que crean tensiones reales o percibidas entre la ganancia financiera personal y la adherencia a los valores de honestidad, confiabilidad, eficiencia y objetividad.

b) Conflictos de compromiso que surgen cuando existen diferentes obligaciones que demandan tiempo del investigador.

c) Conflictos intelectuales y personales cuando surgen juicios o conclusiones basadas únicamente en la creencia personal más que en la evidencia científica.

Resumen

El avance de la ciencia es necesario para mejorar la salud y el bienestar de los seres humanos, y la investigación es un instrumento para lograrlo. La bioética en investigación nos invita a reflexionar y discernir sobre lo que es bueno y malo; y lo correcto e incorrecto de las acciones y decisiones que se toman con respecto a la participación de seres humanos en estudios de investigación, con la intención de mantener la protección y el respeto a los participantes. Los investigadores tienen la responsabilidad de asegurarse que su investigación o aquella investigación donde participan tenga algún valor social en beneficio de la población, y que se realice dentro de los criterios y normas éticos y legales.

Si la comunidad de investigadores cumple los principios éticos y las regulaciones de investigación, y someten sus estudios a alguno de los CBI certificados, el esfuerzo que realice aportará resultados de mejor calidad cumpliendo con los resguardos éticos mínimos requeridos, que permitirán aumentar el conocimiento y la solución de problemas de salud de las comunidades.

Es imprescindible que en nuestros países, las autoridades de salud, de educación y de las universidades estén siempre involucrados en estos temas y que faciliten la enseñanza de los valores éticos y morales en todos los niveles. Esto fomentaría una mejor convivencia en nuestra sociedad, y el resguardo de los principios de ética de la investigación.

REFERENCIAS BIBLIOGRÁFICAS

1. Leon Barua R, Berendson R. Medicina teórica. Definición de la medicina y su relación con la biología. Rev Med Hered. 1996;7:1–3

2. Gracia, D. Medicina basada en la evidencia. Revista Bioética 2000;8(1):79-87.

3. Rosa O, Domínguez A, Malpica C. Principios bioéticos aplicados a la investigación epidemiológica. Acta Bioeth. 2008;14(1):90–6.

4. Ponce AV. Medicina y arte. El médico artista.[Internet]. Clinica Reumatologica, Relatos cortos. 2017 [cited 2017 Dec 28]. Disponible en: http://www.doctorponce. com/medicina-arte-medico-artista/

5. Sánchez AW. Consentimiento informado en Oncología. Reflexiones sobre su aspecto ético. Gaceta Mexicana de Oncologia.2016;15(5):285–91.

6. Fernández Garrote L, Llanes Fernández L, Llanes Llanes E. Reflexiones sobre la ética en la investigación clínica y epidemiológica. Rev Cubana Salud Pública [Internet]. 2004 Sep [citado 2018 Ene 14] ; 30(3): . Disponible en: http://scielo. sld.cu/ scielo.php?script=sci_arttext&pid=S0864-34662004000300011&lng=es

7. Emanuel E. ¿Qué hace que una investigación clínica sea ética? Siete requisitos éticos.Lolas F, Quezada A. En: Pautas Éticas de Investigación en Sujetos Humanos: Nuevas Perspectivas . Programa Regional de Bioética. OPS-OMS; 2003. p. 84-95.

8. Arellano JS, Hall RT, Hernandez J. Etica de la investigacion cientifica. Universidad Autónoma de Querétaro. México. 2014 Nov; 271 p.

9. Sorokin P, Sotomayor Saavedra MA, De Bennato MA, Cardozo de Martínez CA, González M, Vergès C, et al. Ciencias sociales, humanas y del comportamiento: dificultades regulatorias en países latinoamericanos y su impacto en la investigación en salud. Rev Grafía- Cuad Trab los profesores la Fac Ciencias Humanas Univ Autónoma Colomb [Internet]. 2017 Jan 16 [cited 2017 Dec 27];14(1). Disponible en:http://revistas.fuac.edu.co/index.php/grafia/article/view/76510.

10. Rojas O A, Lara C L. ¿Ética, bioética o ética médica? Rev. chil. enferm. respir. 2014 Jun;30(2):91-94.

11. Real de Asúa D, Herreros B. ¿Por qué dedicarse a la bioética? Siete razones para comenzar a hacerlo. Rev Clin Esp. 2016;216(5): 271-275.

12. Maya Mejia JM. ¿Qué es la bioética?. Boletin de Bioética. ETICES Universidad CES. 2011 Abr Jun;3(2):3-21.

13. Lolas F, Quezada A, Rodríguez E. Investigación en Salud. Dimension ética. Manual de Bioética. Chile; 2006;1-391.

14. CIOM/OMS. Pautas éticas internacionales para la investigación biomédica en seres Humanos. Ginebra 2016;136.

15. Decreto Ejecutivo No. 1 Que reglamenta el comité Nacional de Ética de la Investigación en Panamá. Gaceta Oficial [Internet] 2013 ene 21. [citado 2018 Ene12] 24(1):33–7. Disponible en: https://www.gacetaoficial.gob.pa/pdfTemp/27207/Gaceta No_27207_20130121.pdf

16. Arroyo F. El código de Nuremberg: Un hito en la ética de la investigación médica. Rev la Fac Ciencias Médicas. 2017 Jun 11 ; 24(1):33–7.

17. Morales JCÁ, Téllez AVR. La Bioética y su Inseparable relación con la Investigación. Rev Investig e Innovación en Salud REDIIS. 2017 Dec 7;1(0).

2006;32(11):1697–705.

18. Conferencia internacional de Armonizacion. Normas de Buenas Prácticas Clínicas (BPC).1996;61 [cited 2017 Dec 29]; Disponible en: https://www.fda.gov/downloads/Drugs/.../Guidances/ucm073128.pdf

19. Declaracion Universal de los Derechos Humanos. Asamblea General. Naciones Unidas [citado 2017 Dic 30]; Disponible en: http://www.ohchr.org/EN/UDHR/ Documents/UDHR_Translations/spn.pdf

20. Lamas M. La bioética: proceso social y cambio de valores. Rev Sociológica. México. 1993;8(22):187-203..

21- Asociación Médica Mundial (AMM). Declaración de Helsinki, Principios éticos para las investigaciones médicas en seres humanos, 64ª Asamblea General, Fortaleza, Brasil, 2013. [En línea] [Citado 10 enero de 2018]. Disponible en: https://www.wma.net/es/policies-post/declaracion-de-helsinki-de-la-amm-principios-eticos-para-las-investigaciones-medicas-en-seres-humanos/

21. França Tarragó O. Estrategias para inhibir y prevenir el fraude en la investigación científica. Bogotá, Colombia. Rev latinoam bioet. 2014;14(2):90-99

22. Outomuro D. Refelexiones sobre elestado actual de la ética en investigación en Argentina. Acta Bioeth. 2004;10(1):81–94.

CAPÍTULO 20

PROTOCOLO DE INVESTIGACIÓN. ANEXOS: HOJA DE RECOLECCIÓN DE DATOS, CONSENTIMIENTO INFORMADO Y FIRMADO.

CARLOS ALBERTO LUO CHEUNG
PAULINO VIGIL-DE GRACIA

INTRODUCCIÓN

La recolección de datos es una parte esencial en la metodología que nos permite conseguir la información para la evaluación de los resultados; asignando valores para medir la relación de las variables con respecto a las hipótesis dadas en el tema investigado. Esto cuenta con la elaboración de un plan detallado que nos va a permitir reunir todos los datos con el propósito específico de determinar las fuentes y la localización de donde se obtendrán los datos, el medio o método que se va a usar y la forma que se usaran para analizarlos con respecto al planteamiento del problema.[1,2]

Es importante señalar los conceptos generales con respecto a recolección de datos, debemos de diferenciar entre los conceptos de método, técnica e instrumento.

1. Método: es la estrategia de trabajo que se usa para analizar el problema y el objetivo de la investigación.

2. Técnica: es el conjunto de reglas y procedimientos que permite al investigador establecer una relación con la investigación

3. Instrumento: el mecanismo que nos permite recolectar y registrar la información.

Muchos de los manejos en el ámbito científico y médico, provienen de múltiples trabajos que involucran la investigación en seres humanos, cuyo desarrollo es de gran valor para el manejo de patologías, a pesar de ser necesarios es importante que los investigadores tengan una obligación moral en asegurar que todos esos estudios presenten una justificación ética manteniendo valores sociales y científicas donde prevalezca el respeto y los derechos del participante protegiendo su autonomía y privacidad. Para mantener todos estos aspectos del bienestar y autonomía del paciente es necesaria la presencia de un consentimiento informado como lo indica el Código de Nurenberg.

El consentimiento informado se define según el Consejo Internacional de las Organizaciones de las Ciencias Médicas (CIOMS) como: "la decisión de participar en una investigación, tomada por un individuo competente que ha recibido la información necesaria, la ha comprendido adecuadamente y la ha considerado. Toma la decisión sin haber sido sometido a coerción, intimidación, influencias o incentivos indebidos".

¿Qué es la hoja de recolección de datos?

Es el método que se utiliza para recolectar la información que se usara para registrarlo como una base de datos, entre los que se encuentran los formularios, pruebas psicológicas, escalas de opinión y actitudes, sin embargo, se dispone de una gran variedad de instrumentos las cuales son: cuantitativo y cualitativo; de las cuales ambas se pueden usar dentro de un mismo estudio.[3]

A continuación en la tabla 1[4], se presentan las técnicas más utilizadas.

Tabla 1

Investigación Cuantitativa	Investigación Cualitativa
Encuesta/Cuestionario	Entrevista
Entrevista	Observación
Observación	Historia de Vida
Escalas de actitudes	Autobiografías
Análisis de contenido	Anécdotas
Test	Notas de Campo
Grupos focales	Análisis de Documento
Pruebas de rendimiento	Grabaciones en Audio y Video
Listas de Cotejo	Técnicas proyectivas
Experimentos	Grupos focales

¿QUÉ ES INSTRUMENTO de recolección de datos?

Antes de iniciar este tópico, es importante saber que es un instrumento de medición. Es un recurso que utiliza el investigador para registrar información o base de datos sobre las variables del estudio. Y es adecuado cuando registre datos observables que representen verdaderamente los conceptos, las cuales debe reunir tres requisitos indispensables: confiabilidad, validez y objetividad.[5]

A. **La confiabilidad** de un instrumento se refiere al grado en que su aplicación repetida al mismo individuo y/u objeto produzca el mismo resultado, por ejemplo, un termómetro al medir la temperatura corporal dando un valor de 39 grados, después al medir en la misma persona da un valor de 35 grados y al volver a corroborar mide una temperatura de 37 grados, la cual nos indicaría que ese instrumento no es confiable ya que da una amplia gama de resultados a su aplicación.

B. **La validez** es el grado en que un instrumento mide realmente la variable que pretende medir, por ejemplo, medir la presión arterial con un esfigmomanómetro o medir la saturación de oxigeno con un saturómetro.[6] Dentro de estas características podemos abarcar diferentes tipos de evidencia:

- Validez de contenido: es el grado en el que la medición representa al concepto o variable medida.[7,8]

- Validez de criterio: se establece al comparar sus resultados con los de algún criterio externo que pretende medir lo mismo. Si el criterio se fija en el presente de manera paralela, se habla de validez concurrente mientras que si se fija en el futuro se trata de validez predictiva.[1,7,8]

- Validez de constructo: se refiere al vínculo de manera congruente que instrumento mida un concepto teórico.[7,8]

- Validez de experto: es el grado en que un instrumento mide realmente la variable de interés con respecto a expertos del tema investigado.

- Validez total: validez de contenido + validez de criterio + validez de constructo

Estos son los puntos más importantes en un instrumento de medición, ya que debe mostrar una medición confiable y válida.

C. **La objetividad**: grado en que el instrumento es afectado o no a la influencia de sesgo y tendencias de los investigadores que los aportan, califican e interpretan. Este rasgo puede estar influenciado por la subjetividad del investigador, en temas de conducta humanas puede estar afectado por los valores, atribuciones y emociones, así como otras tendencias ideológicas, políticas, religiosos y sexuales. Siempre que haya incertidumbre se disminuye la objetividad, por ende, al disminuir la incertidumbre aumenta la objetividad del instrumento de medición. Los estudios cuantitativos buscan que la influencia de las características y las tendencias del investigador se reduzca al mínimo posible pues la investigación siempre es realizada por seres humanos.[1,9]

Tipo de instrumentos de medición o recolección de datos cuantitativo

Como se mencionó anteriormente en la investigación disponemos de gran variedad de tipos de instrumentos (tabla 1) y en algunos casos podemos combinar varias técnicas para la recolección de la información. Entre los tipos de instrumento a tratar nos enfatizaremos en el cuestionario/encuesta, observación, escala para medir actitudes y entrevista.

I. **Cuestionario**: conjunto de preguntas respecto a uno o más variable que se van a medir en un formulario impreso, por lo general el participante lo completa por sí mismo. Probablemente sea el instrumento mayormente utilizado y se puede aplicar de forma individual o grupal estando el investigador presente o se puede enviar para su aplicación vía electrónica a la muestra seleccionada del estudio.

Para la realización de un formulario adecuado es necesario tomar en consideración algunos criterios relacionados con su organización, las preguntas a plantear deben estar sujeto según los objetivos propuestos en la investigación y las características físicas de los formularios. Estos formularios se basan en la formulación de preguntas clara, específicas, imparciales con un lenguaje simple y fáciles de responder.[1,2,10]

Básicamente existen dos tipos de preguntas: ***cerradas y abiertas.***

IA. Preguntas cerradas: son aquellas que tienen opciones de respuestas delimitadas previamente por el investigador, estas formas de preguntas tienen la ventaja de ser más fáciles de responder, toma menos tiempo de llenado, se reduce la ambigüedad y se favorecen a comparaciones entre las respuestas.[10]

Estas respuestas pueden ser dicotómicas o varias opciones.

Ejemplos: 1. Dicotómicas: ¿Fumas? Sí o No ¿Consumes licor? Sí o No

2. Varias opciones: ¿Estado Civil? Soltero Casado Unido

¿Cómo es el dolor? Leve Moderado Severo

No obstante, hay tipos de preguntas cerradas en la que se puede seleccionar más de una respuesta (no mutuamente excluyente).

Ejemplo ¿Qué comida es saludable? (marque la que usted considere)

- Queso   - Brócoli

- Pollo   - Pescado

- Hamburguesa   - Papas fritas

IB. PREGUNTAS ABIERTAS: son a aquellas que no se delimitan ante respuestas dada por el investigador, las respuestas pueden ser infinitas y varían de población a población, son muy útiles cuando no hay suficiente información sobre las posibles respuestas de las personas, sin embargo, son más difíciles de codificar, clasificar y preparar para su análisis.[10]

Ejemplos: 1. ¿Por qué haces actividad física?:___________________

2. ¿Qué opinas del calentamiento global?:_______________

Este método se puede aplicar en dos formas: autoadministración y por entrevista (personal, vía telefónica o vía electrónica).

a) Autoadministración: se proporciona el formulario directamente a los participantes, los cuales contestaran personalmente las preguntas dadas.

b) Entrevista personal: es donde el entrevistador capacitado aplica el cuestionario haciéndole las preguntas a cada participante y luego se anotan las respuestas dadas.

c) Entrevista por vía telefónica: se proporciona el cuestionario al participante por un teléfono de cualquier índole (hogar, móvil, oficina, etc.), no hay que confrontarse "cara a cara" y es una forma segura de poder entrevistar a participantes que vivan en áreas poco seguras.

d) Entrevista por vía electrónica: se proporciona el formulario a través de una red, presenta algunas desventajas con respecto a la devolución del mismo o proporcionar respuestas inadecuadas.

II. **La Entrevista**: comunicación interpersonal establecida entre el investigador y el sujeto de estudio a fin de obtener respuestas verbales a las interrogantes planteadas sobre el problema propuesto. Hay dos tipos de entrevista: estructurada y no estructurada.[1,2]

- <u>Estructurada</u>: esta estandarizada; se plantean idénticas preguntas y en el mismo orden a cada uno de los participantes, quienes deben escoger la respuesta o alternativas que se les ofrecen.

- <u>No estructurada</u>: es más flexible y abierta, aunque los objetivos de la investigación rigen a las preguntas, su contenido, orden, profundidad y formulación se encuentran por entero en manos del entrevistado. Este tipo de entrevista es útil en los estudios descriptivos o cuando no existe suficiente información sobre diferentes aspectos del fenómeno o sujeto en estudio, así como también en la investigación cualitativa.

III. **La encuesta**: consiste en obtener información de los sujetos de estudio, proporcionados por ellos mismos, sobre opiniones, conocimientos, actitudes o sugerencias. Hay dos maneras de obtener información: la entrevista y el cuestionario (comentado anteriormente).[1, 2]

IV. **Observación**: es el registro visual por el investigador en una situación real, consignando los acontecimientos pertinentes según el problema que se está estudiando. Podemos obtener datos tanto cuantitativos o cualitativos por lo que es favorable ante cualquier tipo de investigación. Es útil para analizar conflictos familiares, eventos masivos, aceptación-rechazo de un producto, comportamiento de personas, etc.[1,2]

V. **Escala para medir actitudes**: son escalas para medir predisposiciones aprendidas (actitud) para responder coherentemente de manera favorable o desfavorable ante un ser vivo, objeto concepto, actividad o símbolo. Se relacionan con el comportamiento que mantenemos en torno a los conceptos a que hacen referencia, siendo un indicador a la conducta; las mediciones se interpretan como síntomas y no como hechos. Tiene diversas propiedades entre las más importante son la dirección (puede ser positiva o negativa) e intensidad (baja o alta).[1]

Los métodos más conocidos para medir por escalas las variables que constituyen actitudes son: el método de escalamiento de Likert, el diferencial semántico y la escala de Guttman.[1]

a. *Escalamiento de Likert*: conjunto de ítems que se presentan en forma de afirmaciones para medir la reacción del sujeto en tres, cinco y siete categorías. (escala de medición ordinal)

Ejemplo:

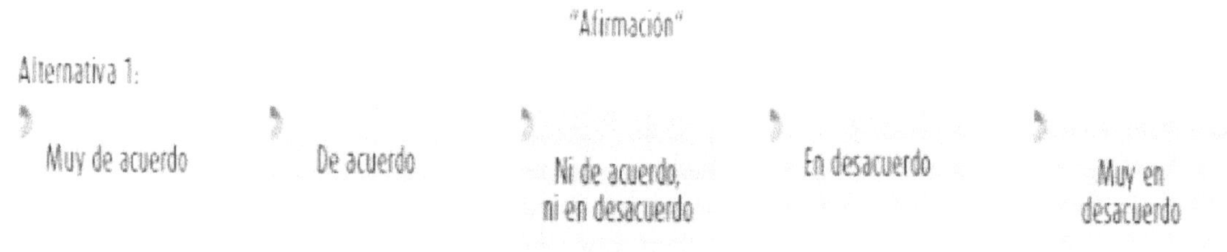

B. *Diferencial semántico*: serie de pares de adjetivos extremos que sirven para calificar al objeto de actitud ante los cuales se piden la reacción del sujeto, al ubicarlo en una categoría por cada par. Se usa para explorar las dimensiones del significado. (escala de medición ordinal)

Ejemplo:

sabroso	X	insípido
rico	X	pobre
suave	X	áspero
balanceado	X	desbalanceado

Valor = 6 + 7 + 6 + 6 = 25

C. *Escalograma de Guttman*: técnica para medir actitudes que se fundamente en juicios ante las cuales los participantes deben externar su opinión seleccionando uno de los puntos o categorías de la escala respectiva.[1]

Técnicas de recolección de datos cualitativas

Las investigaciones cualitativas usualmente son de carácter descriptivo, se hace uso de diferentes técnicas que tiende a asociarse más con la información cuantitativa y viceversa. Se orientan a la descripción, comprensión, explicación e interpretación de los fenómenos sociales. Entre las técnicas más comúnmente empleadas se encuentran la observación (directa, etnográfica); la entrevista no estructurada; la entrevista con informantes claves y la entrevista con un grupo focal.

Por lo general es útil tener múltiples fuentes de información y métodos o técnicas de recolección de datos con el fin de lograr una mejor perspectiva y comprensión del problema

- La observación: Descrita previamente.

- La entrevista no estructurada: Anteriormente descrita.

- Entrevista con informantes *claves*: consiste en discutir un determinado tema a profundidad con un grupo de personas, con la finalidad de obtener datos sobre la cuestión en estudio sus opiniones y perspectivas.

- Entrevista con grupo focal: aplicada a un grupo de ocho a doce participantes, donde interesa profundizar en aspectos cualitativos de un problema o de los acontecimientos intentando focalizar sobre uno o algunos aspectos específicos de un tema particular. Aquí se puede opinar, criticar, comentar y cuestionar lo comentado por otros participantes del grupo.

CONSENTIMIENTO INFORMADO

¿Cuál es la función del consentimiento informado?

Su función principal, como está estipulado en su definición, es permitir que los individuos o participantes deciden integrarse al estudio basado en su preferencia y valores, además de promover la transparencia, integridad, confianza y satisfacción de los requerimientos necesarios del investigador hacia el investigado.[11,12]

¿A quién aplicar el consentimiento informado?

Se aplica el consentimiento informado a todo individuo competente, el que pueda entender sus opciones, además de sus riesgos y beneficios con la investigación propuesta. Sin embargo, aquellos en la que, por algún motivo de causa físico o mental, menor de edad o adolescencia que puedan ser incluido a un estudio y no tengan la capacidad de firmar el consentimiento informado, se aconseja un representante legal autorizado. Existen otras condiciones como investigaciones que involucren una intervención, ante un paciente con enfermedad aguda que no sea capaz de discernir el riesgo y/o beneficios del estudio, por lo que para evitar sesgo de selección en estos estudios la guía británica aprobó un "consentimiento diferido".[11,13]

¿Qué debe contener el consentimiento informado y el proceso de aplicación?

El formato debe contener: logotipos de las instituciones participantes, título del estudio, grupo de población al que se aplica, introducción, objetivos, procedimientos, beneficios y riesgos, estrategias para guardar la confidencialidad de la información, participación voluntaria y retiro del estudio en cualquier momento, datos de contacto del investigador principal y del presidente(a) del Comité de Ética en Investigación en turno, nombre y firma de los participantes, nombre y firma de dos testigos, su dirección y relación con la persona que participa.

Se debe aplicar en un lenguaje simple que sea fácil de entender por el participante, el cual puede realizar cualquier tipo de pregunta sobre la investigación y que sea claramente respondido por el autor principal. Se le ofrece un consentimiento tanto verbal como escrito que no exceda más de 2-3 páginas. El proceso termina cuando se firman los documentos luego de haber comprendido los detalles del estudio.[11]

Tipos de consentimiento informado

Existen dos tipos principales de consentimiento informado: escrito y oral.

A. Consentimiento informado escrito: se aplica cuando la investigación o tesis incluyen riesgo mayor o un riesgo menor, pero con obtención de muestras biológicas, en este formulario debe estar escrito detalladamente todo el proceso de la investigación y las posibles complicaciones que se puede tener.

B. Consentimiento informado oral: se usa cuando el protocolo o tesis presente algún riesgo menor sin toma de muestras biológicas o cuando se ponga en riesgo la identidad personal, condición legal, estigmatización por enfermedad, seguridad personal. No requiere de firma, sin embargo, es indispensable proporcionar datos del investigador principal ante cualquier duda del estudio.

C. Otras modalidades: carta de confidencialidad, la cual es aplicable en circunstancia como la revisión de expedientes clínicos, colaboración de otras personas de la comunidad y colaboración de un traductor y/o intérprete.

RESUMEN

La recolección de datos es un parte fundamental de la investigación, ya que este se basa en la recolección de la información que va a ser analizada para generar los resultados. Para lograr esto es importante conocer los instrumentos de medición, porque una mala selección de las mismas puede ocasionar resultados y conclusiones erróneas a pesar de una adecuada metodología de investigación.

Existe varios tipos de instrumentos de recolección que pueden ser cualitativos y cuantitativos que cumple con las tres características importantes que son la confiabilidad, validez y objetividad, entre las que más se usa es el de tipo cuestionario.

El consentimiento informado en la investigación científica es un documento legal imprescindible, la cual el participante al firmar acepta entrar a dicho estudio proporcionando datos importantes sobre el tema investigado. Cabe destacar que este documento debe contener el proceso de la investigación en forma clara y concisa en un lenguaje simple que permita al participante comprender los beneficios y riesgos del estudio. En lo posible se deben de aplicar un consentimiento oral y escrito, para protección tanto del participante como del investigador.

REFERENCIAS BIBLIOGRÁFICAS

1. Hernández Sampieri R, Fernández Collado C, Baptista Lucio P. Metodología de la investigación. Sexta edición McGrowHill Education. 2014 pág. 196-269.

2. Canales F. Metodología de la investigación Métodos técnicas e instrumentos de recolección de datos. Metodología de la investigación. Serie Paltex, N 9. México, OPS.

3. Muñoz Giraldo J, Quintero Corzo J, Munevar Molina R. Como desarrollar competencias investigativas en educación. Sociedad y Ambiente. 2013;1(1):167-170.

4. Muñoz Giraldo J, Quintero Corzo J, Munevar Molina R. Como desarrollar competencias investigativas en educación. Sociedad y Ambiente 2001.

5. Grinnell R, Unrau Y, Williams M, "Research Methods for BSW Students" (2009).

6. Babbie E, Rubin A. Research methods for social work. Seventh edition. Books/Cole. 2014 Chapter 9 page 214.

7. Hernández Sampieri R, Fernández Collado C, Baptista Lucio P. Metodología de la investigación. Cuarta edición McGrowHill Education. 2005.

8. León O, Montero I. Metodologías científicas en Psicología. Editorial UOC. Mayo 2006 pág: 83-88

9. Mertens D. Research and evaluation in and phsychology. SAGE Publications, 2010.

10. Burnett J. Doing your Social Science Dissertation. SAGE publications. 2009.

11. International Ethical Guidelines for Health-related Research Involving Humans, Fourth Edition. Geneva. (CIOMS); 2016.

12. Dickert N, Eyal N, Goldkind S, Grady C, Joffe S, Lo B, et al. Reframing Consent for Clinical Research: A Function-Based Approach. AmJBioet. 2017;12:3-11.

13. Shaw, D. HEAT-PPCI sheds light on consent in pragmatic trials. Lancet. 2014, 384 (9957):1826–7.

MÓDULO 4:
CREAR Y ANALIZAR UNA BASE DE DATOS

CAPÍTULO 21

PROGRAMAS ESTADISTICOS PARA REGISTRAR Y ANALIZAR DATOS

JULIO ZUÑIGA CISNEROS
HÉCTOR LEZCANO
LUIS ORTEGA PAZ

INTRODUCCIÓN

En todo proyecto de investigación el análisis de datos es parte fundamental en el flujograma de un estudio de investigación. Es importante por tanto tener una buena base sobre estadística ya que facilitará la formulación de metodologías de análisis que vayan acorde al diseño de un estudio. [1]

Investigadores, estadistas y programadores conociendo el rol que juega el análisis estadístico en proyectos de investigación han desarrollado programas que faciliten la realización de procedimientos estadísticos simple y complejos.

En la práctica profesional los programas estadísticos son empleados para realizar múltiples tareas que van desde la formulación de encuestas, creación y manejo de base de datos además de múltiples opciones para realizar análisis estadísticos dependiendo de lo que busca el investigador. Últimamente es muy común los complementos para el diseño de gráficos, como herramienta en los programas estadísticos, resaltando el rol fundamental que representa la presentación de datos en la comunicación de hallazgos en un proyecto de investigación. [2,3]

Es de gran importancia por ende el dominio básico de herramientas que permitan el registro y análisis de datos. En esta capitulo se revisa y compara de forma resumida las características generales de programas estadísticos de amplio uso en el campo medico; se detallarán distintitos puntos por programa partiendo desde el origen, facilidad de uso, manipulación de datos y formato, calidad de gráficos, sistema operativo, control de proceso, costo, variedad de análisis (especializaciones) y cursos.

Basado en registros de programas estadísticos más populares describiremos los de mayor uso en el campo medico; SPSS (Statistical Package for the Social Sciences), Stata, R-software, SAS (Statistical Analysis System) y Epi-info. [4,5]

CONTENIDO

EPIINFO

- Origen: La primera versión, Epi-info 1, fue lanzada en 1985. La versión sufre un cambio en el ano 2000 cuando es lanzada la primera versión compatible con el sistema operativo Microsoft

Windows. La versión actual es Epi-info 7.2 y tiene soporte de "Center for disease control and prevention (CDC)". [6]

- Facilidad de uso: presenta una interfaz de usuario intuitiva y de fácil aprendizaje que se basa en un sistema de diferentes opciones disponibles a través de un menú de funciones. [6]

- Manipulación de datos y formato: Epi-info permite la creación de formularios, manejo de base datos y análisis estadísticos sencillos y de moderada complejidad. Este programa permite abrir y exportar archivos en formato Excel y Access. [6,7]

- Calidad de gráficos: Presenta una limitada variedad de opciones para gráficos complejos y baja versatilidad en el diseño y formato. El programa es una buena opción para graficas de datos epidemiológicos y salud pública.

- Sistema operativo: Solo disponible en Microsoft Windows

- Control de proceso: Utiliza 3 módulos distintos para la ejecución de funciones; diseño de formulario, el cual permite la creación de encuestas y formularios, entrada y análisis los cuales permite la entrada de datos en formulario o hojas de cálculo y el análisis de los datos. Otros módulos adicionales incluyen "statcalc" (cálculo de muestras), "dashboard module" (visualización de la base de datos y un menú de análisis más simple). Recientemente se añadió el módulo "mapping module" (que permite la creación de mapas y graficas basado en coordenadas).

- Costo: el programa es gratuito con soporte de CDC, puede ser descargado en el siguiente vinculo; https://www.cdc.gov/epiinfo/pc.html.

- Variedad de análisis y especializaciones: Epi-info es un programa diseñado para el uso en salud pública.

- Soporte y cursos: Existen cursos en la página Web de la CDC para su uso. Curva de aprendizaje rápida y fácil (https://www.cdc.gov/epiinfo/support/tutorials.html).

SPSS (Statistical Package for the Social Sciences)

- Origen: La primera versión de SPSS fue desarrollada en 1968 como un paquete estadístico para ciencias sociales. En julio del 2009 la empresa IBM adquiere SPSS resultando en el programa estadístico conocido a la fecha.

- Facilidad de uso: Amigable para el usuario, ya que permite acceder a las diferentes opciones mediante el uso de un menú de funciones. El menú de funciones es muy intuitivo lo que facilita el uso del programa. Permite además el uso de sintaxis de comandos lo cual agiliza el uso. [8,9]

- Manipulación de datos: Tiene escasa versatilidad en la manipulación y organización de un gran número de variables en una base de datos. [8,9] Permite leer documentos en una gran variedad de formatos estándares incluyendo texto, SAS, Access, Stata y hojas de Excel.

- Calidad de gráficos: Ofrece una serie de opciones para crear gráficos los cuales puede modificarse en su formato. Sin embargo, la versatilidad para personalizar es muy limitada.

- Sistema operativo: Microsoft Windows y Macintosh.

- Control de proceso: el control de procesos para análisis estadísticos es muy restringido, programa presenta limitaciones para análisis estadísticos específicos y complejos. El archivo de datos principal se trabaja en una ventana aparte, ofrece además una ventana para visualización de variables lo cual facilita el manejo general de la base de datos. Al permitir el uso de sintaxis de comandos y menú de opciones facilita la ejecución de funciones y el almacenaje de los códigos utilizados en analisis.[9]

- Costo: El costo individual del programa en comparación con los otros programas es intermedio alto con un costo promedio de 1200 anuales (versión estándar), con un pago extra de renovación en caso de una nueva versión de 500 dólares.

- Variedad de análisis y especializaciones: Ofrece la posibilidad de realizar múltiples análisis estadísticos, no obstante, debido a su baja versatilidad cuando se requiere de mayores especificaciones en los procedimientos estadísticos el programa es muy limitado. La interfaz para análisis descriptivos, regresiones logísticas (univariables o multivariables), regresiones de Poisson es de rápida comprensión.[2,9]

- Soporte y Cursos: existen múltiples cursos y tutoriales en la web para el aprendizaje y uso de este programa. IBM ofrece tutoriales y soporte del programa. El curso de mayor popularidad lo ofrece la Universidad de California (https://stats.idre.ucla.edu/spss/).

Stata (Abreviatura de palabras) (STA: statististic TA: data)

- Origen: Programa estadístico lanzado en enero de 1985 por StataCorp como un programa para el manejo de base de datos y regresiones.

- Facilidad de Uso: utiliza un interfaz intuitivo para el usuario que permite acceder a las múltiples opciones a través de un menú de funciones; además permite la sintaxis de comandos para ejecutar funciones.[10]

- Manipulación de datos: Este programa ofrece múltiples opciones para el manejo de amplias bases de datos. Permite la visualización de la base de datos y sus variables mediante el uso de un panel de datos. La única limitante es que presenta un límite de 2048 variables por base de datos para la versión estándar.[10,11] Admite la lectura de documentos en una gran variedad de formatos estándares incluyendo texto, Access, SAS y hojas de Excel

- Calidad de gráficos: La interfaz que ofrece el programa para creación de gráficos es de moderada versatilidad para la modificación en el diseño de gráficos. Utiliza el complemento "graph editor" utilizado como herramienta en el diseño de gráficos.

- Sistema operativo: Microsoft Windows, LINUX, Macintosh

- Control de proceso: El programa tiene una moderada a buena versatilidad en la formulación de análisis estadísticos. Al permitir el uso de sintaxis de comandos y menú de opciones facilita la ejecución de funciones y el almacenaje de los códigos utilizados en analisis.[11]

- Costo: el programa tiene un costo de 595 dólares para la adquisición de la licencia perpetua del programa estándar. Existen otras versiones más avanzadas con un costo superior.

- Variedad de análisis y especializaciones: Ofrece múltiples tipos de análisis en el campo de medicina, desde el cálculo de pruebas de significancia estadística, análisis de supervivencia, regresiones univariables o multivariables. Mediante la compra de complementos adicionales la cartera de opciones de análisis estadísticos es mayor. [9,11]

- Soporte y cursos: existen múltiples cursos y tutoriales en la web para el aprendizaje del uso de este programa. StataCorp ofrece soporte y múltiples tutoriales para facilitar el aprendizaje del usuario. La Universidad de California ofrece un curso por módulos para el manejo básico e intermedio del programa (https://stats.idre.ucla.edu/stata/modules/).

SAS (Statistical Analysis system)

- Origen: Su lanzamiento fue en 1972 gracias a un proyecto de la Universidad de Carolina del Norte financiado por el NIH (National Institute of Health).

- Facilidad de uso: Requiere el conocimiento de lenguaje de programación básico y de las sintaxis o comandos de los distintos procedimientos, lo cual hace que la curva de aprendizaje para el uso de este programa sea compleja. [9]

- Manipulación de datos: Permite la visualización de la base de datos y sus variables mediante el uso de ventanas exclusivas para la visualización de la base de datos. Este programa ofrece múltiples opciones para el manejo de grandes bases de datos, solo limitada por la capacidad del ordenador. [5,9] Admite la lectura de documentos en una gran variedad de formatos estándares incluyendo texto, SPSS, STATA y hojas de Excel.

- Calidad de gráficos: Las últimas versiones de SAS ofrecen una buena versatilidad en el diseño de gráficos, además de una amplia variedad de opciones de gráficos dependiendo del tipo de datos que se desea representar. Utiliza el complemento ODS Graphic Designer para una interfaz más interactiva. La curva de aprendizaje para crear graficas en SAS es compleja ya que se maneja con sintaxis de comandos. [9]

- Sistema operativo: Microsoft Windows, reciente incorporación a Macintosh y LINUX.

- Control de proceso: SAS se caracteriza por utilizar dos tipos de códigos; "DATA steps" para la manipulación de datos y "PROC steps" para el análisis de datos. Utiliza una variedad de comandos que permiten el desarrollo de múltiples análisis estadísticos en una sola sintaxis, mediante su lenguaje de programación permite el desarrollo de gran cantidad de salidas completas (outputs) para un procedimiento estadístico especifico.

- Costo: SAS es probablemente uno de los programas estadísticos con licencia de uso más costoso actualmente. El costo para el programa básico de uso individual es de aproximadamente 8000 dólares/anuales, aunque varìa dependiendo de las intenciones de uso del comprador, con precios que pueden llegar hasta 100 000 dólares por la licencia anual.

- Variedad de análisis y especializaciones: Admite el uso de grandes bases de datos solo limitado por la capacidad del ordenador. Programa por excelencia para análisis estadísticos complejos, presenta múltiples complementos que aumentan su versatilidad en el manejo de datos y análisis según el área profesional (medicina, social etc.,), utiliza el complemento "SAS library" para el manejo de base de datos que el usuario crea. [5,9]

- Soporte y Cursos: existen múltiples cursos de uso del programa con exámenes de certificación según niveles. SAS ofrece varias opciones gratuitas para los principiantes en el programa (http://support.sas.com/training/us/sp1_global.html).

R-software

- Origen: R fue creado en 1993 en la Universidad de Auckland, Nueva Zelanda. Actualmente el programa es desarrollado por el grupo "R development team"'

- Facilidad de uso: Requiere el conocimiento de lenguaje de programación básico y de las sintaxis o comandos de los distintos procedimientos, lo cual hace que la curva de aprendizaje para el uso de este programa sea compleja. [12,9]

- Manipulación de datos: Permite la visualización de la base de datos y sus variables mediante el uso de ventanas exclusivas para la visualización de la base de datos. Mediante el uso del complemento "R studio" permite un mayor interfaz programa-usuario y la integración de los complementos de R en una sola ventana. [12,13] Admite la lectura de documentos en una gran variedad de formatos estándares incluyendo Excel, Access, texto, SPSS y Stata.

- Calidad de gráficos: Permite una buena versatilidad en la creación de gráficos además de una gran variedad de opciones de gráficos. El programa admite una gran variedad de paquetes (complementos) para crear gráficos con detalles específicos según el tipo de dato analizado.

- Sistema operativo: Microsoft Windows, Macintosh.

- Control de proceso: Funciona mediante el sistema de sintaxis de comandos, R es un programa muy flexible en el control de proceso ya que mediante su lenguaje de programación permite el desarrollo de una gran cantidad de salidas completas (outputs) para un procedimiento estadístico especifico de diferentes formas. El usuario puede usar las funciones programadas en el software como también escribir funciones propias de manera sencilla. [9,12]

- Costo: La adquisición del programa es totalmente gratuita y esta disponible en internet en el siguiente enlace https://cran.r-project.org/mirrors.html . Las actualizaciones son también gratuitas.

- Variedad de análisis y especializaciones: Admite el uso de grandes bases de datos solo limitado por la capacidad del ordenador. Existen múltiples complementos adicionales disponibles en su página web (https://cran.r-project.org/mirrors.html). Permite la interaccion con multiples software (Python, Bioconductor, WinBUGS, JAGS). El programa es muy flexible y versátil para el análisis estadístico de operaciones simple y complejas. [12]

- Soporte y Cursos: Existen múltiples grupos (Network) que brindan soporte en el manejo de datos y análisis. Cuenta con varios cursos para principiantes en la web enfocados en dominar un nivel básico (http://www.ucl.ac.uk/lifelearning/courses/statistical-computing-r-programming-introduction).

RESUMEN

La elección final sobre cual programa estadístico utilizar depende de las necesidades del investigador. Es importante tener en cuenta las características de cada programa (ver tabla 1). En nuestra experiencia elegir y capacitarse con un solo software le permite al usuario mantener un avance en la curva de aprendizaje del programa estadístico elegido.[9]

Los cinco programas mencionados en este capítulo cumplen a cabalidad los requisitos para ser de utilidad en la mayoría de análisis estadísticos requeridos en estudios de baja a alta complejidad estadística.

Tabla 1. Características de programas estadísticos más populares en el campo de investigación médica. Capitulo Programas estadísticos para registrar y analizar datos.

Software	Interfase	Aprendizaje	Manipulación De datos	Análisis estadístico	Gráficas	Especialidades	Ventajas	Desventajas	Costo	Formato y compatibilidad
Epiinfo	Menu	Fácil	Regular	Baja versatilidad Análisis de baja a moderada complejidad	Baja versatilidad Limitado menú de gráficas Especializado en gráficas con fin epidemiológico	Uso en análisis epidemiológicos Creación de encuestas Creación de mapas con coordenadas	Gratis Interfaz fácil e intuitiva Útil en análisis epidemiológico	Sólo disponible en sistema operativo Microsoft Limitada Capacidad para análisis Complejos	Gratis	Excel Access
SPSS	Menú Sintaxis de comandos	Gradual-Avanzado	Buena	Buena Versatilidad Limitado en análisis de alta complejidad	Moderada versatilidad Limitado en creación de gráficos complejos	Diseño de tablas Análisis Multivariado	Fácil uso intuitivo Interfaz similar a Excel	Limitada capacidad en análisis complejos Opción combinar base de datos limitada	Alto (licencia)	Excel SAS STATA
Stata	Menú Sintaxis de comandos	Gradual-Avanzado	Buena	Buena versatilidad Análisis de mediana a alta complejidad	Moderada versatilidad Graph-Editor (herramienta para facilitar la creación de gráficas)	Panel de datos Análisis poblacionales Combinación de base de datos (merge)	Fácil manejo de datos Múltiples cursos en la web Uso de comandos intuitivo	Limitada capacidad para base de datos con múltiples variables en programa estándar (2000)	Alto (licencia)	Excel SAS Access
SAS	Sintaxis de comandos	Avanzado	Excelente	Alta versatilidad Análisis de Alta complejidad	Alta versatilidad Múltiples opciones de gráficas	Bases de datos complejas Análisis estadísticos Graficas	Manipulación de base de datos de gran tamaño Múltiples cursos en la web Software estadístico de gran potencia	Comando e interfaz para usuario compleja Utiliza lenguaje de programación	Alto (licencia)	Excel SPSS STATA
R	Sintaxis de comandos	Avanzado	Excelente	Alta versatilidad Análisis de alta complejidad	Alta versatilidad Múltiples opciones de gráficas	Bases de datos complejas Análisis estadísticos Gráficas	Gratis Manipulación de base de datos de gran tamaño Múltiples cursos en la web Software estadístico de gran potencia	Comando e interfaz para usuario compleja Utiliza lenguaje de programación	Gratis	Excel SPSS STATA

REFERENCIAS BIBLIOGRÁFICAS

1. Ali Z, Bhaskar SB. Basic statistical tools in research and data analysis. Indian Journal of Anaesthesia. 2016;60(9):662-669.

2. Ozgur C, Kleckner M, Li Y. Selection of Statistical Software for Solving Big Data Problems. SAGE Open. 2015;5(2):215824401558437. doi:10.1177/2158244015584379.

3. In J, Lee S. Statistical data presentation. Korean Journal of Anesthesiology. 2017;70(3):267-276.

4. Dembe AE, Partridge JS, Geist LC. Statistical software applications used in health services research: analysis of published studies in the U.S. BMC Health Services Research. 2011;11:252-252.

5. Muenchen R. The popularity of data analysis software. This page presents various ways of. Accessed December 17, 2017.

6. Dean AG, Sullivan KM, Soe MM. Epi Info and OpenEpi in Epidemiology and Clinical Medicine: Health Applications of Free Software. 2010:364.

7. Nieves E, Jones J. Epi Info™: Now an Open-source application that continues a long and productive "life" through CDC support and funding. The Pan African medical journal. 2009;2:6.

8. Perry ZH, Barak A-T, Neumann L, Levy A. Computer-Based Learning: The Use of SPSS Statistical Program for Improving Biostatistical Competence of Medical Students. Journal of Biomedical Education. 2014;2014:9. doi:10.1155/2014/298140.

9. Ward BW. What's Better—R, SAS ®, SPSS ®, or Stata ®? Thoughts for Instructors of Statistics and Research Methods Courses. Journal of Applied Social Science. 2013;7(1):115-120. doi:10.1177/1936724412450570.

10. Schumm P. Review of Data Analysis Using Stata, Third Edition, by Kohler and Kreuter. Stata Journal. 2013;13(1):206-211.

11. Baum CF, Schaffer ME, Stillman S. USING STATA FOR APPLIED RESEARCH: REVIEWING ITS CAPABILITIES. Journal of Economic Surveys. doi:10.1111/j.1467-6419.2010.00678.x.

12. Khan AM. R-software: A Newer Tool in Epidemiological Data Analysis. Indian Journal of Community Medicine : Official Publication of Indian Association of Preventive & Social Medicine. 38(1):56-58.

13. Tang H, Ji P. Using the Statistical Program R Instead of SPSS To Analyze Data. In: Bunce DM, Cole RS, eds. Tools of Chemistry Education Research. Vol 1166. ACS Symposium Series. Washington, DC: American Chemical Society; 2014:135-151. doi:10.1021/bk-2014-1166.ch008.

CAPÍTULO 22

CREAR Y ANALIZAR BASES DE DATOS. PROGRAMA ESTADÍSTICO: EPI INFO

PAULINO VIGIL-DE GRACIA

Introducción

Los paquetes o programas estadísticos es un conjunto informático que nos ayuda a resolver y analizar en el área estadística. Existen muchos programas diseñados para tal fin. Estos programas se convierten en una herramienta de enorme ayuda a los investigadores y a la ciencia en general.

Consideramos que el investigador se debe familiarizar y dominar al menos un programa estadístico, para hacer sus análisis e interpretación de su investigación. Algunos programas son de uso libre y otros son privados. Usted puede utilizarlos y reportar su uso en el primer caso y en el segundo caso sólo tiene la licencia o el derecho de hacerlo.

Un programa de uso libre es el EPI INFO [TM]. Epi Info [TM], es un programa de dominio público diseñado por el Centro para el Control de Enfermedades de Atlanta (CDC) de especial utilidad para la Salud Pública. Tiene un sistema fácil para construir bases de datos, analizarlos con las estadísticas de uso básico en epidemiología y representarlos con gráficos y mapas [1]. La primera versión para MSDOS se realizó en 1982 y la última, la versión 6, en 1996, y fueron traducidos al español. La versión para Windows, salió en junio de 2000 y está traducida en varios idiomas.

Epi7 es la última versión de Epi Info [TM]. En cuanto a diseño, esta versión es similar a la anterior, aunque ha sido reprogramada completamente para hacerla más estable.

Epi Info[TM] es un conjunto de herramientas de software, interoperables diseñadas para la comunidad global de profesionales e investigadores dedicados a la salud pública. Permite la elaboración de formularios para el ingreso de datos y la construcción de bases de datos de un modo fácil, una experiencia personalizada para el ingreso de datos, y el análisis de datos con estadísticas para profesionales de salud pública [1].

En este capítulo aprenderemos tres módulos básicos de Epi Info[TM] que le permitirán analizar sus investigaciones como lo son crear bases de datos, introducir los datos y analizar datos.

Datos Generales

Lo primero que debemos hacer es bajar el programa a nuestra computadora de escritorio o portátil. Por el momento (noviembre del 2017) solo es compatible en los sistemas Microsoft Windows. Para ello debemos entrar directamente a la página de Centers for Disease Control and

Prevention (CDC) [2]. Estando en esta página te recomiendo dar clic donde dice "Download Installer" y de allí seguir todos los pasos hasta instalar el programa en tu computadora. Al terminar la instalación aparecerá un ícono de Epi Info™ en tu escritorio y sólo presionando sobre este ícono te llevará al programa. Se abrirá en tu pantalla una imagen como la de la figura 1. En esta figura observas los íconos de los módulos básicos del Epi Info™. Te enseñaremos a usar "create forms" (crear formas o vistas o encuestas), "enter data" (entrar datos) y "analyze data" (analizar datos). Para entrar a cada uno de estos tópicos solo requiere dar presionar sobre el ícono del módulo deseado.

Figura 1.

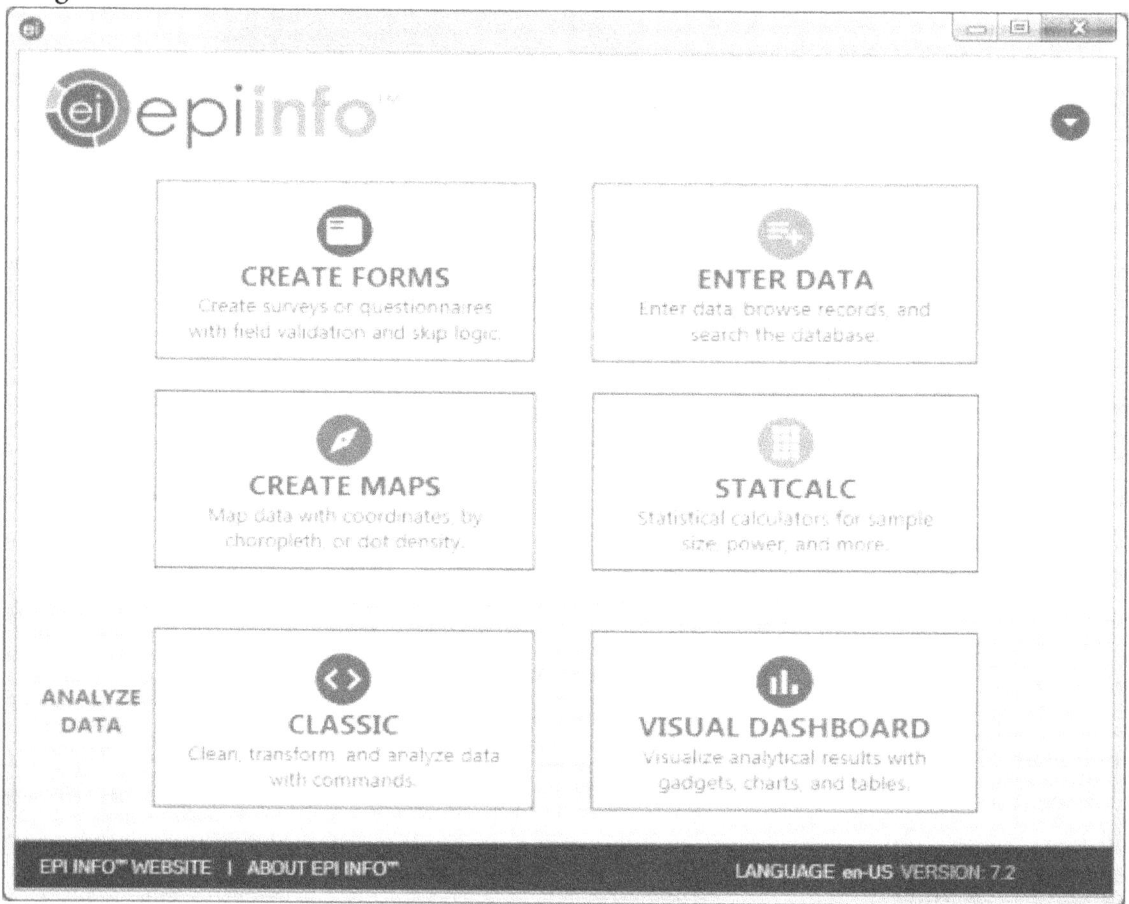

CREAR UNA BASE DE DATOS en Epi Info™

Este es el primer módulo que aprenderemos de Epi Info™. Todo estudio o investigación tiene una encuesta u hoja o libros de datos, para poder analizar esos datos en forma segura y fácil debemos introducirlos en un programa estadístico. Sin embargo, debemos ahora crear en ese programa estadístico esa hoja de datos que usamos para recoger la información de la investigación. En esta sección usaremos algunas palabras en inglés pues es como aparecen si no logra traducir el programa.

Presionamos o pulsamos en el ícono de Epi Info™ que aparece en nuestro escritorio y ahora pulsar donde dice "Create forms". Se abrirá una página en cuya parte superior aparece la barra de herramientas y allí debes pulsar la opción de nuevo proyecto o abrir proyecto, como vamos a crear un proyecto y una encuesta debemos pulsar donde dice "new project" (nuevo proyecto). Posterior se abre una caja de diálogo donde debes poner dos nombres, uno debe ser el nombre del proyecto que es como la carpeta donde estará la encuesta y allí además debes poner donde ubicararás ese proyecto (location); te sugiero lo pongas en tus documentos o en la nube donde trabajes usualmente o en tu disco extraíble. No te recomiendo lo almacenes en el propio Epi Info o en la carpeta que aparece automáticamente allí. Luego en la parte inferior le debes poner un nombre a la "form" (encuesta que vas a crear). Aquí lo básico es el nombre del proyecto, donde lo almacenarás y el nombre de la vista o encuesta/hoja de datos. Finalmente, pulsas donde dice ok hasta entrar a una página en blanco que es sobre la cual vamos a crear la encuesta/hoja de datos. Para crear cada variable es necesario tengas claro que debes llevar el cursor a algún lugar de la página y siempre usar (pulsar) el botón derecho del mouse (botón menos usado al escribir). Cada vez que hagas esto aparecerá una opción que dice "new field" para crear una variable, figura 2. Las variables que puedes usar aparecen en una columna al presionar "new field"; entre ellas título, texto, multiline, números, si/no, opción y más (Figura 2). Vamos a practicar algunas. Por ejemplo, si presionamos texto debemos saber que aquí estamos creando una variable que se responde con texto, por ejemplo, país de origen. Al abrirse la caja de diálogo debemos llenar donde dice "question or prompt" con el nombre de la variable que en este caso sería país de origen y presionamos en el teclado la tecla enter, veremos que en el campo "field name" se pone el nombre automático, que será con el que aparecerá cuando vamos al análisis y luego debemos presionar ok y ya queda creada esta variable. Vamos ahora a crear una variable numérica (edad del paciente) y para ello usando el botón izquierdo del

Figura 2

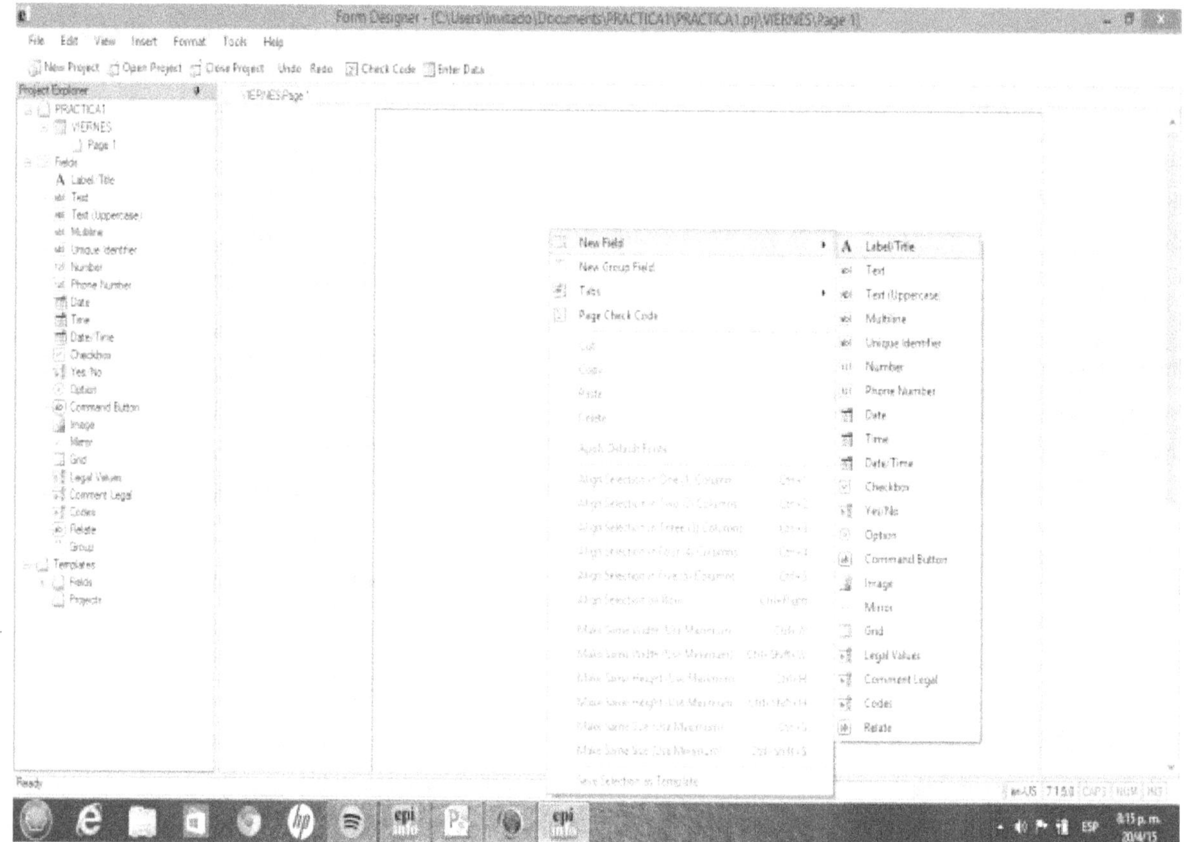

MOUSE PULSAMOS EN LA hoja donde queremos crear la variable y escogemos de "new field" la opción "number". Ahora llenamos el campo con edad del paciente y luego pulsamos enter y se aplica automático el nombre de esa variable, repito este nombre es el que aparecerá en la sección de análisis. Podemos ver que tenemos la opción "patterm" (patrón de decimales) donde podemos escoger el máximo de decimales a usar. En nuestro ejemplo usamos dos si la edad máxima es 99 años. Podemos aplicar en esta sección un rango, si es que tenemos una edad mínima y una máxima y si este campo siempre lo tenemos o está en todas las encuetas podemos ponerlo requerido. Luego presionar ok y estamos listo para añadir otra variable. Ahora usemos una variable Yes/No, y hacemos lo mismo que con las otras, La variable Yes/No es una de las variables más usada cuando la respuesta es no paramétrica y dicotómica por ejemplo el sexo. Aquí hay solo dos opciones, que pueden ser hombre o mujer o de otra forma masculino o femenino. Se pondría en "question or prompt" la palabra hombre y la respuesta No significaría que es mujer o se pondría sexo femenino donde la respuesta No significaría hombre. Podemos practicar todas las posibles variables, pero con estas tres es suficiente. Si queremos eliminar o cambiar una variable ponemos el cursor sobre las letras o la palabra de la variable y presionamos el botón derecho del mouse y nos aparece la opción propiedades donde podemos hacer cambios y también aparece "delete" (eliminar) si queremos eliminar la variable. Podemos además ubicando el cursor sobre la palabra arrastrar a cualquier lugar de la página la variable. Se requieren prácticas con el programa para entender mejor como llenar una encuesta. Para salir y dejar la encuesta lista solo debe presionar la X en la esquina superior de su pantalla. Si desea regresar para continuar añadiendo, cambiar o terminar la hoja de datos, debe nuevamente pulsar en la página principal de Epi Info™ en donde dice "enter" y ahora le da pulsar en "open project" y lo busca donde lo guardó que espero sea en mis documentos o en su base de datos en las nubes, lo abre y sigue los pasos ya mencionados.

Entrar datos en Epi Info™

Este es un paso muy sencillo, pero de gran importancia. Aquí es pasar los datos recogidos en las hojas de datos a la forma (encuesta) creada en Epi Info™, usted puede crear la forma en su celular y simplemente introducir datos directo del paciente o de la encuesta.

Entremos al programa Epi Info™ y pulsemos donde dice "enter data" y se abrirá una página, debemos buscar en la barra de herramientas superior y presionar donde dice "open form" (encuesta o forma creada), al abrirse una caja de diálogo buscamos nuestro archivo. Para ello presionamos en los tres puntitos que están al final donde dice "current project" hasta encontrar nuestra carpeta y encuesta; la seleccionamos y al final damos ok, para entrar hasta la página donde se van a introducir los datos. Iniciamos la introducción de datos hasta llenar toda la encuesta con los datos existente, al terminar para pasar al siguiente caso o encuesta presionamos donde dice "new record" en la barra de herramientas. En la barra de herramientas usted tiene opciones como adelantar o retroceder a las encuestas por si hay que corregir algo, también puede eliminar del análisis una encuesta/hoja de datos presionando en "delete" (eliminar). Al final usted sale de la hoja de introducir datos presionando la X en la esquina superior de la hoja, todo quedará grabado; si ha hecho algún cambio en alguna hoja para seguridad puede presionar donde dice "save" (salvar) y luego salir.

Analizar datos en Epi Info™

Entremos al programa Epi Info™ y pulsemos donde dice "analyze data" (Classic) y se abrirá una página, debemos buscar en la barra de herramientas lateral donde dice data y presionar donde dice "Read" y buscamos nuestra hoja de datos. Para ello presionamos en los tres puntitos que están al final donde dice "Data Source" hasta encontrar nuestra carpeta y encuesta (form); la seleccionamos (tomará el color azul) y luego damos ok para entrar hasta la página donde se van a realizar los análisis, aquí observaremos que aparece la cantidad total de casos a analizar (Record Count). Ver figura 3.

Figura 3.

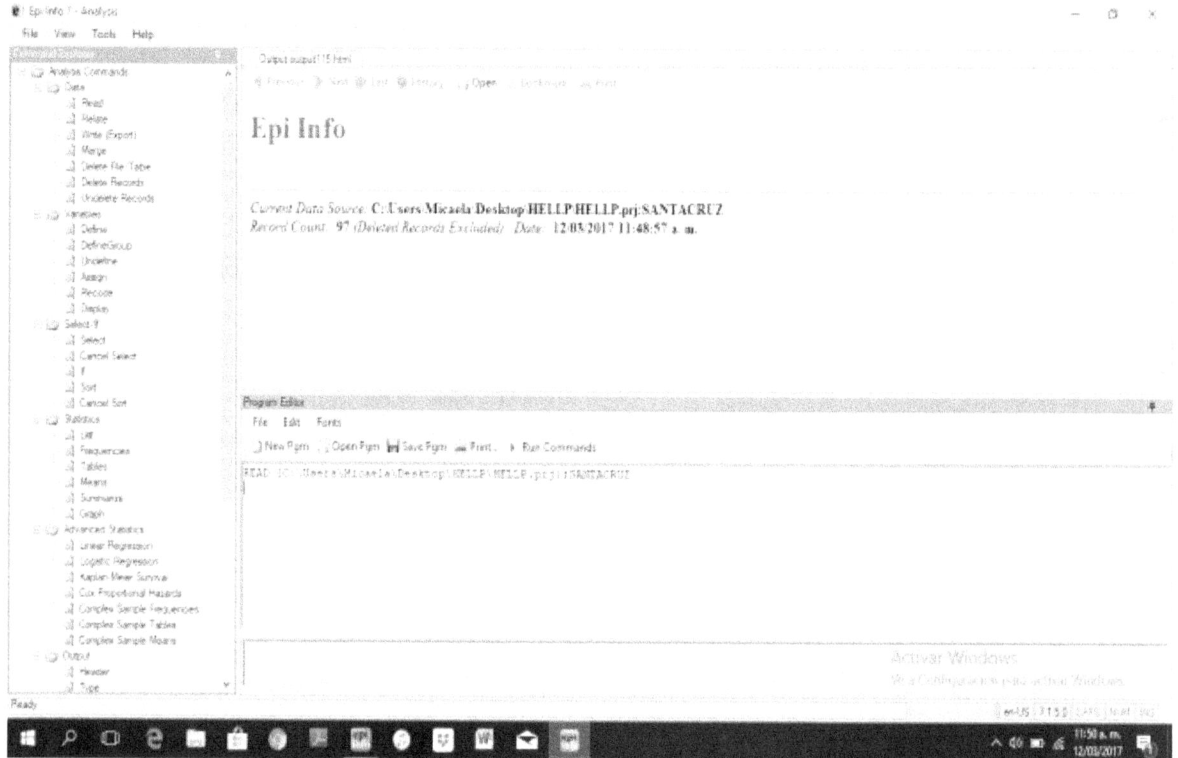

Vamos a hacer análisis básicos: determinar frecuencias, promedios, comparaciones y evaluar significancia estadística. Además, veremos cómo se hace una selección y análisis de un grupo específico de toda la muestra.

Como pueden observar en la columna lateral de la figura 3, hay una sección que dice "Statistics", allí vamos a obtener resultados usando o presionando "Frequences, Tables y Means". Veamos una por una. Entremos a "frequences" y en el cuadro que aparece presionemos en la flecha de la opción "Frequency of" para buscar la o las frecuencias que deseamos determinar. Lo bueno es que podemos determinar una frecuencia o todas las frecuencias posibles al mismo tiempo, es decir seleccionas por ejemplo cesárea (me dará porcentaje de cesárea como los Si y los No son los parto), puedo de inmediato seleccionar otra variable que determine porcentaje como ejemplo, HELLP parcial. Podemos observar que esas variables aparecen en el cuadro abajo y el cursor me da la opción de hacer más selecciones de porcentajes. Al seleccionar nuestras opciones de porcentajes puedo ahora presionar donde dice Ok y aparecerán en cuadros mis porcentajes solicitados. Es obvio que estos datos los paso a las tablas que debo estar haciendo para presentar mis resultados. Esa es la forma de determinar porcentajes, que son esas variables que usted añadió como Si/No.

Para determinar promedios, presionemos en la sección "Statistics" donde dice "means" en el cuadro que aparece seleccionemos donde dice "means of" la variable numérica que deseamos analizar, por ejemplo: edad. A diferencia de frecuencias, en promedio sólo se puede obtener uno a uno y no múltiples. Luego de seleccionar la variable, presiona donde dice ok y aparecerá el resultado donde usted puede observar la muestra total usada, el promedio (mean) y la desviación estándar. Además, se calcula los límites mínimo y máximo, la media y la moda. Si desea hacer un cálculo de otro promedio, se procede a hacer lo mismo.

Para hacer comparaciones o análisis usemos la tabla 2x2 y para ello presionemos "Tables" en la sección "Statistics". Aquí podemos hacer comparaciones entre variables con tres combinaciones diferentes; es decir podemos comparar porcentajes con porcentajes (Si/No vs Si/No), podemos comparar promedios con promedios (una variable numérica con otra numérica) y también podemos comparar una frecuencia (Si/No) con una variable numérica. En el cuadro que aparece seleccionamos en donde dice "Exposure variable" y además seleccionamos la otra variable donde dice "Outcome Variable", para ellos escogemos las variables usando cualquiera de las tres combinaciones mencionadas, pero obvio buscando un resultado lógico o de interés. Por ejemplo, puedo desear comparar edad materna (variable numérica) y peso del recién nacido (variable numérica), eso significa que yo deseo saber si existe alguna relación entra la edad de la madre y el peso del hijo al nacer. Puedo comparar edad materna (variable numérica) y cesárea (variable Si/No, frecuencias); eso significa que deseo saber si existe una relación entre la edad materna y la vía de terminación del embarazo. Puedo comparar la presencia de síndrome HELLP parcial (variable Si/No, frecuencias) y cesárea (variable Si/No, frecuencias); eso quiere decir que busco si existe una relación entre el diagnóstico de HELLP parcial y si el nacimiento termina por parto o cesárea. Cuando usas "tables" los resultados y su significancia son presentados por medio de p, RR u OR, ya esto lo aprendimos a interpretar en el capítulo 4 y 5.

En análisis de Epi Info™ también hay una sección que ayuda a hacer grupos y análisis en gropos definidos de la muestra total, para ello veamos la sección donde dice "Select/If" y allí seleccionas "Select". Al abrirse el cuadro que nos da las opciones de selección procedamos a selección un grupo específico. Por ejemplo, seleccionemos el grupo con edades entre 20 y 30 años. Para ello es necesario seleccionar en "Available Variables" edad y luego buscar el signo > que está en la barra horizontal que parece en ese cuadro, luego con el teclado de la computadora escribimos el número 19 (edad de 20 y más), después buscamos en la barra horizontal la palabra AND y después nuevamente buscamos edad en "Available Variables" o lo escribimos igual como apareció escrito en la primera búsqueda y ahora buscamos el signo < y escribimos 31 y luego presionamos ok. Significa que estamos pidiendo los datos de los pacientes o muestras que tienen entre 20 y 30 años (por eso >19 y <31). Para cualquier grupo que seleccionemos debemos seguir el mismo procedimiento descrito; si fuese cesárea y analizar sólo a las que se le hizo cesárea debemos hacer lo siguiente. Buscar cesárea en "Available Variables" y luego buscar en la barra horizontal del cuadro "Select" el sigo = y luego Yes o el sigo +. Aparecerá así: CESÁREA = (+), luego presionamos ok. Ver figura 4. Cada vez que usted hace una selección todo lo que trabajará será con ese grupo, por ende, si quiere analizar nuevamente algo de todo el grupo debe ir "Select/If" y allí seleccionas "Cancel Select", con esto vuelves a toda la muestra o la población total.

Figura 4.

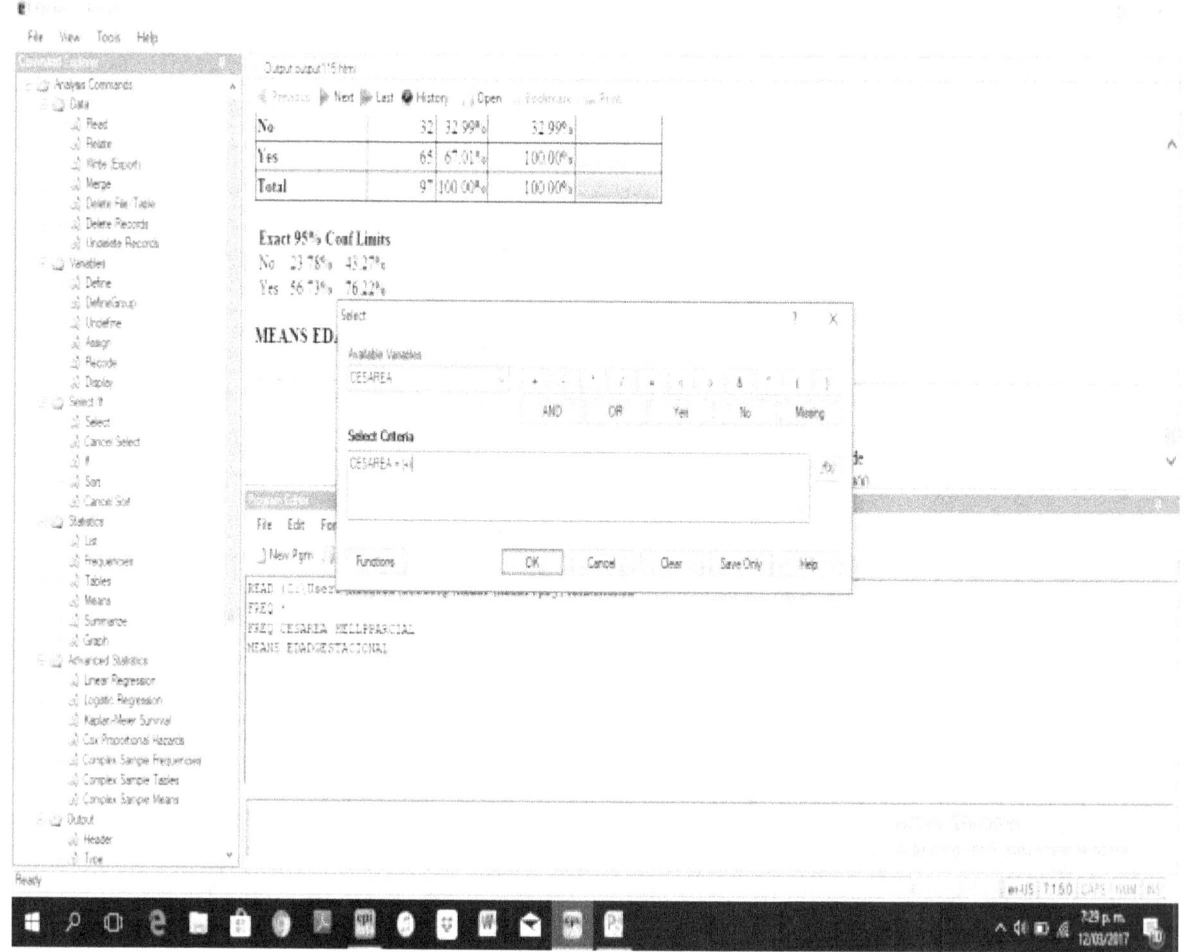

Resumen

El investigador se debe familiarizar y dominar al menos un programa estadístico, para hacer sus análisis e interpretación de su investigación.

Epi Info ^{TM}, es un programa de dominio público diseñado por el Centro para el Control de Enfermedades de Atlanta (CDC) de especial utilidad para la salud pública y Epi7 es su última versión. Lo primero que hay que hacer es bajar el programa a su computadora.

Hemos aprendido a crear una base de datos, a entrar la información en esa base de datos y lo más interesante del programa es poder hacer todos los análisis necesarios para llegar a conclusiones específicas de nuestra investigación. Se requiere prácticas con el programa para poder aprender y obvio se pude hacer muchos más análisis con este programa, creemos que con lo básico puede dar inicio al uso correcto de Epi Info™.

REFERENCIAS BIBLIOGRÁFICAS

1. Epi Info™ en español. 2017 https://www.cdc.gov/epiinfo/esp/es_index.html.

2. Epi Info™ Downloads. 2017. https://www.cdc.gov/epiinfo/esp/es_pc.html.

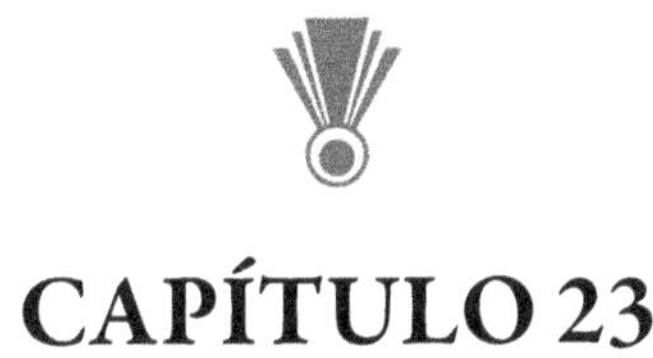

CAPÍTULO 23

CREAR Y ANALIZAR UNA BASE DE DATOS CON SPSS
JORGE ARTURO COLLANTES CUBAS

Introducción

En este capítulo te mostramos de manera práctica cómo ingresar al programa SPSS, ingreso adecuado de datos, cómo guardarlos y posteriormente cómo analizarlos.

El IBM® SPSS Statistics® ("Statistical Package for the Social Science) que llamaremos SPSS es un software estadístico que ofrece técnicas de recolección de datos y analítica predictiva para solucionar múltiples problemas empresariales y de investigación, brinda varias técnicas, que incluyen pruebas de hipótesis lo que facilita la gestión de los datos, la selección y la ejecución de análisis y el intercambio de resultados, así como análisis multivariados y de sobrevida [1]. Hay muchas versiones y la última es la 25.0. La instalación es sencilla pero la suscripción mensual cuesta 113,85 dólares. Hay que ingresar y solicitarlo: https://www.ibm.com/mx-es/marketplace/spss-statistics. Actualmente en YouTube hay tutoriales que te muestran paso a paso la instalación. Teniendo tu proyecto, con tu ficha de datos elaborada, recolectas la información y ya estarás listo para usar el programa. Con el programa tendrás tu base de datos (matriz) y además podrás usar la estadística para analizarlos. SPSS es un excelente programa, y de seguro te encatará usarlo, aunque otros programas como EpiInfo, nQuery Advisor, version 7.0 para tamaño muestral; SAS software: versión 9.2, 9.3 y 9.4 (más usado); R statistical package, versión 3.3.1 y otros [2-4].

Cómo crear una base de datos

Es muy sencillo ingresar los datos, incluso puedes copiar una base en Excel y pegarla en SPSS. Es un paquete adaptado al entorno WINDOWS con lo cual la forma de interaccionar con él, es a través de un sistema de ventanas y cuadros de diálogo desplegables, de los que se pueden elegir distintas opciones. El paquete SPSS consta de dos ventanas básicas que reciben el nombre de editor de datos y editor de resultados. La ventana **Editor de datos** contiene los datos que van a ser analizados y la ventana **Editor de resultados** va a ir almacenando los informes estadísticos solicitados, y tiene un panel de titulares a la izquierda y un panel de resultados a la derecha. El Editor de datos es la ventana que muestra los datos a analizar y a la vez admite dos vistas: vista de datos y vista de variables[1], Figura 1. Al iniciar el programa encontraremos la ventana con su entorno donde primeramente muestra el nombre del archivo y programa, luego el menú y por último la barra de herramientas, Figura 2.

Figura 1. Ventanas en el programa SPSS.

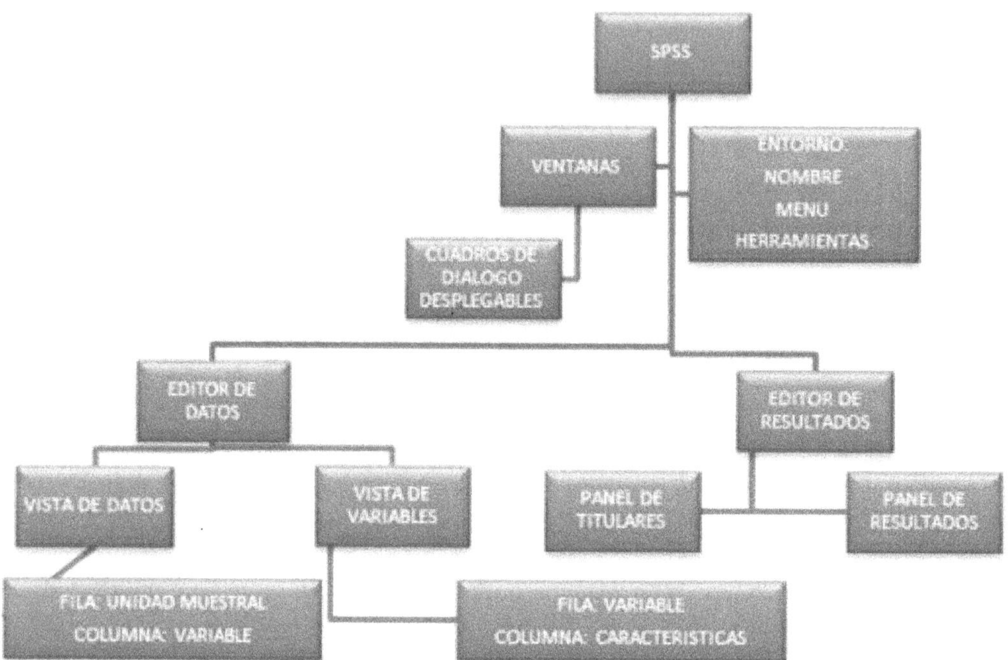
SPSS
VENTANAS
ENTORNO:
NOMBRE
MENU
HERRAMIENTAS
CUADROS DE DIALOGO DESPLEGABLES
EDITOR DE DATOS
EDITOR DE RESULTADOS
VISTA DE DATOS
VISTA DE VARIABLES
PANEL DE TITULARES
PANEL DE RESULTADOS
FILA: UNIDAD MUESTRAL
COLUMNA: VARIABLE
FILA: VARIABLE
COLUMNA: CARACTERISTICAS

FIGURA 2. ENTORNO SPSS

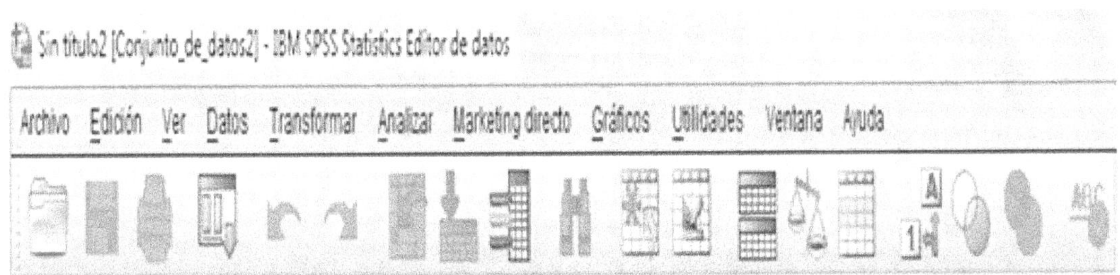

VEAMOS UN EJEMPLO PRÁCTICO: en una investigación se evaluaron 708 mujeres adolescentes con la siguiente ficha. Queremos ingresar los datos al programa SPSS, Figura 3.

Figura 3: Ejemplo de ficha de datos

UNIVERSIDAD PERUANA CAYETANO HEREDIA

MINSA

PROYECTO DE INVESTIGACION

PRESIONES ARTERIALES Y PERCENTILES DE PRESION EN ADOLESCENTES MUJERES DE LOS ANDES DEL PERU

Ficha N° ☐

Nombre ______

1 Edad (años) ☐

2 Peso (Kg) ☐

3 Talla (m) ☐

4 PA sistólica (mmHg) ☐

5 PA diastólica (mmHg) ☐

6 Fuma? Si ☐ No ☐

7 Deporte que practica Voley ..... Futbol ..... Basket ..... Natación .....

8 Puesto de mérito en el aula

a) Primero b) Segundo c) Tercero d) otro

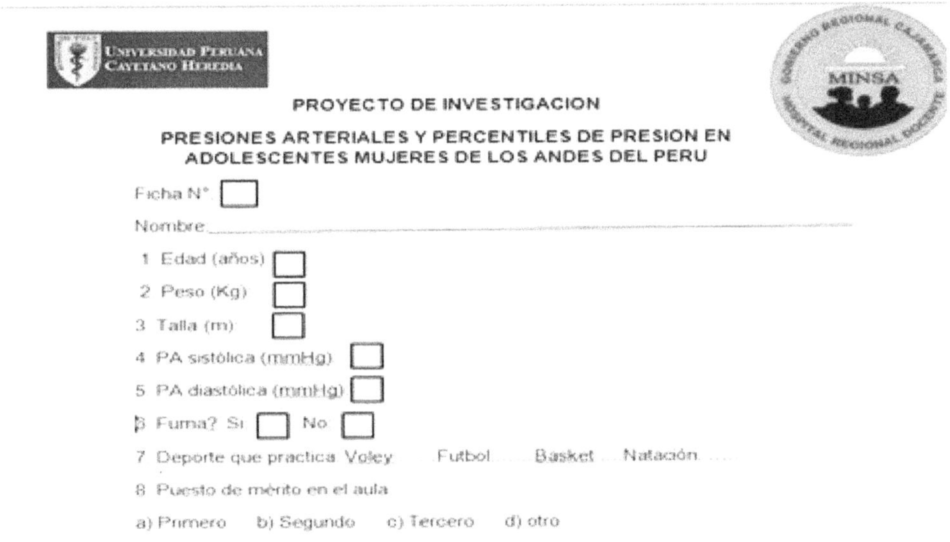

INGRESAMOS AL PROGRAMA SPSS y encontramos una vista que es la vista de datos y en la parte inferior izquierda también se ve la opción vista de variables (Figuras 4 a y b)

Figura 4a. Editor de datos: Vista de datos

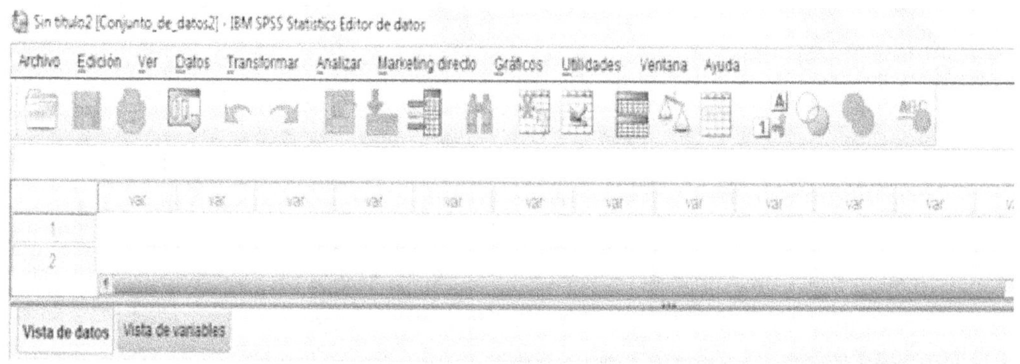

FIGURA 4B. EDITOR DE datos: Vista de variables

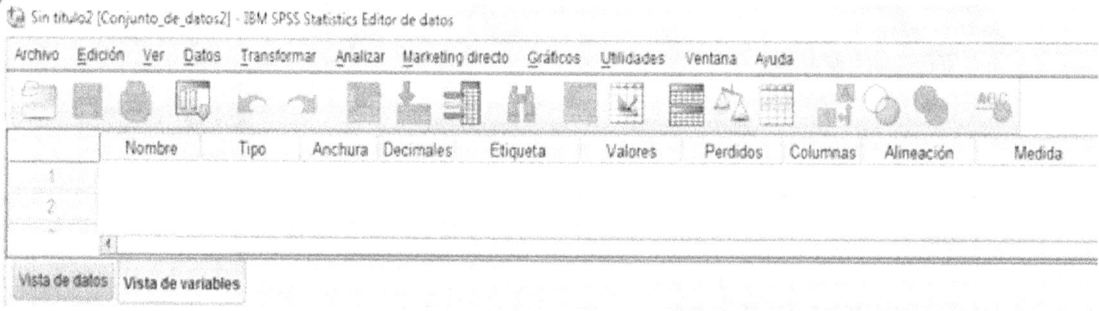

VISTA DE VARIABLES

Esta vista es la que permite ver y editar las propiedades de cada una de las variables con las que se trabajará en la vista de datos. En esta vista las filas representan a las variables y en las columnas se editará la información correspondiente a atributos asociados a dichas variables, tales como, nombre, tipo, anchura, decimales, etiqueta, valores, perdidos, columnas, alineación y medida. Para ingresar las características de las variables hay cuadros de diálogo y opciones. Por ejemplo en tipo de variable se abre un cuadro de diálogo y aparece qué tipo es, numérico o de cadena, figura 5.

Figura 5. Cuadro de diálogo de tipo de variable

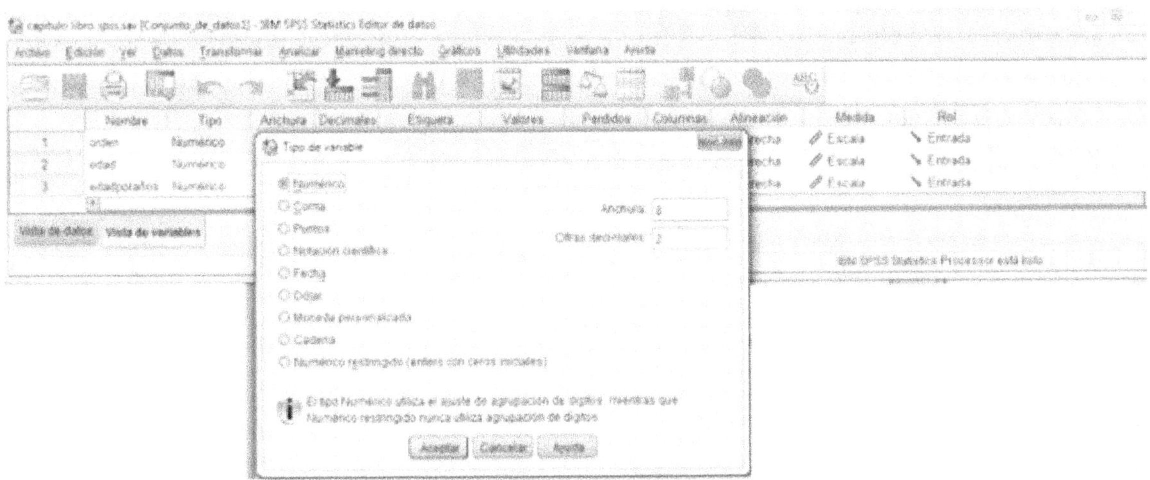

LUEGO DE COLOCAR TODAS las variables y sus características, abrimos la ventana vista de datos.

Vista de datos

Aquí, cada fila o renglón representa una unidad muestral (es decir los datos conciliados en una ficha que corresponde a una alumna), cada columna representa una variable o característica observada, figura 6.

Figura 6. Editor de datos: Vista de datos llena

	Edad	Peso	Talla	PAS	PAD	Fuma	Deporte	Puesto	var
1	12	34.00	1.38	80.00	55.00	1.00	2.00	4.00	
2	12	44.00	1.50	85.00	55.00	.00	2.00	1.00	
3	12	51.20	1.61	90.00	55.00	1.00	2.00	2.00	
4	12	62.90	1.55	95.00	60.00	1.00	3.00	4.00	
5	12	44.00	1.46	80.00	50.00	.00	1.00	4.00	
6	12	41.00	1.47	80.00	50.00	.00	1.00	4.00	
7	12	64.00	1.50	110.00	70.00	.00	1.00	4.00	
8	12	44.90	1.52	90.00	60.00	.00	1.00	3.00	
9	12	66.30	1.64	90.00	60.00	.00	1.00	4.00	

SI DESEO AGREGAR VARIABLES que tengan alguna condición especial, por ejemplo Índice de masa corporal que es peso/talla^2, hacemos lo siguiente: transformar > calcular variable > aparece una fila donde colocamos el nombre resumido de nuestra variable (IMC) > en la siguiente fila aparece la opción tipo y etiqueta, ahí ingresaremos la etiqueta, es decir el nombre completo de la variable que para nuestro caso sería: Índice de Masa Corporal > en la ventana inferior izquierda están las variables de las que selecciono las que necesito para crear fórmula y las paso a la ventana superior derecha, ahí seleccionamos la fórmula de IMC que es: peso/ (talla)(talla), figura 7.

Figura 7. Ventana Transformar y calcular variable

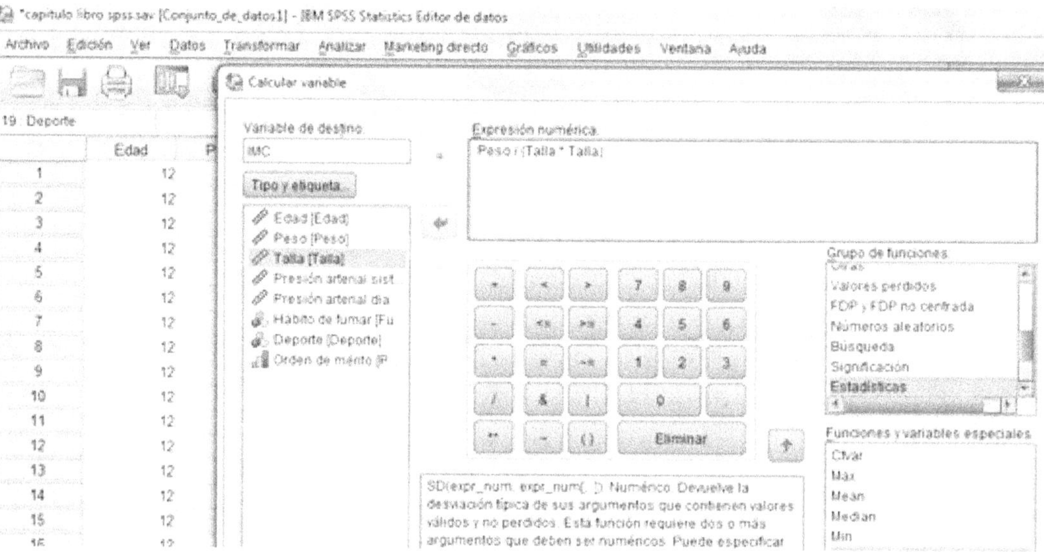

*FI*Es importante guardar tus datos. Los guardarás en la carpeta que desees y se guardará con la extensión: (*.sav).

Cómo analizar los datos

Generalmente se da en seis pasos y se abren cuadros de diálogo:

Analizar (1) > tipo de estadística a realizar, como ejemplo descriptiva (2) > aparece cuadro con dos ventanas separadas por una flecha. En el de la izquierda están todas las variables y se seleccionan las que se quieren analizar y pasan a la ventana derecha (3) > aparecen opciones y ahí uno puede colocar el tipo de prueba estadística, si desea con gráfico, etc. (4) > aceptar. Posteriormente se abre la ventana de resultados donde muestra lo que has pedido (5). Estos resultados se guardan en la carpeta que desees con la extensión (.*spv). Una vez que tengas resultados hay que interpretarlos (6).

Empecemos con los ejemplos: Observa todas las pruebas estadísticas que puedes realizar [5-7], figura 8.

Figura 8. Ejemplos.

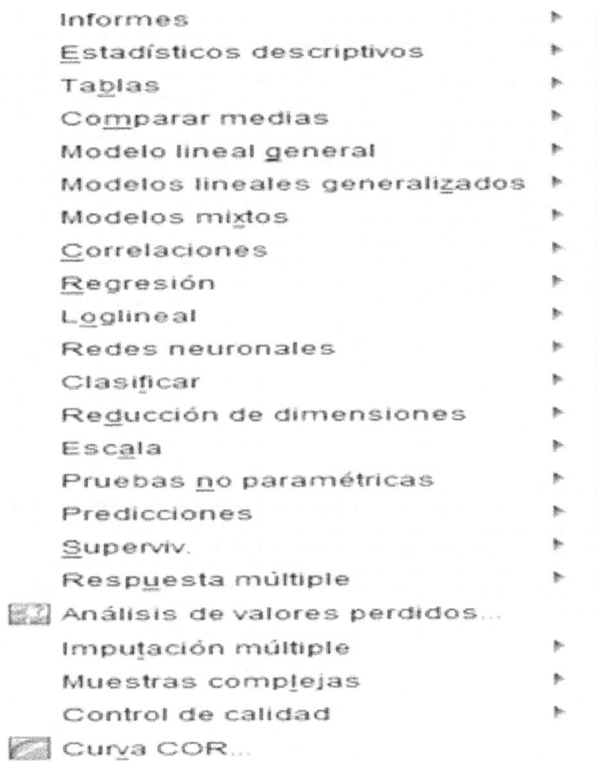

HE ESCOGIDO LOS SIGUIENTES ejemplos:

a) Frecuencias: quiero saber la frecuencia de adolescentes por edad: Seguiremos esta secuencia: analizar > estadísticos descriptivos > frecuencias > paso la edad de ventana izquierda a derecha > estadísticos > selecciono estadístico.

Los resultados aparecen en la ventana Visor de resultados, que tiene dos

paneles, el izquierdo de titulares y el derecho de resultados.

b) Quiero saber si mis variables tienen distribución normal.

Usaré la siguiente secuencia: Analizar > estadística descriptiva > explorar > paso variables a evaluar a casilla de dependientes y edad en factores > gráficos > pruebas de normalidad. En resultados puedo usar dos pruebas según el número de datos, Kolmogorov Smirnov (> 50 datos) y Shapiro Wills (< 50 datos). Interpretación: Siendo la hipótesis nula que la población está distribuida normalmente, si el p< 0,05 entonces la hipótesis nula es rechazada (se concluye que los datos no vienen de una distribución normal). Si el p> 0,05 no se rechaza la hipótesis y se concluye que los datos siguen una distribución normal. En el ejemplo, no tienen distribución normal y se usarán pruebas no paramétricas

c) Comparaciones. Hay que tomar en cuenta si son variables independientes o si son pareadas (o sea pruebas del antes y después como pretest y post test) y aparte si tienen o no, distribución normal.

- Paramétricas: si tienen distribución normal. Si son dos grupos independientes, uso la t de muestras independientes) o más de dos grupos (uso ANOVA), Así:

Analizar > Comparar medias > ANOVA de un factor > Llevo las variables a analizar a la ventana superior derecha y el factor como edad a ventana inferior derecha > post hoc >

Se podrá usar la significancia de Tuckey o Bonferroni de preferencia aunque hay las opciones como Sidak, Gabriel, Hochberg, Dunnett, Scheffé y DMS entre otras.

- No paramétricas: si no hay distribución normal depende si son dos grupos independientes, U de Mann-Whitney y para 3 o más grupos, la prueba de Kruskal-Wallis. Así: Analizar > pruebas no paramétricas > cuadros de diálogo antiguos > k muestras independientes > pasamos de la ventana de la izquierda (donde están todas las variables) a la ventana superior derecha (lista a contrastar variables) las variables a contrastar y en la ventana inferior derecha (variable de agrupación), la variable en cuestión > definir rango > H de Kruskal- Wallis > aceptar.

d) Chi cuadrado: para variables categóricas, tablas de 2x2. Vas por tablas de contingencia.

e) Correlaciones:

Ahora queremos saber el grado de correlación entre las variables recordando lo siguiente: Si sale significativa no necesariamente es importante. Depende del valor de r (Si r=0 no hay correlación, 0 – 0,25: Escasa o nula; 0,26-0,50: Débil; 0,51- 0,75: Entre moderada y fuerte; 0,76- 1,00: Entre fuerte y perfecta).

f) Sobrevivencia de Kaplan Meier [8-9]: cada vez más usada para comparar dos grupos con diferentes tratamientos. En el NEJM , hay investigaciones originales tipo Clinical trial registrados en clinicaltrials.gov, que al comparar tratamientos usan tablas de sobrevida de Kaplan- Meier [2-4] Así:

Analizar > Superviv. > Kaplan-Meier > Encontramos una ventana a la izquierda y 5 pequeñas a la derecha donde ingresaremos cuidadosamente los datos > Hora: (aquí colocamos la variable de tiempo de vida) > estado > definir evento: vivo(0) y muerto (1) > factor (que es tipo de tratamiento a comparar) > comparar factor > logrango (que usará Mantel Cox) > opciones: Tablas de supervivencia > gráficos: Superviv, figuras 9 a y 9b.

Figura 9: Kaplan-Meier (a) y Funciones de Sobrevida (b)

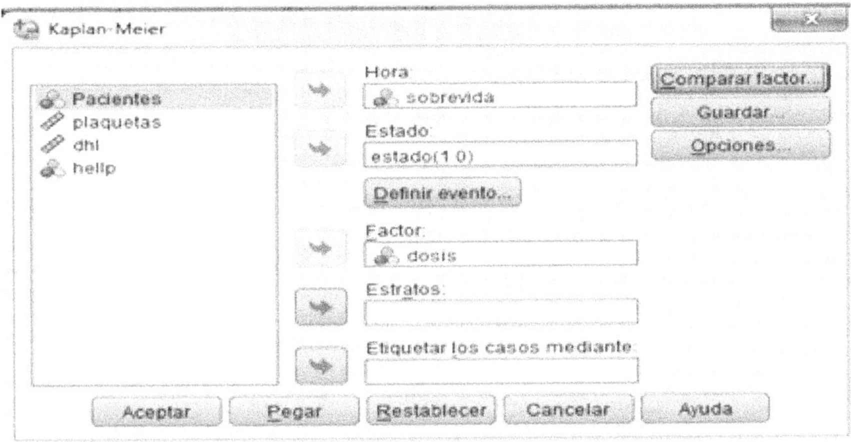

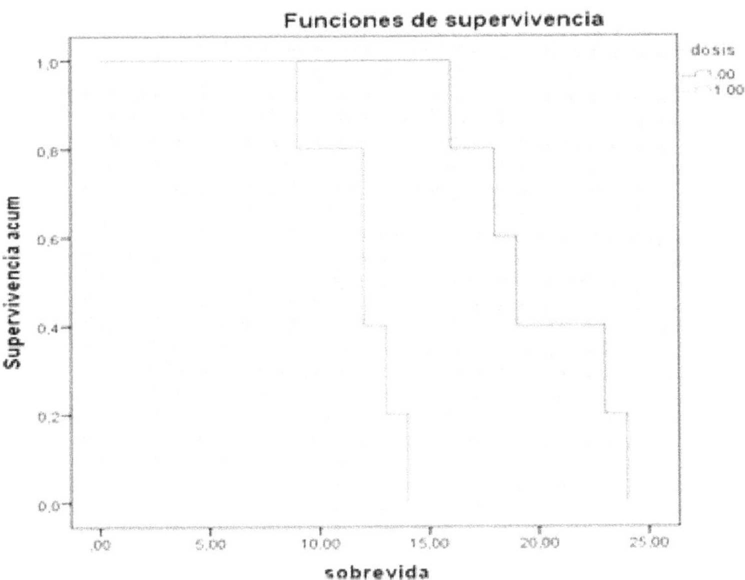

G) ROC: LAS CURVAS ROC (Receiver Operating Characteristic) [10] relacionan una variable continua que actúa como predictora (en este caso el test cuantitativo), con una dicotómica (en este caso enfermedad). No sólo sirven para el proceso diagnóstico, son muy útiles para definir utilidad de variables pronóstica. Usamos el área bajo la curva (AUC). El gráfico es una relación entre los verdaderos positivos y falsos positivos. Verdaderos positivos = sensibilidad (en eje y)/ Falsos positivos = 1- especificidad (eje x) Esta área puede interpretarse como la probabilidad de que ante un par de individuos, uno enfermo y el otro sano, la prueba los clasifique correctamente. Se puede calcular el área bajo la curva. A mayor valor, mejor es el test: Máximo 1 perfecto; mayor de 0,9 excelente test; 0,8 a 0,9 buen test; 0,7 a 0,8 regular test; 0,5 a 0,7 mal test; 0,5 no relación; < 0,5 relación inversa (a mayor valor menos probable la enfermedad).

Así: Analizar > Curva COR > De la ventana izquierda donde están las variables pasamos la variable que queremos analizar (variable de contraste) y en la ventana inferior derecha (variable de estado) colocamos la variable dicotómica de si diagnosticó bien o no, y además el valor de la variable de estado (1) > visualización, aquí marcamos curva COR con el resto de ítems > Aceptar. En los resultados veremos la curva , el área bajo la curva y en las coordenadas de la curva, definir el mejor punto de corte.

Resumen

El programa SPSS es un programa muy amigable para guardar nuestros datos, tiene ventanas para ingresar datos y para ver resultados. En la ventana de ingreso de datos hay dos vistas, una para variables y otra para los datos propiamente. En la ventana de resultados hay dos paneles uno de titulares y el otro de resultados. Una vez que se crea la base de datos se guarda en archivo diferente al que se guardan los resultados. El programa tiene muchas pruebas estadísticas posibles que mediante la opción analizar podremos ver y ejecutar, siempre con ventanas de diálogo. Y al obtener los resultados corresponde interpretarlos adecuadamente. Los libros de Bioestadística [5,7] y Metodología de la investigación [6] te servirán para elegir las pruebas e interpretarlas.

REFERENCIAS BIBLIOGRÁFICAS

1. IBM corp, Guía breve de IBM SPSS Statistics 24. [Internet]. EEUU: Copyright IBM Corp; 2018. [citado 15 enero 2018].Disponible en: ftp://public.dhe.ibm.com/software/analytics/spss/documentation/statistics/24.0/es/client/Manuals/IBM_SPSS_Statistics_Brief_Guide.pdf

2. H. Thiele, I. Akin, M. Sandri, G. Fuernau, S. de Waha, R. Meyer-Saraei, et al. PCI Strategies in Patients with Acute Myocardial Infarction and Cardiogenic Shock. N Engl J Med 2017;377:2419-32.

3. W. Tarnow-Mordi, J. Morris, A. Kirby, K. Robledo, L. Askie, R. Brown et al. Delayed versus Immediate Cord Clamping in Preterm Infants. N Engl J Med 2017; 377:2445-2455

4. Vuong L, Dang V, Ho T, Huynh B, Ha D, et al. IVF Transfer of Fresh or Frozen Embryos in Women without Polycystic Ovaries. N Engl J Med 2018;378:137- 47.

5. Dawson B, Trapp RG. eds. Basic & Clinical Biostatistics, 4e New York, NY: McGraw-Hill; 2004.

6. Hernández R, Fernández C, Baptista MP. Metodología de la Investigación. [Internet]. 6e México:McGraw-Hill; 2016 [Acceso enero 02,2018]. Disponible en: http://www.mediafire.com/file/7n8p2lj3ucs2r3r/Metodolog%C3%ADa+de+la+Investigaci%C3%B3n+-sampieri-+6ta+EDICION.pdf.

7. Norman G, Streiner D, eds, Biostatistics the bare essentials, 4e: PMPH-USA; 2014.

8. Goel M, Khanna P, Kishore J.Understanding survival analysis: Kaplan-Meier estimate. International Journal of Ayurveda Research 2010;1 (4):275-9.

9. Jason T, Neely J, Randal C. Paniello R, Courtney C, Voelker C, Nussenbaum B, Wang E. A practical guide to understanding Kaplan-Meier Curves. Otolaryngology–Head and Neck Surgery 2010;143, 331-336.

10. Cerda J, Cifuentes L. Uso de curvas ROC en investigación clínica. Aspectos teórico-prácticos. Rev Chil Infect 2012; 29 (2): 138-141.

MÓDULO 5:
PUBLICACIÓN DE LA INVESTIGACIÓN

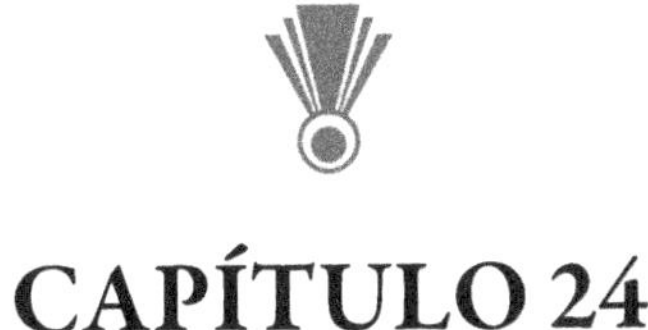

CAPÍTULO 24

IMPORTANCIA DE LA PUBLICACIÓN EN MEDICINA
OSVALDO REYES TEJADA

Introducción

El progreso de la ciencia depende de manera directa de los conocimientos disponibles. Para que una rama o especialidad alcance el nivel de excelencia requerido, el médico debe contar con las herramientas necesarias para tomar decisiones basadas en el más alto nivel de evidencia y eso solo se puede conseguir por medio de la investigación científica.

En este capítulo discutiremos la importancia de investigar, pero lo que es más importante, de publicar los resultados obtenidos.

¿Por qué investigar? La realidad latinoamericana.

Todos sus conocimientos médicos se sustentan en el fruto de una investigación científica. Ya sea en el análisis patológico de una pieza quirúrgica o en el efecto de un gen en una enfermedad, alguien, en alguna parte, se tomó el tiempo de hacerse una pregunta y al buscar una respuesta, llegaron a una conclusión que, sin saberlo, usted y muchos otros siguieron al momento de tomar una conducta.

Lo malo es que la medicina en Latinoamérica se basa en conclusiones sacadas por investigadores que no viven nuestra realidad y la aplicación de estas medidas podrían tener resultados diferentes a los obtenidos en otras latitudes, de donde provienen el 95% de las investigaciones científicas realizadas[1]. El 5% proveniente de los países de Latinoamérica se centra en cuatro países: Brasil. Argentina, México y Chile[2].

Si tomamos como base los artículos publicados en revistas médicas indexadas, solo el 1% de las mismas provienen de un país latinoamericano y el porcentaje todavía es menor si hablamos de libros de textos, donde apenas el 0,5% de los autores son de alguno de nuestros países.

Eso no quiere decir que no existan expertos o especialistas con amplios conocimientos en diferentes áreas de la medicina. El problema es que la cultura de la investigación es poco propiciada en nuestras escuelas de medicina, no hablemos de las políticas públicas, lo que solo contribuye a perpetuar condiciones adversas para el desarrollo de nuestros países. En los países desarrollados se calcula que del 2-3% del producto interno bruto (PIB) es utilizado en el desarrollo de las ciencias y la tecnología, mientras que este porcentaje no llega al 1% en los llamados en vías de desarrollo. De la misma manera, en los primeros, el número de investigadores por población económicamente activa es mayor a 7 por cada 1000 habitantes, mientras que en los últimos es diez veces menor (<0,7 por cada 1000 habitantes)[3]. Esa es la razón por las que investigar (y publicar lo encontrado) es vital, no solo para avanzar en el conocimiento científico, sino en el progreso de los países. Economistas han estimado que el incremento en expectativa y calidad de vida, resultado directo de la investigación científica (ya sea en término de trabajos creados, costos de salud ahorrados o valor en dólares de las vidas salvadas), incrementa la capacidad productiva de los individuos y, por ende, la economía nacional[4-6].

Poniendo las cosas en perspectiva: La realidad panameña.

Según el sistema de información de la Red de Revistas Científicas de América Latina y el Caribe, España y Portugal (REDALYC), en el período 2005-2013, en Panamá se publicaron 112 artículos científicos, destacándose como especialidades el campo de la medicina (30,4%), biología (25%), agrociencias (14,3%), ciencias de la tierra (8,9%), geología (6,3%) y otros (15,2% - veterinaria, ingeniería, matemáticas, física, astronomía y química). Es una prueba de que en nuestro país si se investiga y en muy variadas ramas de las ciencias, pero no al nivel de otros países de la región (los cuatro países donde se llevaron a cabo la mayor parte de las investigaciones: Colombia, Costa Rica, México y Chile). Analizando las instituciones involucradas destacan el Instituto Smithsonian de Investigaciones Tropicales, la Universidad de Panamá, el Instituto Conmemorativo Gorgas de Estudios de la Salud, el Instituto de Investigación Agropecuaria de Panamá y el Hospital Santo Tomás[7].

Si nos enfocamos solamente en el área de la medicina y en artículos publicados en revistas internacionales indexadas, en el lustro 2010-2015 el primer lugar en investigaciones lo ocupó el Instituto Conmemorativo Gorgas, seguido por la Caja del Seguro Social, el Hospital Santo Tomás y el Hospital del Niño. Estos datos son muy similares a los que se pueden obtener de las bases de registro público de protocolos de investigación (ejemplo: Clinical Trials Gov), donde se agregarían un alto número de estudios patrocinados por compañías privadas, principalmente farmacéuticas. Las especialidades donde más estudios se realizan son oncología, obstetricia, neumología e infectología, mientras que las menos investigadas son ortopedia, gastroenterología, neurología y oftalmología.

Importancia de la publicación en medicina.

Un investigador puede, al final de su estudio, decidir no publicar los resultados. Las razones son múltiples, pero la más frecuente es no obtener el resultado buscado. Esta decisión no solo es ilógica, sino anti ética.

Parte de la culpa cae sobre las editoriales científicas, que prefieren publicar resultados con significancia estadística que sugieran un efecto. Si al final de la investigación se demuestra que el fármaco u equipo evaluado no funciona tan bien como se esperaba, es menos probable que el artículo sea publicado. En un mundo competitivo, nos vemos más atraídos por resultados que sugieren cambios de conductas o novedosos. Lo que estas entidades fallan en ver es que los resultados negativos son igual de importantes, ya que las conductas se pueden cambiar por acción (empezar a hacer algo) o por omisión (dejar de hacer algo) y ambas tienen repercusiones importantes en la salud de las personas[8]. De la misma manera, la publicación redundante de resultados positivos, puede llevar a sesgos cuando estos artículos son utilizados en revisiones sistemáticas y las consecuencias son fáciles de imaginar[9-10].

Bajo esa misma premisa, el investigador puede verse tentado a no enviar un artículo para publicación (o siquiera escribirlo) si en el resultado de su estudio su hipótesis no alcanza la famosa p<0,05, a sabiendas que el trabajo puesto en buscar referencias, redactar un texto científico y enviarlo será rechazado no alcanzar significancia estadística. Eso deja a toda la comunidad científica desprotegida, ya que el personal de salud seguirá usando el medicamento u equipo sin que esto represente un beneficio para el paciente y gastando recursos innecesarios, que podrían desviarse a un área donde los beneficios sean más palpables o requeridos.

Una de las áreas más afectadas por esta práctica (en parte por decisión propia) es la industria farmacéutica, donde en los últimos 15 años se han percibido grandes pérdidas a pesar del dinero invertido en investigación y desarrollo de nuevas moléculas[11]. La principal razón detrás de las bajas tasas de éxito es el alto desgaste asociado a los estudios clínicos iniciales donde se prueban los conceptos (*Proof-of-concepts studies*)[12]. Tenemos que tener claro que la efectividad de una molécula en un estudio preclínico no se debe traducir en el mismo nivel de efectividad en el ser humano, ya sea por la aparición de efectos adversos no esperados o por fallas en la efectividad. Los éxitos son recibidos con entusiasmo y son publicados para conocimiento de la comunidad científica, aunque algunos investigadores sugieren que en solo el 20-25% de los proyectos con resultados publicados y que son revalidados, se obtiene un resultado similar[13]. Las fallas, por otro lado, pocas veces son anunciadas o son difíciles de encontrar cuando así son divulgadas, lo que se traduce en pérdidas millonarias para las compañías que trabajan en compuestos similares y que, sin saberlo, persiguen un producto donde ya alguien ha validado su falta de efectividad o, lo que sería peor, su excesivo riesgo para los sujetos que así lo prueben en nuevos ensayos clínicos.

En vista de todo lo mencionado previamente, tanto investigadores como la industria, han presionado por una mayor transparencia a la hora de publicar los resultados de los estudios, independiente de que el resultado sea positivo o negativo[14]. En el 2007, la Organización Mundial de la Salud lanzó la ICTRP (*International Clinical Trials Registry Platform*), un portal virtual (http://www.who.int/trialsearch) que enlaza diversas bases de registro público de estudios de investigación, lo que permite en un solo sitio verificar el estado de un proyecto determinado o los estudios que se realizan sobre un tema en particular.

Un gran grupo de compañías farmacéuticas (Amgen, AstraZeneca, GlaxoSmithKline, Johnson & Johnson, Merck, Pfizer, Takeda) fundaron la *Medical Publishing Insights and Practices (MPIP) Initiative,* cuyo propósito es mejorar la calidad y la transparencia de las investigaciones patrocinadas por la industria. Si visitan su sitio (http://www.mpip-initiative.org/) podrán leer diez iniciativas diseñadas para mejorar este aspecto y el segundo es "Hacer público todos los resultados, incluyendo negativos o desfavorables, de una manera oportuna y evitando la redundancia". A pesar de ser una buena idea, estas bases dependen de que los responsables quieran registrar la información y eso, como ya mencionamos con anterioridad, no es algo dependiente del investigador, sino también de la revista que recibe el artículo.

Valoración de la población de la investigación en medicina.

La investigación científica está plagada de ejemplos donde, en aras del conocimiento, se han violado derechos individuales y grupales de los participantes. A pesar de estos desafortunados casos (Tuskegee 1932-1972; Guatemala 1946-1948; Willowbrook 1956-1970), se mantiene una adecuada percepción de la investigación. Estudios realizados en Estados Unidos sugiere que el 63% de las personas estarían dispuestos a participar en un estudio de investigación[15], de los cuales casi un 68% acepta que la razón principal para esta decisión es su deseo de mejorar su propia salud y la de otras personas[16]. Sin embargo, estudios como el Tuskegee tuvieron consecuencias y hay una menor participación de miembros de minorías y grupos étnicos específicos, debido a la gran desconfianza que tienen de la comunidad científica involucrada en la investigación[17-18].

El deseo de participar no necesariamente se traduce en poder vivir la experiencia y se podría aducir que las percepciones cambian según el lado de la ecuación que el entrevistado se encuentre. Una encuesta realizada con el patrocinio del Instituto de Medicina de los Estados Unidos estableció que el 13% de los indagados habían participado en algún estudio de investigación, de los cuales el 87% se sintieron confortables con la experiencia[19]. Otra encuesta, enfocada en el campo de la oncología, encontró que el 93% de los participantes de un estudio vivieron una experiencia que evaluaron como positiva y el 76% recomendarían participar en un estudio de investigación a un conocido con cáncer[20]. El único problema es la falta de comunicación, ya que de los 6000 participantes (todos con cáncer), la gran mayoría desconocía que existían estudios de los cuales podían participar y que la sugerencia de su médico tratante tendría un peso importante sobre la toma de decisión de si formar parte del estudio o no.

En definitiva, es el conocimiento del tema lo que le permite a un individuo tomar una decisión consensuada. No solo de parte del persona, investigador o médico de atención, sino del mismo sujeto. A mayor nivel educativo, mayor será su disponibilidad a participar en un ensaño clínico.

Resumen.

La investigación científica es el pilar del desarrollo de nuevas terapias, validación de nuevas pruebas diagnósticas y evaluación de nuevos equipos, con un sinfín de aplicaciones en el campo de la medicina. Independiente del resultado, ya sea que confirme o no la hipótesis nula de su protocolo, el resultado debe ser publicado de alguna forma. Los datos de su trabajo pueden ser vitales para evitar gastos innecesarios, prolongar prácticas sin sustento médico adecuado o poner en riesgo a personas que, motivados por el deseo de ayudar a otros, se someten a terapias experimentales. Es obligación de los investigadores poner a disposición de las revistas sus datos y de éstas publicarlas si consideran que la investigación fue realizada cumpliendo todos los requisitos metodológicos y éticos requeridos. El resultado jamás debe ser la base para decidir si un resultado debe hacerse público o no.

REFERENCIAS BIBLIOGRÁFICAS

1. Ciocca DR, Delgado G. The reality of scientific research in Latin America; an insider's perspective. Cell Stress Chaperones. 2017 Nov;22(6):847-852.

2. Estenssoro E, Friedman G, Hernández G. Research in Latin America: opportunities and challenges. Intensive Care Med 2016; 42: 1045.

3. Banco Mundial. Gasto en investigación y desarrollo (2015). Instituto de Estadística de la Organización de las Naciones Unidas para la Educación, la Ciencia y la Cultura (UNESCO). Sitio web: https://datos.bancomundial.org/indicador/GB.XPD.RSDV.GD.ZS

4. Rosenberg LE. Exceptional economic returns on investments in medical research. Med J Aust 2002; 177 (7): 368-371.

5. Peipert JF. The economic value of medical research: is it worth the investment? Obstetrics & Gynecology 2002; 99(5) Part 1: 835-840.

6. Lewinson G. Beneficios de la investigación médica para la sociedad. Med Clin (Barc) 2008;131(Supl 5):42-47.

7. Red de Revistas Científicas de América Latina y el Caribe, España y Portugal. Sistema de Información Científica Redalyc. Indicadores ciencométricos. Sitio web: http://www.redalyc.org/home.oa

8. Chalmers I. Underreporting research is scientific misconduct. JAMA 1990; 263(10):1405-8.

9. Tramer MR, Reynolds DJM, Moore RA, McQuay HJ. Impact of covert duplicate publication on meta-analysis: A case study. BMJ 1997; 315(7109):635-40.

10. Dickersin K. The existence of publication bias and risk factors for its occurrence. JAMA 1990; 263:1385-1389.

11. Paul SM, Mytelka DS, Dunwiddie CT, Persinger CC, Munos BH, Lindborg SR, et al. How to improve R&D productivity: the pharmaceutical industry's grand challenge. Nat Rev Drug Discov. 2010;9:203–214.

12. Arrowsmith J. Phase II failures 2008–2010. Nat Rev Drug Discov. 2011b;10:328–329.

13. Prinz P, Schlange T, Asadullah K. Believe it or not: how much can we rely on published data on potential drug targets? Nat Rev Drug Discov. 2011;10:712–713.

14. Zarin D, Tse T, Ide NC. Trial Registration at ClinicalTrials.gov between May and October 2005. N Engl J Med. 2005;353:2779–2787.

15. Woolley M, Propst SM. Public attitudes and perceptions about health-related research. JAMA. 2005;294(11):1380–1384.

16. Research!America. America speaks: Poll summary. Vol. 7. Alexandria, VA: United Health Foundation; 2007.

17. Braunstein JB, Sherber NS, Schulman SP, Ding EL, Powe NR. Race, medical researcher distrust, perceived harm, and willingness to participate in cardiovascular prevention trials. Medicine. 2008;87(1):1–9.

18. Farmer D, Jackson SA, Camacho F, Hall MA. Attitudes of African American and low socioeconomic status white women toward medical research. Journal of Health Care for the Poor and Underserved. 2007;18:85–99.

19. Westin AF. How the public views privacy and health research. Results of a national survey commissioned by the Institute of Medicine Committee on "Health research and the privacy of health information: The HIPPA Privacy Rule". USA: Institute of Medicine; 2007.

20. Comis RL, Aldige CR, Stovall EL, Krebs LU, Risher PJ, Taylor HJ. A quantitative survey of public attitudes towards cancer clinical trials. Philadelphia, PA: Coalition of National Cancer Cooperative Groups, Cancer Research Foundation of America, Cancer Leadership Council, and Oncology Nursing Society; 2000.

CAPÍTULO 25

E STRUCTURA DE UN ARTÍCULO MÉDICO/CIENTÍFICO

ANETH BONILLA
PAULINO VIGIL-DE GRACIA

INTRODUCCIÓN

La publicación es el producto final de la investigación científica, la revista y el artículo científico son el instrumento de la difusión de los resultados de la misma[1].

En el siglo XVII surgen las primeras revistas científicas y debido a disputas de descubrimientos simultáneos, surge la necesidad de la publicación y diseminación de los hallazgos producto de la investigación. En el tiempo se intentó unificar criterios en cuanto a cómo se darían a conocer, iniciando con sesiones de academias, monografías y libros publicados en editoriales pequeñas; pero pronto vieron que la solución más plausible consistía en la publicación de artículos cortos, adaptados a un formato estándar en revistas de circulación mundial, escritas en un lenguaje aceptable por la comunidad científica: El inglés[1].

En 1978, el Comité Internacional de Editores de Revistas Médicas (Internacional Commite of Medical Journal Editors, ICMJE), crea el primer documento para estandarizar los requerimientos de los artículos de publicación en las revistas afiliadas a este comité, inicialmente llamado documento unificado de requerimientos para artículos presentados por revistas biomédicas (Uniform Requirements for Manuscripts Submitted to Biomedical Journals, URMs), el cual posteriormente se denominó: Recomendaciones para conducir, reportar, editar y publicar trabajos de investigación en revistas médicas ("Recommendations for the Conduct, Reporting, Editing, and Publication of Scholarly Work in Medical Journals"). Recomendaciones que deben seguir todos los autores de artículos que aspiren a ser publicados en estas revistas[2].

Hoy día, el proceso de investigar y publicar requiere de conocimiento previo, no sólo de la estructuración de un artículo científico, sino también del procedimiento al que es sometido el artículo por parte de la revista, para finalmente ser validados para su publicación (revisión por editores, revisión por pares o Peer Review).

Compartir y debatir los resultados de la investigación, debe ser el objetivo principal del investigador, es allí donde el artículo científico toma importancia, siendo el documento en donde de forma rápida, organizada y concisa se presenta el proceso de duda y resolución de la misma y se

---

1.   https://es.wikipedia.org/wiki/Idioma_ingl%C3%A9s

contestan las siguientes preguntas [1]: ¿Qué queremos demostrar?,¿Cómo se buscó la respuesta?, ¿Qué se encontró?, ¿A qué respuesta se llegó?

El objetivo de este capítulo es brindar conocimientos básicos sobre la estructura de un artículo científico y orientar al lector sobre qué bibliografía profundizar, de manera que al incursionar en la investigación y publicación pueda consultar esta herramienta y tener éxito.

PRINCIPIOS GENERALES

El objetivo de la investigación es el aporte al conocimiento, la publicación del artículo de la investigación en una revista, es el medio para cumplirlo.

El primer paso antes de publicar es buscar las **instrucciones para autores**, sobre los requisitos para el informe y publicación de los artículos en la revista escogida; su complimiento, redundará en una mayor probabilidad de que sea aceptado y se publique [3].

Es importante saber que existen **guías de informe de artículos de investigación**, unificadas y recomendadas internacionalmente, según el tipo de estudio, que deben conocerse y aplicarse, pues se citan en las **instrucciones para autores** de las más importantes revistas médicas y no se detallarán en este capítulo, pero se sugiere que se consulten en el momento de la estructuración y redacción del artículo. Las más comunes se mencionan en la (tabla I) [3].

La estructura general de todo artículo de investigación suele usar el sistema de secciones IMRYD: Introducción, metodología, resultados y discusión (IMRAD, en inglés), pero la estructuración final dependerá del tipo de investigación o de los requisitos de la revista en la que será publicado. El título del artículo con los autores, el resumen del mismo y las palabrasclave también son parte fundamental de la estructura del artículo y forman parte de los aspectos básicos que se detallarán en éste capítulo.

TABLA I. Guías para informes de artículos de investigación originales

NOMBRE DE GUIA	TEMA DE LA GUIA	ENCONTRADA EN
CONSORT [4,5]	Estudios controlados aleatorizados	www.consort-statement.org
PRISMA [6]	Revisiones sistemáticas y metaanálisis de estudios de intervenciones	http://prisma-statement.org/
STORBE [7]	Estudios observacionales	http://strobe-statement.org/
STARD	Estudios diagnósticos	www.stard-statement.org/
MOOSE [8]	Revisiones sistemáticas y metaanálisis de estudios observacionales	http://www.consortstatement.org/Media/Default/Downloads/MOOSE

EL TIPO DE ESTRUCTURA estándar por secciones (IMRYD), facilita la redacción y el formato es de gran ayuda para el entendimiento del que se inicia en investigación (objetivo de éste manual), ya que sigue el orden del descubrimiento científico. El orden en que son redactados va a depender de la habilidad, experiencia, experticia y muchas veces gustos del autor. Para el que se inicia en este ámbito, puede ser de utilidad, iniciar redactando lo que más se domina y en el caso del investigador, que acaba de culminar un proceso de investigación, partes como materiales y métodos, resultados y discusión, el título con los autores, resumen, introducción y las referencias bibliográficas, se sugieren dejarlas para el final, porque son partes que requieren de investigación y suelen ser un proceso más largo y extenuante.

Cada una de estas secciones se desarrolla a continuación.

TÍTULO

Es el primer componente que se va a leer de un artículo y por tanto, es la frase más importante del mismo, es el grupo de palabras que describe el contenido de la investigación y el que despertará el interés inicial del lector.

Hay títulos descriptivos e informativos. El título descriptivo hace referencia al contenido de la investigación sin ofrecer resultados, mientras que el título informativo comunica el resultado principal de la investigación [1].

No hay una unificación en cuanto a los componentes del título, algunas revistas tienen directrices específicas, por lo que se recomienda consultar las instrucciones para autores. A menudo hay un título inicial del trabajo, pero puede cambiar y ser lo último que se decida antes de la publicación [9]. Algunas revistas limitan el título a 100 carateres, es decir entre letras y espacios se acepta un máximo de 100. Tampoco es aceptable poner siglas o nombres propios en los títulos de los artículos, como son en ocaciones los nombres de las instituciones donde se ralizó el estudio.

AUTORES

La autoría confiere crédito, responsabilidad y rendición de cuentas de los trabajos publicadosy tiene un importante contenido académico, implicaciones sociales y financieras [2]. La diferencia entre autores y colaboradores de la investigación, es importante, por lo que entidades como el Comité Internacional de Editores de Revistas Médicas (ICMJE) ha desarrollado criterios para autoría, de manera que se considere autor a:1- Quien ha contribuido a la concepción o diseño del trabajo, la adquisición, análisis o interpretación de datos para el trabajo.2- Redacta el trabajo o revisa críticamente su contenido intelectual. 3- Realiza la aprobación final de la versión que se publicará y se mantendrá en contacto con la revista. 4- Es responsable de todos los aspectos del trabajo y asegura que las preguntas relacionadas con el trabajo se investigaron adecuadamente [2].

Personas consideradas como autores deben cumplir con los 4 requisitos, pero éstos deben elegir un autor principal responsable del proceso de publicación. Cuando el número de autores es muy elevado, es aconsejable la autoría corporativa. Los colaboradores no son autores y basta con citarlos en el apartado de agradecimientos [2].

RESUMEN, "ABSTRACT"

Es la sección inicial del artículo que identifica el objetivo, expone brevemente la metodología, los resultados y las conclusiones del estudio, es un "mini artículo". El resumen es de extrema importancia, ya que es la sección que se da a conocer del artículo indexado en la base de datos y la carta de presentación que le confiere al lector interés en la lectura del texto completo [10].

El formato requerido para estructurar los resúmenes, difieren de una revista a otra y algunas revistas usan más de un formato; los autores deben preparar sus resúmenes en el formato especificado por la revista que ha elegido. Pero en general los resúmenes deben tener las siguientes características:

1. Poder ser sustituto del texto completo en caso de no contar con el mismo.

2. Estar estructurado en las mismas secciones que el texto.

3. Presentado en lenguaje preciso, claro y breve.

Aunque es la primera sección de tu artículo, es mucho más fácil si se escribe el resumen al final, concentrándose en las conclusiones, ya que muchos lectores solo leen las últimas dos líneas de las conclusiones para decidir si el artículo les interesa, por lo que sería de utilidad concentrar tus ideas en esa sección [9].

PALABRAS CLAVES

Las palabras claves son un conjunto de 3 a 10 palabras o frases cortas, relacionadas con el contenido del artículo, que se utilizan para su inclusión en los índices o las bases de datos y permiten su selección cuando se realiza una búsqueda bibliográfica [1]. Antes de colocar una palabra, como palabra clave dentro del artículo, se recomienda la búsqueda de su significado en el Índice Médico Español o los Medical Subject Headings (MeSH) del Index Medicus (http://www.ncbi.nlm.nih.gov/entrez/query.fcgi?db=mesh) de acceso rápido en un buscador de internet [1].

INTRODUCCIÓN

La introducción es una de las porciones más difíciles para escribir en el artículo y al igual que el título y el resumen, en este texto se aconseja escribirlas al final.

La introducción es la sección del artículo donde se detalla el marco teórico de lo que se estudia. Su importancia radica en dar al lector conocimiento previo del tema e indicar la relación del mismo con la investigación [10]. Debe contener los antecedentes del tema, usando la evidencia existente más actualizada, un análisis crítico de la relación del tema con la investigación y su justificación y por último el objetivo, que usualmente se coloca al final de la introducción en la mayoría de los artículos y debe redactarse de manera que tenga: 1. Población de estudio. 2. Intervenciones. 3. El resultado de interés.

MATERIALES Y MÉTODOS

El principio de esta sección se basa en presentar dónde, cuándo, cómo y por qué se realizó un estudio de una determinada manera y debe estar lo suficientemente detallado de manera que pueda ser reproducible. En esta sección también se declaran apoyos económicos o patrocinios a la investigación y se declarara que la investigación estuvo aprobada por un comité de ética [2].

En algunas ocasiones los materiales y métodos son muy largos por lo que se recomienda en esos casos dividirlo en secciones para mayor entendimiento, una división recomendada sería [2]:

1. DESCRIPCION DEL ESTUDIO Y SELECCIÓN/ASIGNACIÓN DE LOS PARTICIPANTES: En orden lógico, lo primero que el lector desea saber al encontrarse con esta sección es: "¿Qué tipo de estudio estoy leyendo?" (descriptivo, cohorte, casos y controles, aleatorizado), ¿Dónde y cuándo se llevó a cabo?, se debe aclarar el lugar y el periodo en el que se desarrolló la investigación. Se debe además describir la población o los participantes, "¿Quién participa en este estudio?", indicando los criterios de inclusión y exclusión y cómo hicieron para asegurarse que los mismos cumplieran esos criterios y a qué grupo estudiado se asignaron.

2. INFORMACIÓN TÉCNICA

Se describe los objetivos o resultados primarios y secundarios "¿Qué se desea buscar?" y el método empleado para obtenerlo.

3. ESTADISTICA

Se debe redactar de forma detallada de manera que un lector con experticia pudiera verificar estos resultados

RESULTADOS

Los resultados deben incluirse en el artículo con secuencia lógica en forma de texto, tablas, gráficas o figuras [2]. Los resultados pueden ser números que representen valores de variables de interés, categorías que sirvan para clasificar pacientes, situaciones o categorías junto con datos numéricos y en todas debe indicarse su significancia estadística.

Puede ser útil, si no se sabe por dónde empezar, redactar inicialmente el resultado del objetivo principal y posteriormente los resultados de los objetivos secundarios que fueron mencionando en la sección de métodos. No debe repetirse los mismos datos en el texto, figuras y tablas. Usualmente contribuye a una mejor comprensión (dependiendo del tipo de estudio) resumirlos en una tabla o figura, sin embargo la existencia de las tablas deben mencionarse en el texto.

DISCUSIÓN

Esta sección es la parte subjetiva del artículo, donde el autor expone comentarios de los resultados, sus opiniones, inferencias y limitaciones a las que estuvo sujeto el estudio. Trata de explicar el significado del resultado, la aplicación práctica y las implicaciones de lo hallazgos para futuras investigaciones. Es decir, explicar por que sus resultados difieren o coinciden con otros estudios. No se debe repetir datos indicados en la introducción o resultados. Se recomienda iniciar con el princiapal resultado encontrado o hallazgo sobresaliente, debes poner limitantes, debilidades si existen y fortalezas del estudio y culminar con un párrafo de conclusiones.

BIBLIOGRAFÍA

La elaboración de la bibliografía es un proceso de cumplimiento de las normas de la revista elegida. Es importante recordar que también es responsabilidad de los autores garantizar la autenticidad de las citas bibliográficas [1]. Las referencias deben numerarse consecutivamente en el orden en el que se mencionan por primera vez en el texto (método Vancouver). Se debe identificar referencias en texto, tablas y leyendas por números arábigos entre paréntesis [2]. Los títulos de las revistas deben abreviarse de acuerdo al estilo usado en MEDLINE (se puede consultar: www.ncbi.nlm .nih.gov / nlmcatalog / journals) [2].

Para cada tipo de documento utilizado hay un procedimiento estandarizado para citarlo [11]. La mayoría de las revistas optan por el estilo estándar del Instituto Nacional Estadounidense de Estándares (ANSI, American National Standards Institute, en inglés) [12], adoptado por la Biblioteca

Nacional de Medicina de Estados Unidos (NLM, National Library of Medicine en inglés) y sus bases de datos que se puede encontrar fácilmente en la página de internet de ICMJE. (se puede consultar https://www.nlm.nih.gov/bsd/uniform_requirements.html).

TABLAS Y FIGURAS

Las tablas y figuras son importantes en los artículos porque permiten una lectura dinámica y rápida del estudio, un lector con experticia podría leer un artículo en 5 minutos usando las tablas y gráficos y decidir si le interesa leer el texto completo; si no se incluyeran, la lectura de solo texto podría ser aburrida. La tabla se debe utilizar cuando se requiera precisión de datos y el gráfico para datos con una tendencia definida.

Elementos sugeridos en las tablas: 1- Se presentan en una hoja aparte (una por hoja); 2- La numeración en números arábigos; 3- El título de la tabla en la parte superior y las abreviaturas o siglas en la parte inferior; 4- Cada columna llevará un encabezado.

Elementos sugeridos en las figuras: 1- Título en su parte superior y leyenda explicativa en su parte inferior; 2- En una hoja aparte; 3- Numeración en arábigos

RESUMEN

Escribir y publicar un artículo de investigación para el que se inicia en este ámbito, no es fácil, aún menos si no tenemos los conocimientos y la experticia para realizarlos, pero siempre se puede empezar.

El **PRIMER PASO** al escribir, es la búsqueda de los requisitos para autores de la revista que se eligió y seguirlos con rigurosidad.

Una estructura sencilla para el inicio de la escritura de un artículo, es la estructura general de todo artículo de investigación, que suele usar el sistema de secciones IMRYD: Introducción, metodología, resultados y discusión (IMRAD, en inglés) pero la estructuración final dependerá del tipo de investigación o de los requisitos de la revista en la que será publicado. El título del artículo con los autores y el resumen del mismo, junto con las palabras claves también son parte fundamental de la estructura del artículo.

Es inteligente iniciar redactando la sección que más se domina y en el caso del investigador que acaba de culminar un proceso de investigación, partes como materiales y métodos, resultados y discusión, serían las partes de elección.

Partes como el título con los autores, el resumen, la introducción y las referencias bibliográficas, se sugieren dejarlas para el final, porque son partes que requieren de investigación y suelen ser de un proceso más largo y extenuante.

En la era de la informática no hay cabida a la duda, por esta razón, consultar y profundizar en las referencias sugeridas podría ser de ayuda.

REFERENCIAS BIBLIOGRÁFICAS

1. Rafael Ferriols Lisart, Francisco Ferriols Lisart. Escribir y publicar un artículo científico original. Barcelona, España. Ediciones Mayo, S.A. 2005. 33p

2. Internacional Commité of Medical Journal Editors, ICMJE. Recommendations for the Conduct, Reporting, Editing, and Publication of Scholarly Work in Medical Journals. December 2017. Available http://www.icmje.org/icmje-recommendations.pdf

3. Grupo EQUATOR NETWORK. Guías para informar y publicar sobre investigaciones en salud: cómo promover su uso en su revista científica. Diciembre 2011. Traducido por APS, 2013. Disponible en: www.equator-network.org[2] o www.espanol.equator-network.org[3].

4. Altman DG, Schulz KF, Moher D, Egger M, Davidoff F, Elbourne D, et al. The revised CONSORT statement for reporting randomized trials: explanation and elaboration. Ann Intern Med, 2001;134(8):663-94.

5. Consort Group. Consolidated standards of reporting trials. Consort Group [citado el 2 de junio de 2008]. Disponible en: www.consort-statement.org

6. Moher D, Liberati A, Tetzlaff J, Altman DG, The PRISMA Group. Preferred reporting items for systematic reviews and meta-analyses: The PRISMA Statement: PLoS Med 2009;6(7):e1000097.

7. Vandenbroucke JP, von EE, Altman DG, Gotzsche PC, Mulrow CD, Pocock SJ, et al. Strengthening the reporting of observational studies in epidemiology (STROBE): explanation and elaboration. PLoS Med. 2007;4(10):e297.

8. Stroup DF, Berlin JA, Morton SC, Olkin I, Williamson GD, Rennie D, et al. Meta-analysis of observational studies in epidemiology: a proposal for reporting: meta-analysis of observational studies in epidemiology (MOOSE) group. JAMA. 2000;283(15):2008-12.

9. A. Moreira, T. Haahtela. How to write a scientific paper — and win the game scientists play! Rev Portug Neumol. 2011;17(3):146-149

10. Barbara J. Hoogenboom, Robert C. Manske. How to write a scientific article. The International Journal of Sports Physical Therapy. 2012;7(5), 512

11. Patrias K. Citing medicine: the NLM style guide for authors, editors, and publishers [Internet]. 2nd ed. Wendling DL, technical editor. Bethesda (MD): National Library of Medicine (US); 2007 - [updated 2015 Oct 2; cited Year Month Day]. Available from: http://www.nlm.nih.gov/citingmedicine.

12. National Information Standard Organization. Bibliographics references. American National standards institute. Baltimore, MD. June 2005. Reaffiermed may 2013.

CAPÍTULO 26

C RITERIOS PARA LA SELECCIÓN DE UNA REVISTA PARA PUBLICAR
OSVALDO REYES TEJADA

INTRODUCCIÓN

Un artículo tiene el poder de cambiar conductas, incluso algunas arraigadas por generaciones. De allí la importancia de las publicaciones en medicina. Desafortunadamente, la información recabada en un estudio de investigación tiene pocas formas de alcanzar al público con el potencial de aplicar lo descubierto en el mundo real. Una de estas vías es la publicación en revistas científicas, pero no todas son iguales. Algunas tienen más prestigio que otras, no solo por el amplio grupo de lectores a los que llega, sino por las exigencias que imponen al momento de decidir qué investigación publicar.

GENERALIDADES

Investigar es un trabajo arduo, al final del cual se espera poder escribir un artículo que será leído por miles de colegas o expertos en todo el mundo. Solo los que han estado involucrados en el proceso, desde la escritura del temido "protocolo" a la tabulación de los datos para sacar conclusiones, conocen la sensación. Una vez termine esta fase, el investigador tendrá la opción de escribir un artículo y luego de terminado, someterlo a una revista para publicación. El error más frecuente cometido por el autor es someterlo a la revista equivocada. Hay cientos de revistas en el mundo, repartidas por decenas de especialidades. Es una lástima después de tanto trabajo recibir un correo informándole el rechazo de su artículo. Se pierde tiempo y si el proceso se repite muchas veces en un investigador poco motivado, puede llegar a darse el caso de que desista de publicarlo. Con esto no solo pierde el investigador, sino la ciencia en general[1].

Es por eso que el primer paso al momento de seleccionar una revista es conocer bien el mercado al cuál pensamos le puede interesar nuestro manuscrito. Una vez se tenga eso claro, puede seleccionar un blanco y el método más usado es basarse en el Factor de Impacto.

ÁMBITO DE LA REVISTA, CRITERIOS Y REGULACIONES.

Por lo general, el investigador labora dentro de un campo de trabajo con el cual se siente identificado. Cuando uno centra sus conocimientos en un campo específico, tiene sus revistas favoritas donde encontrar información actualizada, pero eso no garantiza que ellas sean la adecuada para su artículo.

¿Cómo saberlo? Lo primero es visitar la página de la revista y leer la sección información para autores (*information for authors*). Por ejemplo, si su artículo es de obstetricia, puede sentirse tentado a enviarlo al *Green Journal (Obstetrics&Gynecology)* o al *American Journal of Obstetrics and Gynecology.*

Sin embargo, ambas revistas establecen que solo reciben artículos registrados en una base de datos pública (por ejemplo, *Clinical Trials Gov*) previo al enrolamiento del primer paciente. Si no cumplen con este criterio, no serán recibidos para la revisión por pares.

Cada revista tiene sus propios criterios de selección. Algunos no publican casos clínicos, otros solo artículos de revisión. El número de páginas o palabras también es un punto a tomar en cuenta. Otro consejo, después de escoger potenciales revistas para publicación, es revisar si han publicado artículos similares. Es poco probable que publiquen un estudio con 50 pacientes, si en la edición anterior publicaron un estudio similar con 500 pacientes. A pesar de lo mencionado en un capítulo previo y de querer vivir en un mundo ideal, el territorio editorial es un campo competitivo y se maneja como cualquier mercado. Si su estudio es de inferior calidad a los ya publicados, no será considerado de seguro. Por otro lado, si han publicado estudios similares, pero el suyo destaca por estudiar una población más específica o brinda un detalle adicional que lo haga de interés, la validación será más en su favor. Es trabajo del investigador hacer ese trabajo extra previo al sometimiento del manuscrito.

FACTOR DE IMPACTO DE LA REVISTA.

A. Historia:

Los primeros intentos de tener una evaluación cuantificable del impacto de las revistas científicas surgieron en la década de los 20s, cuando Gross & Gross sugirieron que, a mayor número de citaciones de una revista, mayor sería su impacto para la comunidad científica[2]. Sin embargo, la idea no fue perfeccionada hasta 1963 cuando Garfield and Sher acuñaron el término "Factor de impacto"[3]. Tres años antes, Garfield fundó el Instituto para la Información Científica (ISI por sus siglas en inglés), que fue de dónde nació el Índice para la citación científica (SCI, siglas en inglés). En 1975 nace, fruto de la base de datos obtenida por años en el ISI, la Revista con el Reporte de Citaciones (JCR o *Journal Citations Report*), donde se podía encontrar el factor de impacto para cada revista registrada en el ISI. En 1992 Garfield vendió ISI a *Thompson Scientific*, quien a su vez creo la Web of Science (2005), fusionando todas sus bases de datos. En el 2007, Reuters se fusionó con *Thompson Scientific*, creando *Reuters Thompson Scientific*, una de las principales cooperativas de información científica en el mundo.

B. Cálculo:

El factor de impacto es una fórmula, donde el numerador es el número de veces en que los artículos publicados en una revista en el periodo de los dos años previos han sido citados por las publicaciones a las que se les da seguimiento a lo largo del año siguiente y el denominador es el número de artículos publicados en esa revista en el mismo periodo de evaluación de dos (2) años.

Por ejemplo, si la *Revista de Medicina Cuántica de Tierra Media* publicó en el 2015 10 artículos, de los cuales todos fueron citados por otras revistas una sola vez cada una, y en el 2016 publicó 10 artículos más, todos publicados una sola vez cada uno de ellos, tendremos que su Factor de Impacto para el 2017 sería:

Numerador: 20 artículos en los 2 años previos. Cada uno de ellos fue citado una vez en ese periodo de tiempo, por lo que el numerador sería el número de citaciones recibidas por esos artículos durante esos dos años: 20.

Denominador: Número de artículos publicados en esos dos años: 20.

Factor de impacto: 20/20 = 1

C. Ventajas y desventajas:

Partiendo de la formula, es fácil ver que no es perfecta. Tiene grandes ventajas, como permitir a todos hablar el mismo idioma. Siendo un parámetro global, que reúne a más de 8400 publicaciones dispersados por 60 países, nos permite ubicarnos en un mismo terreno de discusión. Además, es fácil de entender y buscar.

Otra ventaja adicional es que, siendo el parámetro más aceptado por la comunidad científica, las revistas hacen lo posible por defender sus FI (no hay un valor límite para el FI, pero la mayor parte de las revistas tienen valores entre 1 y 2. Un valor mayor de 4 se considera como bueno). Un reporte publicado en la revista EMBO sugiere que, a mayor valor del FI, más posibilidades hay de que si se detectaran errores en algún artículo ya publicado, éste fuera retirado. Esta conclusión se hizo evidente después de analizar 4348 revistas cuyo FI era conocido y que en el periodo 1950-2004 reunieron un total de 9 398 715 artículos[4].

A pesar de lo mencionado antes, hasta las revistas más vigilantes contienen artículos potencialmente retirables, pero la gran visibilidad de estas revistas (propiciado por su valor del FI) ayuda a detectar estos artículos. Sin embargo, la misma revista EMBO es signataria de la Declaración de la evaluación de la investigación (*Declaration on Research Assessment (DORA)*) de San Francisco. Esa declaración establece que se requiere mejorar la manera de evaluar los resultados de la investigación científica y que el Factor de Impacto tiene muchas fallas, principalmente en lo que se refiere a la evaluación individual de los investigadores[5].

Es necesario recordar que el FI es un parámetro aplicable a una revista y, por ende, a todos los artículos publicados en ella. No es extrapolable a los artículos individuales y mucho menos a los autores de los mismos. Si la importancia de los artículos o su impacto en los lectores siguiera una distribución paramétrica, el FI sería un promedio aplicable a todos los artículos en general, pero un análisis publicado hace más de 20 años sugiere que el 50% de las citaciones de una revista recaen sobre no más del 15% de los artículos publicados[6]. Un solo artículo citado muchas veces puede desviar el FI, sin que eso se refleje en la calidad de los demás artículos publicados (usando el ejemplo de la *Revista de Medicina Cuántica*, si un solo artículo de los 20 fuera citado 100 veces en lugar de una vez, el FI se elevaría a 5,95). En pocas palabras, el FI se sostiene más sobre la cantidad que sobre la calidad.

Otro problema es el tiempo. Al ser un parámetro que evalúa solo los dos años previos, deja por fuera artículos de gran interés y calidad científica, que no alcanzan el nivel de popularidad requerido sino hasta mucho tiempo después. Se calcula que la mayoría de los artículos citados de la revista *Nature* (uno de los FI más altos) alcanza su pico de 2 a 3 años después de ser publicado. En otras revistas, puede tomar mucho más tiempo, por lo que el verdadero impacto del artículo quedaría fuera del ámbito de evaluación.

La temática de la revista es un factor a tomar en cuenta también. Una temática muy reducida o especializada puede generar pocos artículos, citados pocas veces (solo por especialistas interesados en el tema), pero en cada uno de ellos encontrar investigaciones de alta calidad (su FI será bajo, a pesar de ser considerada por los expertos como una de las mejores en su campo). De la misma manera, una temática más popular generará más citaciones que otras (un artículo publicado en una revista médica, como *The Lancet* va a generar más citaciones que uno publicado en una revista especializada en química inorgánica).

El tiempo en circulación también afecta el resultado. Revistas más nuevas tendrán FI más bajos, a pesar de poder contener desde un principio artículos de muy buena calidad. En ese caso, darle seguimiento al FI a lo largo del tiempo (ver como se eleva) es un indicador confiable de la calidad de la revista[7].

ALTERNATIVAS AL FACTOR DE IMPACTO:

Por el momento, con todas sus desventajas, el FI sigue siendo el valor por defecto usado a nivel internacional para evaluar la calidad y prestigio de una revista científica. Sin embargo, la necesidad de encontrar una mejor forma de evaluación ha propiciado la aparición de nuevos parámetros, unos con más éxitos que otros.

- Factor de impacto de 5 años:

Se calcula dividiendo el número de citaciones en un año JCR (cada año JCR incluye un año de datos de citaciones) entre el número de artículo publicados por esa revista en los últimos 5 años. Está disponible desde el 2007 y es calculado por *Thompson Reuters*.

- Índice de inmediatez (*Immediacy index*):

Es el promedio del número de veces que los artículos son citados en un determinado año divididos entre el número de artículos publicados en ese año. Indica que tan rápido son citados los artículos en una revista. Al ser un promedio por artículo, equipara las revistas grandes con las pequeñas, pero les da una ventaja a las revistas con muchas ediciones por año (mientras más temprano salga un artículo en el año, más posibilidades tiene de ser citado)[8].

- Puntaje Eigenfactor (*Eigenfactor Score*):

Se basa en el número de veces que los artículos publicados en los últimos 5 años se han citado en un año JCR, pero también considera que revistas contribuyeron a estas citaciones (revistas con alto número de citaciones influyen más este factor que revistas con bajo número de citaciones) y elimina las citaciones dentro de la misma revista. Disponible desde el 2007 como parte de un proyecto de investigación conducido por el profesor Carl Bergstrom y su laboratorio en la Universidad de Washington (www.eigenfactor.org[1]).

- Puntaje de Influencia del artículo (*Influence Article Score*):

Determina el promedio de influencia de los artículos de una revista durante los primeros 5 años después de ser publicados. Se calcula multiplicando el Puntaje Eigenfactor por 0,01 y dividiéndolo entre el número de artículos en la revista, normalizado como una fracción de todos los artículos en todas las publicaciones. Un puntaje mayor de 1,00 sugiere que cada artículo en la revista evaluada tiene una influencia por arriba del promedio. Forma parte del proyecto del doctor Bergstrom mencionado previamente[9].

- Altmetrics:

Término propuesto en el 2010 como alternativa a todas las formas de evaluación de artículos y adaptándose a los tiempos modernos, donde las interacciones con los artículos no solo se dan a nivel de las citaciones. Utiliza las veces que el artículo es incluido en una base de datos o en una página de conocimientos científicos, visualizaciones del artículo (html), descargas (pdf) y mención en redes sociales. A pesar de estar siendo usadas por revistas de prestigio y universidades, tiene desventajas importantes. Es influenciada por la moda, así que artículos más recientes o populares tendrán puntajes más altos al ser mencionados más veces, lo que no refleja la calidad de la investigación (un artículo controversial será citado muchas veces y no por su valor científico). Peor aun, se pueden comprar seguidores en las redes sociales, lo que puede elevar el altmetric de una manera fraudulenta[10].

RESUMEN.

Publicar un artículo es un trabajo arduo que empieza con el desarrollo del protocolo y termina mucho tiempo después con el manuscrito de un potencial artículo. Desperdiciar la oportunidad de publicarlo por no tomarse el tiempo de investigar el terreno es el error más frecuente cometido por el investigador novato. Hay miles de revistas, cada una con sus propias exigencias. No es malo apuntar a la revista con el mayor prestigio o factor de impacto, pero el investigador debe ser realista con sus oportunidades, leer artículos similares para escoger la revista más apropiada y, dentro de las posibilidades, usar el factor de impacto u otro índice previamente establecido, para determinar a qué revista enviar el fruto de su trabajo.

REFERENCIAS BIBLIOGRÁFICAS.

1. El-Omar EM. How to publish a scientific manuscript in a high-impact journal. Advances in Digestive Medicine 2014; 1(4): 105-109.

---

1.   http://www.eigenfactor.org

2. Gross PL, Gross EM. College libraries and chemical education. Science 1927; 66(1713), 385-399.

3. Garfield, E., & Sher, I. H. (1963). New factors in the evaluation of scientific literature through citation indexing. American Documentation, 14(3), 195-201.

4. Murat C, Iossifov I, Rodríguez R, Rzhetsky A. How many scientific papers should be retracted? EMBO reports (2007); 8: 422 – 423.

5. Cagan R. The San Francisco Declaration on Research Assessment. Diseases Models & Mechanisms (2013); 6:869-870.

6. Seglen PO. The skewness of science. J. Am. Soc. Inf. Sci (1992); 43: 628–638.

7. Amin M, Mabe MA. Impact factor: Use and abuse. Medicina (B Aires). 2003;63(4):347-54.

8. Huang MH, Lin WYC. The influence of journal self-citations on journal impact factor and immediacy index. Online Information Review. 2012; 36:639–654.

9. Bergstrom CT, West JD, Wiseman MA. The Eigenfactor metrics. The Journal of Neuroscience. 2008;28(45):11433–11434.

10. Kali A. Scientific impact and altmetrics. Indian Journal of Pharmacology. 2015;47(5):570-571. doi:10.4103/0253-7613.165184.

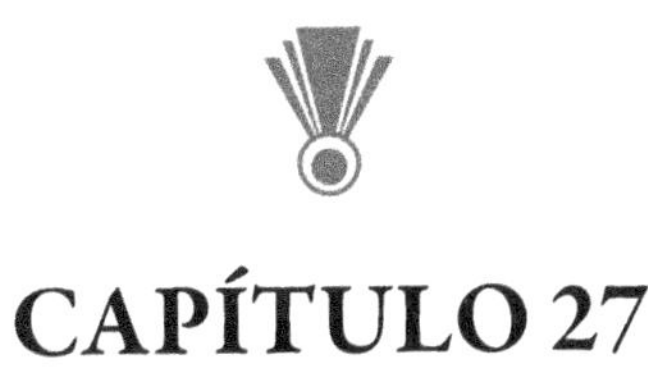

CAPÍTULO 27

PROCESOS DESDE EL ENVÍO DEL MANUSCRITO HASTA LA PUBLICACIÓN

JOSÉ MANUEL RIOS YUIL

INTRODUCCIÓN

La publicación es la etapa final a la que se aspira al realizar un trabajo de investigación. Es en este momento cuando el trabajo realizado podrá ser conocido y puesto a prueba por toda la comunidad científica nacional e internacional. Es por esto que la publicación es el culmen de toda investigación científica. Esta etapa es indispensable, ya que es por todos conocido que las investigaciones que no se han publicado, realmente no existen y representan una inversión perdida en tiempo y dinero para los autores.

Pero, ¿Qué ocurre en una revista médica desde que enviamos nuestro manuscrito hasta que llegamos a la versión final que vemos publicada? Lo que ocurre es el denominado proceso editorial. Este complejo y arduo proceso, tanto para el comité editorial de la revista como para el autor del manuscrito, incluye varias etapas secuenciales.[1,2] En ocasiones es un proceso frustrante para el autor, debido a que le puede demorar semanas, meses o incluso años conseguir que su artículo sea aceptado para publicación, luego de múltiples rondas de revisión y corrección.[1,3,4] Sin embargo, este proceso editorial es indispensable para garantizar que la versión publicada sea de la mayor calidad posible, tanto en su contenido científico como en la calidad de su escritura.[2] Es por esto que en este capítulo describiremos las etapas de este proceso editorial con el fin de que los autores puedan comprender la compleja cadena de pasos que hay que recorrer para que su manuscrito sea finalmente publicado por una revista.

ETAPAS DEL PROCESO EDITORIAL

1. Envío y recepción del manuscrito:

Antes del envío del manuscrito, el autor debe seleccionar la revista en la que aspira que su trabajo sea publicado. Para esto debe determinar si su artículo está acorde con el enfoque y la audiencia principal de dicha revista.[1,5] Una vez seleccionada la revista, el autor deberá leer cuidadosamente las normas de publicación de la misma y ajustar su manuscrito a dichas normas antes del envío. Las normas de publicación de las revistas generalmente están basadas en las Normas de Vancouver, las cuales son actualizadas periódicamente por el *International Committee of Medical Journal Editors*.[1]

Este comité está continuamente dando recomendaciones para mejorar los estándares editoriales y la calidad científica de las revistas biomédicas.[6]

Algunas revistas, para facilitar el cumplimiento de sus normas por parte de los autores, les exigen que al momento de enviar el manuscrito, también envíen la lista de verificación de requisitos proporcionada por la revista, donde se evidencie que el manuscrito en efecto cumple con todos los criterios de las normas.[1]

La mayoría de las revistas también pedirán al momento del envío del manuscrito o de la aceptación del mismo, una carta con firma manuscrita o digital, en la que el autor principal o todos los autores ceden todos los derechos de autor a la revista.[1,3] De la misma forma, solicitarán a los autores una carta de declaración de posibles conflictos de interés.[1]

La forma de enviar el manuscrito y las cartas previamente descritas varía también según la revista. Antiguamente, las revistas exigían versiones impresas enviadas por correo postal, posteriormente pasaron a solicitar discos compactos o memorias USB y, en la actualidad, la mayoría recibe los manuscritos a través de correo electrónico o de plataformas editoriales web especialmente diseñadas para manejar el proceso editorial de forma completamente digital.[1]

Las plataformas editoriales tienen la ventaja de permitirnos el acceso a nuestros artículos actuales y pasados en el momento que lo deseamos. Existen diversas plataformas editoriales disponibles; pero en general tienen en común tres secciones: nuevos sometimientos, revisiones y manuscritos completados. En la sección de nuevos sometimientos es donde podemos enviar nuevos manuscritos. En la sección de revisiones se nos notificará de las correcciones que haya que ir haciendo al manuscrito en las diferentes etapas y se nos permitirá adjuntar los documentos corregidos. En la de manuscritos completados podremos consultar nuestros manuscritos aceptados o rechazados en el pasado.[1]

Una vez que el autor de correspondencia envía el manuscrito a la revista, se le asigna un código al mismo, se registra la fecha de recibido y se le envía al comité editorial, donde generalmente es recibido por el editor en jefe.[1,2]

El comité editorial se encargará de llevar adelante el proceso editorial, para lo que debe tener una serie de competencias específicas. Deben estar especialmente bien entrenados en escritura y redacción, metodología de la investigación, estadística, aspectos éticos, reclutamiento y manejo de revisores externos e indexación de revistas.[1,7]

2. Revisión interna (*In-house review*):

Esta es una revisión general que el comité editorial hace al manuscrito.[1] La forma en que se realiza varía dependiendo de la revista. En algunas revistas, todo el comité editorial revisa el artículo y posteriormente se reúne para discutirlo. En otras, el editor en jefe le asigna el artículo al editor de sección que esté más relacionado con el tema para que lo revise junto con dos miembros seleccionados del comité editorial y luego este equipo de tres le presenta el resultado de su revisión al resto del comité editorial.[1]

Para garantizar la transparencia de la revisión por parte del comité editorial, esta debe realizarse en forma ciega; es decir, el comité editorial no debe conocer los nombres de los autores del manuscrito. De hecho, un estudio demostró que el proceso editorial avanza en promedio 19 días más rápido cuando el editor que revisa el artículo sabe que el mismo fue escrito por alguien con el que ha sido coautor en el pasado con respecto a cuándo revisa artículos escritos por personas que no conoce.[8] Es por esto que en muchas revistas, la identidad de los autores solo es conocida por el editor en jefe y, en otras ni siquiera por el editor en jefe, sino por el personal administrativo que da apoyo a la revista.

Cabe señalar que, esta primera etapa de la revisión está más centrada en verificar si el manuscrito es relevante para ser publicado en la revista, si cumple con las normas de la misma y si tiene una redacción adecuada; es decir, está más enfocada en la forma que en el fondo, aunque también se pueden recomendar modificaciones de fondo.[1,2]

Luego de esta primera revisión, el comité editorial decide si rechaza el artículo o si le permite continuar el proceso de revisión con correcciones mayores o menores.[1,2,4] Esta decisión debe ser notificada al autor de correspondencia por escrito. Si se le permite continuar con correcciones mayores o menores, se le da un tiempo definido al autor para hacerlas y enviar nuevamente el artículo para que el comité editorial verifique que se hicieron las correcciones.

Una vez verificadas las correcciones, el comité editorial procede a decidir cuáles serían los revisores externos (generalmente dos) más apropiados para el artículo según el tema del que este trate.[1]

3. Revisión externa o por pares externos (*peer review*):

Lo primero que hace el comité editorial en esta etapa es invitar a revisar el manuscrito a los revisores externos que ha seleccionado en la etapa previa.[1] En la invitación se les consulta por escrito si tienen la disponibilidad de tiempo para revisar dicho manuscrito antes de una fecha determinada y se les recuerda que el material del mismo es confidencial. Si ellos aceptan revisarlo, se les envía el manuscrito completo y las instrucciones para el arbitraje.[1]

En esta etapa, idealmente se debe mantener el doble ciego; es decir, los revisores externos no deben conocer la identidad de los autores del manuscrito para evitar que potenciales relaciones positivas o negativas con los mismos puedan alterar sus decisiones. De la misma forma, los autores no deben conocer la identidad de los revisores.[1]

Cabe destacar que los revisores externos seleccionados deben ser expertos de renombre en el tema en cuestión porque se busca que la revisión en esta etapa sea más de fondo que de forma. La revisión en esta etapa debe estar más enfocada en analizar la importancia del contenido estudiado, su originalidad y validez; el diseño y la metodología seguidos, y la calidad de la discusión.[1,2]

Una vez terminada la revisión por parte de los revisores externos, estos enviarán sus recomendaciones al comité editorial.[1,9] Podrán enviar comentarios confidenciales dirigidos al comité editorial y otros dirigidos al autor con las recomendaciones de aspectos a corregir.[1] Pueden recomendarle al comité editorial que el artículo sea rechazado o que continúe siendo revisado luego de realizar las correcciones mayores o menores que sugieren.[1,2,4,9] El comité editorial se reunirá y le comunicará al autor de correspondencia su decisión tomando en cuenta las recomendaciones de los revisores externos.[1,4]

Cabe señalar que con el aumento del número de manuscritos que le llegan a las revistas, cada vez es más difícil conseguir buenos revisores externos y este proceso cada vez tarda más; sin embargo, un estudio demostró que el uso de inteligencia artificial durante el proceso de revisión, permite reducir los tiempos de la revisión externa en un 30%, sin necesidad de aumentar la cantidad de revisores.[10]

4. Correcciones por los autores:

Como mencionamos en los apartados previos, luego de la etapa de revisión interna, al autor se le solicita que haga correcciones mayormente de forma al manuscrito, antes de continuar a la etapa de revisión externa.

Una vez culminada la etapa de revisión externa, se le vuelve a solicitar al autor que haga las correcciones, en este caso las recomendadas por los revisores externos, las cuales son mayormente de fondo. Luego de esto, el autor remite nuevamente el manuscrito al comité editorial para su revisión.[1,4] El mismo debe ir acompañado de una carta (*cover-letter*) mediante la cual el autor responde a todos los cuestionamientos de los revisores e indica cómo los ha corregido en su trabajo.[2]

5. Aceptación:

El comité editorial se reúne nuevamente para verificar si el autor cumplió con todas las correcciones solicitadas por los revisores externos.[1] En algunos casos, se le envía el manuscrito corregido nuevamente a los revisores externos para que estos verifiquen si el manuscrito ha sido corregido de la forma en la que ellos recomendaron y si ya puede ser aceptado para publicación.[1,4] En el caso de que los revisores externos consideren que el artículo ya es apto para publicación, el comité editorial se reunirá nuevamente para decidir si acepta o no el artículo para publicación.[1,2,4] Cabe destacar que la decisión de aceptar o rechazar un manuscrito es exclusivamente del comité editorial, por lo que el papel de los revisores externos es el de hacer recomendaciones a dicho comité.[1,2]

En caso de que el comité decida aceptar el manuscrito, se le comunicará por escrito al autor de correspondencia.

6. Diagramación:

Una vez aceptado el artículo, se procede al diagramado del mismo según el estilo establecido por la revista. Aparentemente es una labor simple; pero de ella dependerá, en una buena parte, que el artículo sea atractivo para la lectura.[2] En algunas revistas esta labor es realizada por el comité editorial o por el personal de diseño de la revista con ayuda de programas informáticos especializados. En otras, una empresa es contratada especialmente para esto.

7. Revisión de las galeradas o pruebas de imprenta:

Una vez completada la diagramación, se le deben enviar las galeradas o pruebas de imprenta del artículo al autor de correspondencia para que las revise y las apruebe por escrito. Esta es la última oportunidad que tiene el autor para realizar correcciones antes de la publicación. La mayoría de las revistas sólo permite correcciones menores en esta etapa, por ejemplo, gramaticales o de ortografía; pero no del contenido del artículo.[1] Las galeradas también pueden ir acompañadas de consultas de los diagramadores o *queries* que deben ser contestadas por los autores.[1] Cabe señalar que el manuscrito no debe ser publicado hasta que el autor haya dado su aprobación a las galeradas.

8. Publicación:

Esta es la etapa en la que tantos esfuerzos se ven recompensados ya que finalmente se logra la publicación del manuscrito.

9. Actividades post-publicación:

En esta etapa se encuentran las actividades de promoción del artículo, la impresión de separatas (*reprints*), la publicación de comentarios sobre el artículo escritos por otras personas, así como la respuesta de los autores a dichos comentarios.[1]

RESUMEN

El proceso editorial es el conjunto de pasos que sigue el comité editorial de una revista desde el momento en que recibe un manuscrito para publicación hasta que el mismo es publicado o rechazado. Consta de varias etapas que incluyen la asignación de un código al manuscrito, la revisión interna por el comité editorial; la corrección por los autores siguiendo estas primeras recomendaciones; la revisión por pares externos; la corrección por los autores siguiendo estas segundas recomendaciones; la aceptación; la diagramación; la revisión de las galeradas por los autores y, finalmente, la anhelada publicación del manuscrito.

REFERENCIAS BIBLIOGRÁFICAS

1. Franco-Ricart C, Rodríguez-Morales AJ. El proceso editorial. Rev Soc Med Quir Hosp Emerg Perez de Leon. 2009;40:82-95.

2. Hernández R. Proceso editorial de una revista científica: cumpliendo con los requisitos de publicación. Rev Per Psi y Tab Soc. 2015;4:77-84.

3. Teixeira da Silva JA. Should copyright be transferred before a manuscript is accepted? Ann Transl Med. 2017;5:415.

4. Huisman J, Smits J. Duration and quality of the peer review process: the author's perspective. Scientometrics. 2017;113:633-50.

5. Kennedy AB. Journal aspirations: Improving scientific writing and publication through a writing mentorship program. Int J Ther Massage Bodywork. 2017;10:1-2.

6. Alfonso F, Adamyan K, Artigou JY, Aschermann M, Boehm M, Buendia A, et al. Data sharing: A new editorial initiative of the International Committee of Medical Journal Editors. Implications for the editors' network. Acta Cardiol Sin. 2017;33:315-22.

7. Galipeau J, Cobey KD, Barbour V, Baskin P, Bell-Syer S, Deeks J, et al. An international survey and modified Delphi process revealed editors' perceptions, training needs, and ratings of competency-related statements for the development of core competencies for scientific editors of biomedical journals. F1000Res. 2017;6:1634.

8. Sarigöl E, Garcia D, Scholtes I, Schweitzer F. Quantifying the effect of editor-author relations on manuscript handling times. Scientometrics. 2017;113:609-31.

9. Janke KK, Bzowyckyj AS, Traynor AP. Editors' perspectives on enhancing manuscript quality and editorial decisions through peer review and reviewer development. Am J Pharm Educ. 2017;81:73.

10. Mrowinski MJ, Fronczak P, Fronczak A, Ausloos M, Nedic O. Artificial intelligence in peer review: How can evolutionary computation support journal editors? PLoS One. 2017;12:e0184711.

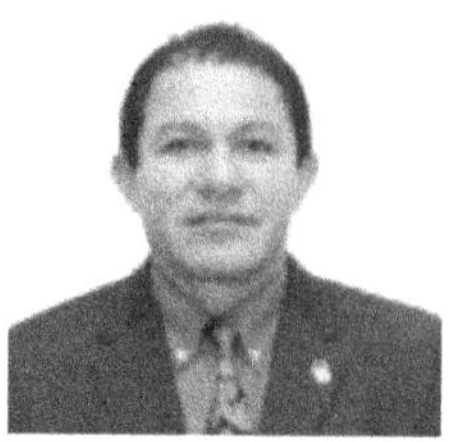

About the Author

DR. PAULINO VIGIL-DE GRACIA Autor de 9 libros de obstetricia y coautor de 17 libros más. Past presidente de la sección Centro América del colegio americano de ginecólogos, Past Presidente de la sociedad Panameña de Obstetricia y Ginecología periodo 2013-2015. Actual Director científico de la Federación Latino Americana de Ginecología y Obstetricia (FLASOG). Más de 80 publicaciones en revistas de gran prestigio científico. Múltiples distinciones por sus investigaciones. Conferencista internacional en el campo de la investigación y ginecología y obstetricia. Director científico del Instituto ISCIS Editor del periódico médico Doctor News. Miembro Titular de la Academia Panameña de Medicina y Cirugía. Miembro Honorario de 9 asociaciones Latino Americanas de Ginecología y Obstetricia INVESTIGADOR DISTINGUIDO DE SENACYT PANAMÁ, ganado en concurso en tres periodos seguidos.

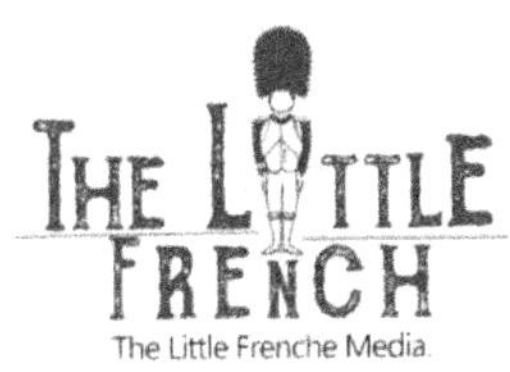

About the Publisher

]Welcome to The Little French eBooks a press dedicated to publishing erotica, romance and mystery eBooks in multiple formats for compatibility with the variety of eBook reader devices. Our commitment is to provide quality and exciting works to the public. For submission guidelines visit our website.

www.thelittlefrenchebooks.com
www.thelittlefrenchebookstore.com